脑动脉瘤手术

——基本技术及实践应用

编著　（日）上山　博康　（日）宝金　清博
主译　臧培卓　官彦雷　陈　玲
主审　王运杰

辽宁科学技术出版社
·沈阳·

Original Japanese version :

Microsurgery of Cerebral Aneurysms

© Hiroyasu Kamiyama, Kiyohiro Houkin, 2010

Published by Nankodo Co., Ltd., Tokyo, 2010

Microsurgery of Cerebral Aneurysms

脑动脉瘤手术

——基本技术及实践应用

编著 （日）上山　博康　（日）宝金　清博

主译　臧培卓　官彦雷　陈　玲

主审　王运杰

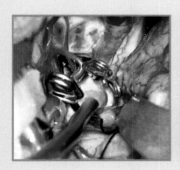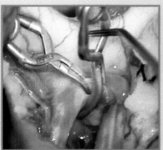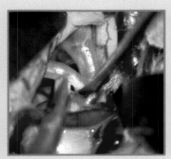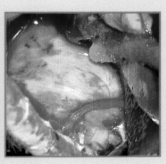

辽宁科学技术出版社
·沈阳·

NOU DOUMYAKURYU SHUJUTSU; KIHON GIJUTSU TO SONO OUYOU
(Microsurgery of Cerebral Aneurysms)
© HIROYASU KAMIYAMA / KIYOHIRO HOUKIN, 2010
Originally published in Japan in 2010 by Nankodo Co., Ltd.
Chinese (Simplified Character only) translation rights arranged with
Nankodo Co., Ltd. through TOHAN CORPORATION, TOKYO.

图书在版编目（CIP）数据

脑动脉瘤手术：基本技术及实践应用/(日)上山　博康，
(日)宝金　清博编著；臧培卓，官彦雷，陈玲主译 . —沈
阳：辽宁科学技术出版社，2018.3
ISBN 978-7-5591-0461-8

Ⅰ.①脑…　Ⅱ.①上…　②宝…　③臧…　④官…
⑤陈…　Ⅲ.①脑血管病—动脉瘤—外科手术　Ⅳ.①R739.41
② R732.2

中国版本图书馆 CIP 数据核字（2017）第 264828 号

出版发行：辽宁科学技术出版社
　　　　　（地址：沈阳市和平区十一纬路25号　邮编：110003）
印 刷 者：辽宁鼎籍数码科技有限公司
经 销 者：各地新华书店
幅面尺寸：210 mm × 285 mm
印　　张：22
插　　页：4
字　　数：450 千字
出版时间：2018 年 3 月第 1 版
印刷时间：2018 年 3 月第 1 次印刷
责任编辑：郭敬斌
封面设计：郭英歧
版式设计：袁　舒
责任校对：栗　勇

书　　　号：ISBN 978-7-5591-0461-8
定　　价：248.00元

编辑电话：024-23284363　13840404767
E-mail: guojingbin@126.com
邮购热线：024-23284502
http://www.lnkj.com.cn

■ 编著

上山　博康	かみやま ひろやす	札幌禎心会病院脳疾患研究所所長
宝金　清博	ほうきん きよひろ	北海道大学大学院医学研究科神経外科学教授

■ 共著（按编写章节顺序）

数又　　研	かずまたけん	医療法人渓仁会 手稲渓仁会病院脳神経外科主任医長
谷川　緑野	たにかわ ろくや	特別医療法人明生会 網走脳神経外科・リハビリテーション病院院長
鰐渕　昌彦	わにぶち まさひこ	札幌医科大学脳神経外科学講師
寺坂　俊介	てらさか しゅんすけ	北海道大学大学院医学研究科神経外科学講師
石川　達哉	いしかわ たつや	秋田県立脳血管研究センター副センター長・脳神経外科診療部長
中山　若樹	なかやま なおき	北海道大学大学院医学研究科脳神経外科学講師
中村　俊孝	なかむら としたか	医療法人 札幌麻生脳神経外科病院脳卒中センター長
瀧澤　克己	たきざわ かつみ	旭川赤十字病院脳神経外科部長
黒田　　敏	くろだ さとし	北海道大学大学院医学研究科脳神経外科学講師
吉本　哲之	よしもと てつゆき	特定医療法人 柏葉脳神経外科病院脳卒中診療部長
三上　　毅	みかみ たけし	札幌医科大学脳神経外科学講師

● 插图

吉田　　壮	よしだ そう	

译者名单

■ **主译**

臧培卓	中国医科大学附属第一医院	中国医科大学附属第一医院鞍山医院
官彦雷	中国医科大学附属第一医院	西藏那曲地区人民医院
陈　玲	中国医科大学附属第一医院	

■ **副主译**

包义君	中国医科大学附属第一医院
吴鹏飞	中国医科大学附属第一医院
仇　波	中国医科大学附属第一医院
李光宇	中国医科大学附属第一医院
李心国	中国医科大学附属第一医院
刘继辉	中国医科大学附属第一医院
李　新	沈阳市第一人民医院　日本钏路孝仁会纪念医院
赵子龙	中国医科大学附属第一医院

原书序

脑动脉瘤治疗的现在、过去、未来

神经外科医生在脑动脉瘤研究领域，主要面临着三大课题：基础研究、临床研究和分类治疗。

· ·

脑动脉瘤的基础研究

脑动脉瘤的基础研究主要是从根本上研究脑动脉瘤的起源、进展、破裂等问题。然而，自从京都大学的研究结果发表之后，脑动脉瘤基础研究领域再未有显著的成果或进展。一方面是因为在基础研究中所选择的实验动物寿命与人类相比过短；另一方面，从血流动力学（hemodynamic）的角度研究脑动脉瘤需要物理学方面的知识、高端的仪器设备、巨额的研究经费（不难想象在肌性血管壁内进行非定量流场实验的复杂程度），这都是较难实现的。

在脑动脉瘤的基础研究领域，狩野等人通过定量流场下的实验进行的研究广为人知，而村山等人在非定量流场下对动脉瘤的血流模式（flow pattern）进行解析，并回答了何种形状的动脉瘤相对更容易破裂的重要问题。上述研究在将来会有更为令人瞩目的进展，但将这些研究结论应用于实际临床中动脉瘤患者的治疗领域恐怕还需要较长时期的努力。

· ·

脑动脉瘤的临床研究

脑血管病筛查相关的研究已经得出确切结论：对于动脉瘤患者而言，家族史以及发病过程中头痛特点等病史情况是极为重要的因素，这些研究在一定程度上解决了神经外科医生在临床工作中遇到的问题，然而，对于动脉瘤的破裂率而言，不同人群的结果具有较大的差异，这对医生评估脑动脉瘤患者预后造成较大困扰。对此，UCAS Japan 进行了大规模的临床研究，为临床医生提供了较为可信的参考。在脑卒中治疗指南中，将 70 岁以下，直径 5mm 以上的动脉瘤作为手术治疗指征的标准。然而，在实际临床中，以绝对年龄及直径 5mm 这个标准对脑动脉瘤的治疗方案进行区别及分类的做法在一定程度上是有疑问的。对于在直径约 5mm 的颈内动脉发生的动脉瘤和直径仅有 1~2mm 的前交通动脉发生的动脉瘤采取同样的绝对大小标准进行评估，这种理念本身就违背逻辑。从载瘤动脉的管径粗细和动脉瘤的大小两方面因素来综合考虑动脉瘤破裂的风险似乎更为合理，然而，目前尚无针对上述问题的专门的临床研究。

另一方面，动脉瘤的分类有多种方法，根据动脉瘤的形态将其分为囊状动脉瘤、梭形动脉瘤；也有根据动脉瘤的病因将其分为解离性动脉瘤、外伤性动脉瘤、感染性动脉瘤；甚至有根据分类标准将动脉瘤命名为"动脉硬化性梭形动脉瘤"。近年来，临床上在动脉瘤分类的标准中有对解离性动脉瘤过于轻率定义的趋势，以至于对于并无典型的"串珠征（pearl and string sign）"者，只要在形态上表现为梭形的动脉瘤，几乎都倾向于解离性动脉瘤的范畴。此外，以颈内动脉远心端动脉瘤（dorsal IC AN）命名的在颈内动脉上面（背侧）发生的动脉瘤，近年来也有逐渐被定义为解离性动脉瘤的趋势，但这种动脉瘤的病理特点与多发于椎动脉的解离性动脉瘤有明显的本质区别。

另一方面，在临床上有一种极为罕见的颈内动脉动脉瘤，由于血管壁内的血肿而呈现为黑色，这种动脉瘤是典型的解离性动脉瘤，而有些神经外科医生对于将其分类为解离性动脉瘤却表现得犹豫不决。这种动脉瘤的临床特点与颈内动脉 – 眼动脉分叉处朝向上方的动脉瘤极为相似，大多数可以在手术中轻松地完成夹闭操作，然而，笔者本人也曾经有过在术中意欲对这种类型动脉瘤进行夹闭操作的瞬间，动脉瘤瘤颈突然如脱落般裂开并发生极为凶猛的大出血，为了抢救患者生命只能选择对颈内动脉进行旷置（trapping）这样的极为悲惨的经历。对于上述的动脉瘤究竟应该如何分类，可能会对许多神经外科医生造成困扰。笔者认为，莫不如将这种感觉动脉瘤分类为"伴有动脉弹力层断裂缺损的假性动脉瘤"更为客观而合理。

对动脉瘤进行分类的初衷是为了更为客观、合理、便利地对其进行诊治，因此，动脉瘤的分类应该与治疗紧密结合。解离性动脉瘤、感染性动脉瘤、外伤性动脉瘤发生于血管分叉处之外的部位（也有例外者发生于动脉分叉处），而通常的囊性动脉瘤则发生于血管分叉处。通常认为，动脉瘤是由于动脉壁在弹力层的缺损、断裂、变性的病理之上受到血压及血流冲击负荷后发生的，然而，对于一般的囊性动脉瘤而言，其弹力层的老化、变性等病理改变部位（范围）仅限于局部，所以通过夹闭瘤颈等操作进行处理。而对于弹力层的病理改变涉及极为广泛的范围的解离性动脉瘤等动脉瘤而言，在治疗方案上只能将涉及病变的血管整体闭塞，除此之外别无他法。

・・・・・・・・・・・・・・・・・・・・・・・・・・・・・・

脑动脉瘤的治疗

近年来，随着血管内介入技术的飞速发展，脑动脉瘤的治疗方式也发生了巨大变化。ISAT 的研究结论也为血管内介入栓塞术推波助澜，不仅对于破裂动脉瘤，在未破裂动脉瘤的治疗中，血管内介入栓塞术的病例数也呈现逐年增加的趋势。甚至在最近的学术会议中，大家已经逐渐开始讨论"介入栓塞术优先还是开颅夹闭术优先"的问题，而对最为关键的"哪种治疗方法最佳"问题的讨论却逐渐淡忘。在推崇介入栓塞术优先的风潮下，许多专家在介入栓塞的学术会议上发表的关于"对开颅手术可以简单夹闭的动脉瘤病例，借助诸如球囊辅助（balloon assist）、双导管（double catheter）等各种技术手段进行治疗"的内容而受到学术界的关注，平心而论，笔者见到这样的场景时难免有发自内心的违和感并感到不安，并且不免有"为何如此执着于介入栓塞术"的感叹。不可否认，对于巨大动脉瘤或梭形动脉瘤而言，开颅夹闭手术的难度和复杂程度也是极高的，但是对于有些病例，如果基于同时进行血流重建术的手术战略方针，由高水平、经验丰富的术者进行手术操作的话，一定会获得比介入栓塞术更好的治疗效果。然而，近年来，许多神经外科医生在治疗这样的患者时，却往往凭借"这是患者自己的选择"这个医生无法抗拒的理由，（倾向性地）选择介入栓塞术作为治疗方案，这是令人极为痛心的现实。

"以介入栓塞术作为脑动脉瘤治疗的第一选择"的根据是 ISAT 研究得出的结论，笔者认为 ISAT 研究本身具有很大的局限性，并且，基于日本神经外科医生的平均手术水平考虑，此研究中用于统计学比较分析的外科手术治疗效果简直令人难以置信，这也是留有极大疑问之处。这样的疑问正好与笔者对"颈内动脉 – 颈外动脉吻合手术国际协作研究"的疑问极为相似，相信有同样违和感的神经外科医生不仅仅只有笔者本人。在学术研究的历史上，日本的神经外科医生们经过20 余年，凭借武士道精神和必死的决心，完成了 JET study 研究，终于将曾经的"血流重建术对抑制脑梗死发病没有显著效果"的错误结论改正过来，然而，遗憾的是，至少从目前的趋势来看，在介入栓塞术与开颅夹闭术的"竞争"之中，开颅夹闭术"取胜"的希望是极为渺茫的。实际上，在对于脑动脉瘤的治疗中，介入栓塞术的优势往往在于可以实现对那些开颅夹闭手术难度较高的动脉瘤进行治疗。而从治疗的整体观的角度考虑，介入栓塞术也是非常合理和有效的治疗手段，这是毋庸置疑的。然而，在目前阶段，可以说介入栓塞术本身尚未完善，与拥有 30 余年历史的开颅夹闭术相比，二者在长期预后和完全治愈率方面的成果孰优孰劣是不言自明的。但是，从患者的角度考虑，与开颅手术这样对肉体和精神造成巨大侵袭和创伤的夹闭术相比较，患者自然会倾向于选择对肉体和精神伤害相对较小的介入栓塞术，而在很大程度上正是由于这个原因，"优先选择介入栓塞术治疗脑动脉瘤"这种趋势也就顺理成章地出现并逐渐形成了。此外，ISAT这样权威研究的结论又进一步促进了介入栓塞术的流行趋势，在欧美等国，介入栓塞术在将来也会同样成为脑动脉瘤的主流治疗方式，这终究是无法否认的。

・・・

脑动脉瘤手术的现状

　　许多神经外科医生认为，脑动脉瘤开颅夹闭手术需要长期的训练并且对术者的经验要求极高。与之相比，介入栓塞术的手术技术却可以在较短的时间内掌握，笔者对这种观点并不十分认同。近年来，受到电视等媒体的广泛报道的影响，出现了许多所谓的"脑动脉瘤难民"患者，这些患者被经治医生告知所患动脉瘤手术治疗难度高，而建议保守观察，笔者认为这种做法无异于见死不救。另一方面，有些患者接受了介入栓塞治疗，但由于栓塞不完全而导致动脉瘤复发或占位效应（mass sign）。这些患者往往就诊于许多医院，但最终无法得到满意的治疗或治疗效果，抱着最后一丝希望来到笔者的门诊，这样的患者非常多见并且有逐渐增多的趋势。看着面前这些患者，笔者总是不禁感到难过。

　　上述这种现象是因为医生对医疗事故的恐惧而极力避免复杂的手术病例，从而导致所谓的医疗萎缩、手术萎缩。这种现象的起因在很大程度上是由那些只顾主张个人权利、不愿接受任何损失的所谓"恶魔患者（monster patient）"造成的，而不能将责任一味地归咎于医生。然而，对于上述那种选择不适当的介入栓塞术治疗脑动脉瘤的外科医生而言，却是无法逃避责任的。另一方面，有些医生考虑到，对于较为复杂的动脉瘤患者，虽然开颅夹闭手术风险较高可能出现医疗事故，但至少应该进行尝试性的治疗，因此通过介入栓塞术栓塞动脉瘤，虽然这种做法可以解释为善意的帮助，然而，这也难免会令人有"为什么不坚持选择开颅夹闭手术"的想法。虽然近年来介入栓塞术的技术快速发展，治疗效果和成绩也在逐渐提高，然而，以目前的治疗技术水平，对于瘤颈宽度超过载瘤动脉直径2倍的动脉瘤而言，通过介入栓塞术极难实现根治动脉瘤的效果，至少笔者是这样认为的。另外，笔者对支架辅助下的动脉瘤介入栓塞术寄予厚望，然而，从日本厚生劳动省对医疗技术发展的迟钝反应态度来看，将支架辅助技术大规模应用于脑动脉瘤的临床治疗至少在现阶段尚无太大的希望。

　　在日本，大多数的神经外科医生在医学院毕业之后，都是在母校的附属医院或者关联协作医院学习手术技术。然而，各个大学之间的手术技术水平有较大差异。主要原因是由于日本的大学教授评聘制度中存在一定的问题。在评聘教授时，往往过于看重论文业绩，而由于临床能力和手术技术水平较难评价，因此往往并不受到重视，当新一任教授当选之后，科室内部往往会有较大规模的人事变动，而临床手术能力优秀的人员常常会被迫离开大学，笔者认为这种制度是极为不合理的。这样一来，就会导致各个大学及其附属关联医院之间的手术技术难以不断积累和传承发展，以至于出现同样的动脉瘤手术技术天差地别这样令人难以理解的状况。在这里，笔者衷心呼吁，作为大学领导者的各位教授们，请你们不要过分拘泥于自己的手术经验和技术，对于自己手术水平的不足应该谦虚地承认，同时应该积极接纳来自于系统外部的优秀人才充实提高科室的手术技术水平。我认为只有这样才是真正地"一切从患者出发（for the patients）"的真正含义。

・・・

本书的作用及意义

　　如前所述，在现今阶段，脑动脉瘤开颅夹闭手术治疗已经逐渐处于非常不利的局面，而笔者与宝金清博教授的出发点是：正是在这样的不利局面下，出版介绍动脉瘤开颅夹闭手术技术的专著，可以在一定程度上激励神经外科医生，参考本书中的手术理念，在临床工作中不断努力提高手术技巧并将其发扬光大。

笔者认为，在今后的临床工作中，神经外科医生所遇到的需要开颅夹闭手术的病例几乎都是极为复杂困难的动脉瘤。我们这一代神经外科医生经过曲折的道路，经历了无数的失败才走到今天，而有志于开颅手术的年轻医生们应该超越我们失败的历史，力争获得凌驾于介入栓塞术之上的治疗成绩。笔者认为，虽然从现状来看达到这个目标极为困难，但是这也正是本书出版的真正目的和意义。

在笔者年轻的时候，我的恩师伊藤善太郎（原秋田县脑血管病研究所）曾经对我说过："上山君，不要认为患者来到医院仅仅是为了接受手术治疗，患者是为了把病治好才不得不忍耐着极大的痛苦而接受手术治疗的！"这个训诫对于在当时头脑中完全被手术占据的我而言，是极大的教训。同样道理，主张"介入栓塞优先""开颅手术优先"这种单纯地拘泥于某一种治疗方法的医生，难免在选择治疗方针策略上犯错误。真正从患者角度考虑的医生必须充分理解这两种治疗方案各自的优缺点和局限性，在客观分析长期预后的基础之上进行最合理的综合判断。

- -

脑手术技术的传承以及对未来的期望

在有些年轻气盛的血管内介入医生眼中，动脉瘤开颅夹闭手术不过是已经过时的传统技术，这种观点是非常肤浅的，动脉瘤手术的内涵博大精深，其手术难度也具有极大的差异，如果将动脉瘤手术难度级别比作棒球比赛的话，可以说其跨越度犹如从街边游戏到世界级明星球员参加的比赛一般。

笔者认为，目前动脉瘤开颅夹闭手术逐渐衰退的现状在一定程度上应该归咎于有些神经外科医生对于手术的态度。有些医生在面对明显应该采取经纵裂入路（interhemisphric approach）的动脉瘤患者时，由于自己对此入路不熟悉无法保证安全而勉强地选择翼点入路（pterional approach）进行夹闭手术；对于明显应该采取高流量血管搭桥术（high flow bypass）的动脉瘤病例，有些医生由于自己缺乏相关手术操作经验而冒着合并脑梗死的风险选择低流量血管搭桥术（low flow bypass）进行治疗；甚至有些医生为了顾忌名誉，不承认自己无法完成手术，竟然向患者宣称现代医学无法根治其疾病……

笔者在此衷心地呼吁，请各位神经外科医生一定要摆脱和摒弃学派、出身、体系的束缚和偏见，以真诚的信念努力学习手术技术。学习经纵裂入路（interhemisphric approach）和高流量血管搭桥术（high flow bypass）的操作技术，在需要这些手术进行治疗时，保证可以安全地完成手术操作。如果对自己的手术技术没有自信，请将患者介绍给可以信赖的医生，并坚信通过不断的努力，自己在将来一定可以独自完成手术。

另一方面，笔者还想呼吁各位神经外科专家，请以广阔的胸襟接受这些手术水平还有待提高的医生，指导他们完善自己的手术技术。目前，在日本还有很多技术优异的神经外科医生默默地在临床一线工作中努力着。将他们的手术理念和技术不断地传承下去需要我们全体神经外科同人付出巨大的努力，我们现在开始奋斗尚为时未晚！

上山　博康

2010 年 9 月

脑动脉瘤手术——学习进步、精益求精、传承后世

1979 年春。

我（宝金清博）刚刚大学毕业，没有时间和金钱去享受奢侈的毕业旅行。在京都的春之淀赛马场输掉了仅有的一点打工时挣来的积蓄后，我无奈地回到了札幌，在我的头脑中不经意间冒出"要不要试试在神经外科实习一段时间"的想法，就这样，我在北海道大学神经外科病房遇到了上山博康老师。

当时，上山老师正在用健身器材锻炼身体，现在回想起来，在那个时候他的样子已经开始从学生时代营养不良的体型逐渐朝向现在这样宽大而浑圆的身材发展了，只不过他自己还丝毫没有察觉，但是我倒是觉得他圆圆的脸庞显得非常开朗活泼。从那以后，每天晚上、深夜甚至到清晨，上山老师的谆谆教诲始终伴随和萦绕在我的左右。现在回想起来，那时的我才刚刚 24 岁，24 岁的人生本应该闪烁着无数的精彩和乐趣，而对于我来说，我的人生就这样只剩下"神经外科医生"这个唯一的选项，我不禁感觉到，自从我选择了神经外科的那一天开始，我的人生就已经结束了。所谓人生，也许就是可能性不断消失的过程吧。我想，对于本书的所有编著者而言，每个人与上山老师相识相处的方式都各有不同。而本书的出版问世难道不也正是人生中各种偶然和必然在经过千丝万缕的交织后出现的结果吗？

回顾往昔，在我刚刚毕业的时候，虽说那时正值春天，但当时在京都的赛马场，空气之中仍然透着寒冷，如果当时我赌马的时候赢了钱然后忘记了回到札幌去参加神经外科实习的话，也许今天就不会有这本书了。这样看来我必须要感谢一下当时让我大失所望的那位天皇大奖夺冠的热门骑手了！

. . . .

这个世界是由无数不同的人和事物毫无头绪地交织而成的奇幻乐园。而"脑动脉瘤"只不过是这些无数事物的之一罢了，只不过是"脑动脉的局部像气球一样膨胀，突然间破裂"，仅此而已。

相信即使对于从未接触过脑动脉瘤的人而言，在粗略地翻看这本书之后，也会由衷感觉到作者的极致用心。人们也许会对作者这种过分的热情而感到困惑不解：为什么作者对"脑动脉瘤开颅夹闭手术"倾注这么多的心血和热情，并且执着于要将这些内容转变为图片和文字的信息传递给读者呢？读者难免会有这样的困惑。静下心来回顾本书的编著历程，难免感叹我们这些作者简直是彻头彻尾的细节主义（trivialism）者，完全沉浸于"痴人"的世界之中！

平心而论，笔者在编著此书的过程之中也常常会因为上述想法而烦恼困惑。这是因为，在实际编写过程中，最初的热情难免逐渐退却，或者难免会有偷工减料的念头。而只有近乎固执的信念才能战胜人内心深处的懒惰本能。另一方面，在脑动脉瘤开颅夹闭手术治疗的领域中，技术水平的发展在一定程度上已经结束，如果现在不把"完整的手术理念和技巧"传承给后人的话，笔者担心这些宝贵财富会逐渐甚至迅速流逝。这就好像已经达到对战形势顶峰的将棋（日本的一种棋类游戏，起源于中国象棋——译者注）最高水平的布局阵形，再继续发展下去只能以急速坍塌的状态走向残局。

. . . .

令人意外的是，从根本层面上，对开颅夹闭手术治疗的存在意义产生严峻威胁的血管内介入栓塞术的不断发展，反而成了支撑笔者编著本书的原始动力。我们深深地了解，许多年轻的神经外科医生被血管内介入治疗的光辉未来所深深地吸引。而这种近似于魔力的吸引力已经对从事开颅手术的神经外科医生的生存形成了威胁，这种深深的恐惧感反而从根本上促进了笔者编著此书。

. . . .

著名作家村上春树先生在他的处女作中曾经写道："文明在于传承"。换言之，如果没有交流和传承，文明就会覆灭消亡。我们如此深入地研究脑动脉瘤，就必然负有将研究成果传承后世的责任，将这些成果总结归纳成书，也许正是我们这些不断磨炼手术技术使之精益求精的神经外科医生在浩瀚的人类文明发展史中所肩负的重要职责。至于后人在阅读这本不可思议的著作时作何感想，笔者就无从知晓了。后人将此书看作是脑动脉瘤手术的"死亡信息（dying message）"也好，认为是一脉相传的脑动脉瘤手术圣经也罢，也只有上帝才能知道了。

• •

人生的成功与否凭何决定？一个人无论在一生之中积累了多少功绩，也绝不可能在人生中毫无遗憾。作为每天进行开颅手术治疗脑动脉瘤的神经外科医生，如果在职业生涯中能够更多地完成一台成功的动脉瘤夹闭手术，多给一位动脉瘤患者带来治愈的希望，那么我们的人生也就多了一份成功。另外，作为神经外科医生如果能将自己的手术理念和技术传承于后世，为后人留下一些财富，那么我们的人生就更加完美了。至少对于我本人而言，这本著作的问世，将在我人生最后的时间里减少了一份遗憾。

• •

对于手术而言，无论是在时间方面还是在空间方面都是具有多种多样的内容和内涵的，相信曾经有过编著手术教科书经历的医生们都会有一种共同感觉，那就是，单纯通过文字、照片、录像这些资料根本无法完全而充分地体现手术的真谛，这是因为，手术是以患者无限宝贵的生命作为赌注的操作。所以，无论以什么样的形式总是有无法言表的内容隐藏在文字之中。然而，为了将这种手术理念或者内涵表达为现实的内容，则必须借助"绘画"来实现。

在本书的编著过程中，我们选择了极为正统的教义模式（orthodox）。在对每一个具体的手术操作步骤进行讲解时，都严格选择清晰易懂的术中照片作为参照，并且在旁边追加相应的示意图从而保证读者能够切实理解照片中内容的含义。并且，术中所有的示意图均是由笔者本人设计的。因此，本书的内容在整体上的统一性和协调性与自始至终均由一位作者所完成的著作毫无差异。

绘画本身有多种多样的技巧和手法形式。而本书所采用的手法则是象征日本文化的漫画形式。我们可以充满自信地说，本书从内容、素材到表现手法形式都是货真价实的"日本制造（Made in Japan）"，即使面向全世界范围的专业读者也毫无惧意。

• •

在此，需要提及和说明的是，本书的每位编写人员都与上山老师有着深厚的渊源。很多医生现在仍然作为上山老师的学生或同事奋斗在神经外科临床手术的第一线。然而，书中的内容在狭义上并非完全都是"上山式"手术的内容，而是将包含了每位作者自身在临床工作中总结的经验而呈现给读者。贯穿全书的精髓则是作为本书编写人员的所有神经外科医生对于动脉瘤开颅手术的令人惊叹的执着、高山仰止般的手术目标以及与生俱来的严苛的自我要求和反省。只有这种近乎顽固的执着精神，才称得上是"上山式"手术的真正精髓和本质所在。

另外，本书的每位编写人员也都或多或少地与北海道大学神经外科有着一定程度的交集。北海道大学神经外科以"学习提高、精益求精、传承后世"这三个词作为科室的奋斗目标和座右铭。在此，笔者也由衷地希望《脑动脉瘤手术》这本著作能够成为后人在"学习提高、精益求精、传承后世"的过程之中具有纪念意义的里程碑。

我们出版本书的初衷是为了向神经外科医生展示脑动脉瘤手术的标准术式和操作技术。为了实现这个宏伟的目标，在编写过程中经过反复不断地推敲研究，花费了巨大的时间和精力，倾注了全部的心血和热情。经过我们的不断努力，本书在整体上设计构思巧妙，各个章节互相连锁呼应，甚至可以说是一本"布满机关"的专业著作。同时，为了不脱离"标准手术"这个初衷和原则，在编写过程中极力避免了所谓的"自我炫耀"形式的内容。然而，笔者最希望本书读者感受到的是，我们作为神经外科医生对脑动脉瘤开颅手术所设定的"高山仰止"般的手术目标。我们坚信，这种极致的手术目标是血管内介入栓塞术绝对无法达到的。

．．．．．．．．．．．．．．．．．．．．．．．．．．．．．．

　　本书是我们这些每天与脑动脉瘤开颅手术打交道的神经外科医生穷尽毕生所有研究成果后所展示的关于手术的终极技巧和内涵。在自然科学领域中，有一些像 Poincare 猜想和 Riemann 猜想那样，让无数天才科学家反复挑战却最终铩羽而归的所谓的"超级难题"。而在动脉瘤手术治疗的领域里，对于像解离性动脉瘤、巨大动脉瘤、伴有血栓形成的动脉瘤等复杂动脉瘤的治疗也可以称为超级难题。这些复杂动脉瘤对于血管内介入栓塞术而言可以说是无法解答的超级难题。然而，我们认为，本书在某种意义上，从开颅手术这个角度对于这些超级难题给出了一种答案。如前所述，将本书比喻成脑动脉瘤开颅夹闭手术的"死亡信息（dying message）"也许并不恰当，然而，我们已经不再准备，并且实际上也不可能再出版其他的关于脑动脉瘤手术的专著了。

．．．．．．．．．．．．．．．．．．．．．．．．．．．．．．

　　这本著作从最初的构思直至完成出版花费了超过 5 年的时间。实际上，在编撰的过程之中，我本人曾经数次在内心产生了想要中途放弃的想法。幸亏南江堂出版社的毛利和多田两位工作人员不断地对我进行耐心的鼓励，才使我得以坚持完成编写工作，再次对两位表示衷心的感谢！两位工作人员外柔内刚的坚韧意志终于成功地将我从这种苦行僧般的日子中解救出来。另外，术中所有的示意插图都是由画家吉田根据晦涩难懂的手术原始照片详细描绘出来的，在此一并表示由衷的感谢。

．．．．．．．．．．．．．．．．．．．．．．．．．．．．．．

　　时间又回到了 1979 年春的京都春之淀赛马场，24 岁的我，头脑中闪烁的尽是暧昧的妄想，梦想着自己的人生拥有无限的可能。如果回到当初重新选择，也许我的人生会有更加精彩的乐章。然而，在现实世界里，当时的我选择了"脑动脉瘤"，遇到了脑动脉瘤手术的"上帝之手"——上山博康老师，所以才有了今天这本著作的问世，在这种意义上，我还是更加应该感谢那双看不见的"上帝之手"对我的命运做出了如此精彩的安排！

宝金　清博
2010 年 9 月

译者序

　　随着神经介入技术日新月异的发展，越来越多的颅内动脉瘤患者接受了血管内介入治疗。不可否认，大多数囊性动脉瘤通过介入栓塞治疗都取得了良好的治疗效果。然而，对于一些特殊动脉瘤而言，选择开颅夹闭手术还是血管内介入栓塞术的问题，不同的神经外科医生有着截然不同的观点。医生要真正做到"一切从患者出发"，就必须充分理解这两种治疗方式各自的优缺点和局限性。没有高超的手术技巧是难以充分地实现技术上的优势的。只有具有高超的手术技巧才能避免在选择治疗策略上犯错误。

　　在我每年治疗的几百例颅内动脉瘤患者中，绝大多数选择了介入治疗的方式，其中很少的接受开颅夹闭手术的患者中也还是有出于经济困难原因而做出的选择，因技术原因选择开颅手术的患者就更少了。我也在时常思考目前介入治疗在我经治的动脉瘤患者中占据绝对优势是否有我自身的主观原因：(1) 是否由于我的懒惰；(2) 工作量大、过于忙碌，介入手术耗时较短；(3) 与介入手术相比，开颅手术术前准备时间较长；(4) 我的开颅手术技术与介入手术技术的水平是否不在一个段位；(5) 其他因素的左右。

　　对于本书作者对神经介入的认识，我虽然不能苟同，但我不得不承认，有一批高超开颅技术的神经外科医生，才能使动脉瘤患者得到最为恰当的治疗。本书作者以神经外科医生的历史责任感，精益求精的工作态度，历时 5 年完成此著作，让我们看到了日本同行令人敬佩的专业精神。书中详陈了动脉瘤开颅夹闭手术的手术理念和原则，也介绍了很多独到的手术技巧和见解，值得我们学习和借鉴。同时，本书呈现给我们很多清晰易懂的术中照片，并在术中照片的旁边追加了相应的手术示意图，帮助我们理解照片中内容的含义。

　　脑动脉瘤手术不仅要求术者具有高超的技巧和丰富的经验，尚且需要坚韧的意志和果敢的抉择，是具有极高挑战性的神经外科手术。虽然我们在本书的引进与翻译工作中付出了大量的时间与心血，但我们相信，《脑动脉瘤手术》这本优秀的神经外科专业译著一定有益于我国神经外科医生动脉瘤开颅手术水平的提高，这不但使我们感到万分荣幸，对于患者而言也将是莫大的福音。

　　由于我们水平有限，书中难免存在翻译不足之处，敬请各位同道批评指正。

臧培卓

中国医科大学附属第一医院

2017 年 7 月 28 日于 沈阳

目　　录

第 I 章　脑动脉瘤夹闭术的基础

A. 脑动脉瘤的分类 ———————————————————————— 2

B. 动脉瘤夹闭术的基本技术 ————————————————— 5

　①动脉瘤夹闭术的基本思路 ·································· 5

　②夹闭线（closure line） ·································· 6

　③动脉瘤夹闭术的相关手术器械（动脉瘤夹、持夹器） ········ 8

　④动脉瘤夹闭术的基本操作 ·································· 12

C. 动脉瘤夹闭术的实用技术 ————————————————— 14

　①动脉瘤夹闭术的策略 ·································· 14

　②开颅与手术入路 ·································· 16

　③不理想的夹闭 ·································· 17

　④安全路径（safe way）及术中动脉瘤破裂时的处理对策 ········ 20

第 II 章　脑动脉瘤手术的基本手技

A. 开颅术 ———————————————————————— 24

　①额颞开颅术 ·································· 24

　②双额开颅术 ·································· 34

　③枕下乙状窦后开颅术 ·································· 38

B. 颅底手术 ———————————————————————— 44

　①前床突切除术 ·································· 44

　②颞部开颅术（经岩骨入路） ·································· 51

　③经枕髁入路 ·································· 56

C. 血管搭桥术 ———————————————————————— 60

　①颞浅动脉 – 大脑中动脉搭桥术（STA–MCA bypass） ·································· 60

　②颈外动脉 – 大脑中动脉 M2 段搭桥术（ECA–M2 bypass） ·································· 67

　　桡动脉移植术（RA graft） ·································· 67

　　大隐静脉移植术（saphenous vein graft） ·································· 76

　③枕动脉 – 小脑下后动脉搭桥术（OA–PICA bypass） ·································· 78

　④双侧大脑前动脉搭桥术（ACA–ACA bypass） ·································· 84

D. 分离蛛网膜下腔 ———————————————————————— 90

　①分离侧裂 ·································· 90

　②分离纵裂 ·································· 98

E. 处理动脉瘤 ——————————————————— 104

　　①剥离动脉瘤 ······························· 104

　　　　剥离动脉瘤的基本操作 ·················· 104

　　　　对破裂动脉瘤的完整剥离 ·············· 120

　　　　对与动脉瘤粘连的小动脉的剥离 ········ 121

　　②夹闭动脉瘤 ······························· 127

　　　　作为动脉瘤手术策略原则的夹闭线（closure line） ······· 127

　　　　动脉瘤夹闭的操作技巧 ················ 135

　　　　显微镜视线轴、术者操作轴及术野之间的关系 ······· 140

　　③吸引与减压（suction and decompression） ······· 143

F. 冲洗蛛网膜下腔 ——————————————— 149

第III章　颈内动脉动脉瘤

A. 海绵窦段动脉瘤 ——————————————— 156

B. 前床突旁动脉瘤 ——————————————— 161

C. 颈内动脉 – 后交通动脉动脉瘤 ———————— 167

D. 颈内动脉 – 脉络膜前动脉动脉瘤 —————— 177

　　后交通动脉较粗大的病例 ·················· 178

　　有数支脉络膜前动脉同时存在的病例① ······ 182

　　有数支脉络膜前动脉同时存在的病例② ······ 182

E. 颈内动脉尖端部动脉瘤 ——————————— 184

　　直径 12mm 的厚壁动脉瘤 ·················· 184

　　穿通支动脉中含有细小的豆纹中动脉（medial LSA）的病例 ······ 190

　　术野中出现 Heubner 回返动脉的病例 ········ 190

　　术野中出现自 A1 发出的穿通支动脉的病例 ···· 191

F. 颈内动脉背侧动脉瘤 ————————————— 192

　　急性期动脉瘤的处理①（合并动脉硬化的病例） ······ 192

　　急性期动脉瘤的处理②（术中切除动脉瘤的病例） ···· 197

　　慢性期动脉瘤的处理 ······················ 198

第IV章　大脑前动脉动脉瘤

A. 前交通动脉动脉瘤 ————————————— 200

　　经纵裂入路的实际操作 ···················· 201

　　对于前交通动脉破裂动脉瘤的剥离步骤以及对载瘤动脉的控制 ······· 207

　　动脉瘤的夹闭线与动脉瘤夹的实际角度 ······ 211

　　经侧裂入路夹闭前交通动脉动脉瘤 ·········· 217

B. 大脑前动脉水平段动脉瘤 —————————— 220

　　手术要点 ································· 220

　　手术操作 ································· 221

C. 大脑前动脉远心端动脉瘤 —————————— 227

　　手术要点 ································· 227

　　手术操作 ································· 230

第V章　大脑中动脉动脉瘤

A. 大脑中动脉动脉瘤夹闭术的基础 ——————————————— 236
　　大脑中动脉动脉瘤的特点 ···································· 236
　　手术要点（动脉瘤及 M1 段的形态）···························· 237
　　朝向上方的长 M1 型（upward long M1 type）大脑中动脉动脉瘤 ·········· 240
　　大脑中动脉水平段（M1 segment）动脉瘤 ························ 245
　　宽颈（broad neck）的大型及巨大大脑中动脉动脉瘤 ················· 246
B. 特殊类型的大脑中动脉动脉瘤 —————————————————— 247
　　伴有血栓形成的巨大动脉瘤 ································· 247
　　大脑中动脉远心端动脉瘤 ·································· 253

第VI章　基底动脉动脉瘤与椎动脉动脉瘤

A. 基底动脉动脉瘤 ——————————————————————— 258
B. 椎动脉动脉瘤 ———————————————————————— 270

第VII章　特殊类型的脑动脉瘤

A. 巨大动脉瘤 ———————————————————————————— 280
　　手术要点 ·· 280
　　颈内动脉前床突段巨大动脉瘤① ······························ 281
　　颈内动脉前床突段巨大动脉瘤② ······························ 286
　　颈内动脉巨大动脉瘤（动脉瘤涉及主干动脉）······················ 289
　　颈内动脉巨大动脉瘤（无法确认穿通支动脉的病例）·················· 291
　　大脑中动脉巨大动脉瘤（破裂动脉瘤）························· 297
　　大脑中动脉巨大动脉瘤（无法夹闭的动脉瘤）····················· 301
B. 伴有血栓形成的动脉瘤 ——————————————————————— 304
C. 解离性动脉瘤 ———————————————————————————— 313
D. 大脑后动脉远心端动脉瘤 ——————————————————————— 318

第VIII章　手术准备及手术器械

A. 手术准备 ——————————————————————————————— 324
B. 手术器械 ——————————————————————————————— 328
　　基本事项 ·· 328
　　开颅器械 ·· 328
　　显微手术器械 ··· 331

第 I 章

脑动脉瘤夹闭术的基础

§ A   脑动脉瘤的分类 ——————

§ B   动脉瘤夹闭术的基本技术 ——————

§ C   动脉瘤夹闭术的实用技术 ——————

A 脑动脉瘤的分类

动脉瘤的病因

通常认为动脉瘤的病因有 3 种学说：①动脉壁的构造缺陷；②老化（动脉硬化和脆化）；③血流动力学因素。以一元论能否说明动脉瘤的病因（动脉瘤病因的一元论），长久以来一直都是困扰着学术界的难题而未曾解决。然而，动脉瘤好发于特定部位的特点可以用血流动力学理论解释确切不争的事实。

当采取动脉瘤夹闭手术对动脉瘤进行治疗时，是基于上述动脉瘤病因中"血流动力学因素"的考虑，采取夹闭手术从而解除血流动力学对于动脉瘤的不稳定因素，从这个意义上来说，手术时应极力避免不完全的夹闭处理，以避免动脉瘤再次破裂，故而完全夹闭应作为手术的终极目标。

基本来说，动脉内部有下述 3 种刺激：①血压刺激；②动脉壁的伸展刺激；③撕扯力的刺激。其中撕扯力的刺激又称为动脉壁剪切应力刺激（wall shear stress），与动脉瘤发病深切相关（图 IA-1）。

大多数动脉瘤发生于动脉血管分叉处。血管分叉处受到的动脉壁剪切应力刺激（wall shear stress）最大，另外，这种剪切应力刺激受到血管分叉角度的影响较大（图 IA-2，3）。近年来，随着计算机技术的进步，已有软件可以将动脉壁剪切应力刺激（wall shear stress）经过运算后转化为可视化图形。通常而言，由于受到上述动脉壁剪切应力刺激（wall shear stress）的影响，动脉瘤往往好发于血管分叉处或分叉处附近。

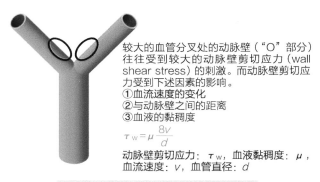

较大的血管分叉处的动脉壁（"O"部分）往往受到较大的动脉壁剪切应力（wall shear stress）的刺激。而动脉壁剪切应力受到下述因素的影响。
①血流速度的变化
②与动脉壁之间的距离
③血液的黏稠度

$$\tau_w = \mu \frac{8v}{d}$$

动脉壁剪切应力：τ_w，血液黏稠度：μ，血流速度：v，血管直径：d

图 IA-2　血管分叉处与动脉壁剪切应力

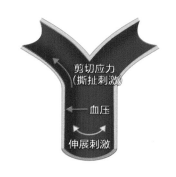

图 IA-1　作用于动脉壁的力的刺激

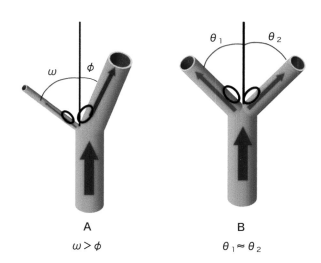

A
$\omega > \phi$

B
$\theta_1 \approx \theta_2$

当较细的血管自较粗的血管发出时（A），分支的角度往往较大。
与此相对，粗细程度相近的分支血管（B）其分支角度也往往相近。
而在图 B 中的血管分支处所受到的血管壁剪切应力（wall shear stress）往往更大。

图 IA-3　血管分叉角度与分支动脉粗细之间的关系

动脉瘤分类的基础

动脉瘤可以基于病理学及形态学进行分类。然而，通常情况下，基于实际临床中动脉瘤夹闭手术的考虑，往往基于动脉瘤与载瘤动脉之间的关系对其进行分类。

按照上述考虑，动脉瘤大致可以分为下述3种类型。

①某条动脉发出两条粗细程度近似的分支动脉，位于其分叉处的动脉瘤称为分叉型动脉瘤（bifurcation type）（图 IA-4）。

②位于粗大的载瘤动脉（颈内动脉等）分叉处附近的动脉瘤称为主干型动脉瘤（trunk type）（图 IA-5）。

③压力较高的动脉在形成角度急剧的转弯时形成的泡型动脉瘤（blister type）（图 IA-6）。

如图 IA-7 所示，上述分类方法与基于动脉瘤发生

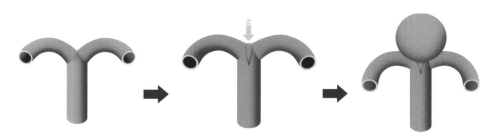

动脉瘤发生之前的状态　　　　　动脉分叉处受到较强的血管壁剪切应力刺激，从而出现了动脉瘤发生的初期状态

动脉分叉处往往有较强的剪切应力（wall shear stress），如果在动脉分叉处存在较脆弱的部分，则可形成动脉瘤病变。

图 IA-4　分叉型动脉瘤（bifurcation type）

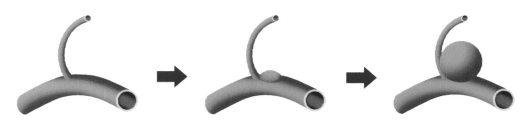

动脉瘤形成之前的状态　　　　　　　　　对于颈内动脉等压力较高的动脉，即使并未受到较强的血流剪切应力刺激也可形成动脉瘤

主干型动脉瘤（trunk type），例如颈内动脉 – 脉络膜前动脉分叉处动脉瘤的发生过程可大致如本模式图所示。

图 IA-5　主干型动脉瘤（trunk type）

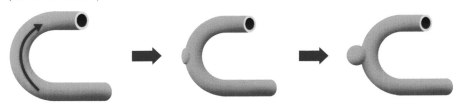

血管壁剪切应力
（wall shear stress）

在动脉急剧转弯处的动脉壁处压力较高，因此受到较强的血流剪切应力，从而导致在并无分叉处的动脉壁处形成动脉瘤。

图 IA-6　在动脉急剧转弯处发生的泡型动脉瘤（blister type）

基础的分类方法是大体一致的。

　　分叉型动脉瘤大致包括大脑中动脉动脉瘤、基底动脉动脉瘤、前交通动脉瘤、颈内动脉 – 后交通动脉（IC-PC）动脉瘤等。而主干型动脉瘤则大致包括颈内动脉 – 后交通动脉（IC-PC）动脉瘤、颈内动脉 – 脉络膜前动脉（IC–anterior choroidal artery）动脉瘤、颈内动脉 – 眼动脉（IC–ophthalmic artery）动脉瘤等颈内动脉动脉瘤。

泡型动脉瘤则大致包括发生于颈内动脉的血泡样动脉瘤、发生于颈内动脉虹吸段（carotid siphon）的各种动脉瘤等。

　　然而，在临床中，尚可遇到介于分叉型动脉瘤与主干型动脉瘤之间形态的移行型动脉瘤（combined type）（图 IA-7）。

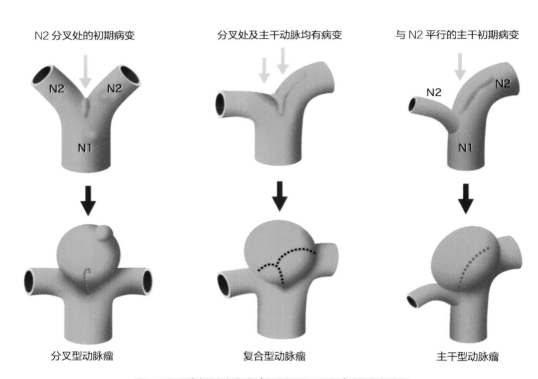

图 IA-7　移行型动脉瘤（combined type）的形成过程

B 动脉瘤夹闭术的基本技术

❶ 动脉瘤夹闭术的基本思路

动脉瘤夹闭手术的目的：对原有血流动力学模式不受影响的前提下，在患者生存期间内防止动脉瘤破裂。基于上述考虑，对于每例动脉瘤患者，其治疗方法应有所不同。

对于动脉硬化程度较为严重的动脉瘤瘤颈进行完全的瘤颈夹闭术会增加载瘤动脉及其分支动脉狭窄的风险，这便与动脉瘤夹闭术治疗的本来目的相违背。然而，通常情况下，在保留载瘤动脉及其分支动脉的前提下将动脉瘤瘤颈完全夹闭是动脉瘤夹闭手术的最佳目标。

动脉瘤的瘤颈断面在大多数情况下是圆形或椭圆形的。与二维平面相比较，将动脉瘤的瘤颈考虑为三维平面更为确切（图 IB-1）。

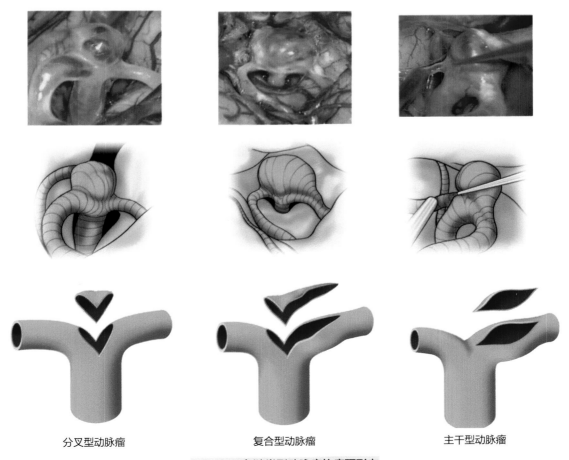

分叉型动脉瘤　　　　　复合型动脉瘤　　　　　主干型动脉瘤

图 IB-1　各种类型动脉瘤的瘤颈形态

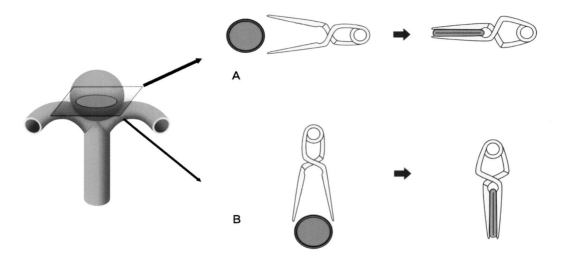

以分叉型动脉瘤的瘤颈断面为例。对于此动脉瘤，图 A 所示为自横切面夹闭瘤颈的示意图，而图 B 所示为与分叉面垂直的夹闭瘤颈的示意图。如本章第②节所述，基于夹闭线（closure line）理论的考虑，图 B 中的夹闭方式更为确切而合理。无论如何，动脉瘤夹闭手术操作就是将动脉瘤瘤颈自二维的平面转变为一维的直线。

图 IB-2　动脉瘤夹闭术的示意图——由面至线

动脉瘤夹闭手术的根本实质是通过夹闭操作将动脉瘤瘤颈自二维的平面转变为一维的直线。因此，所谓的

夹闭治疗实际上就是使动脉瘤瘤颈形成"由面至线"的拓扑学（topological）改变（图 IB-2）。

② 夹闭线（closure line）

如前所述，动脉瘤瘤颈夹闭手术的理念实际上是瘤颈自二维的平面转变为一维的直线。基于上述理念，石川医生、中山医生等人提出了"夹闭线（closure line）"的概念。夹闭线的概念实际上对于多数神经外科医生而

言，在实际动脉瘤夹闭手术时是根据自身经验在无意识中完成的操作。然而，将这种手术经验明确地作为概念提出是具有极高的临床意义和价值的。如图 IB-3，4 所示，所谓的夹闭线的概念，实际上从血流动力学观点而

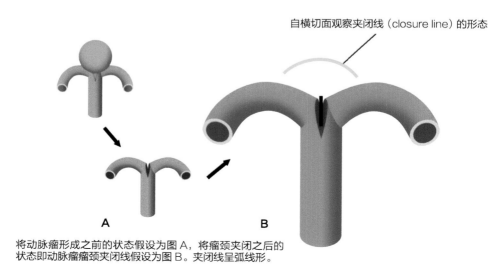

将动脉瘤形成之前的状态假设为图 A，将瘤颈夹闭之后的状态即动脉瘤瘤颈夹闭线假设为图 B。夹闭线呈弧线形。

图 IB-3　动脉瘤夹闭线的概念①

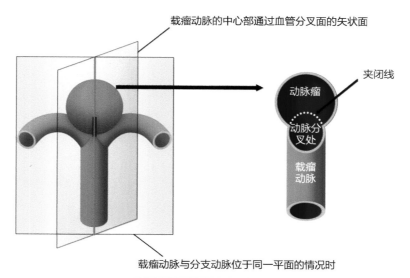

载瘤动脉的中心部通过血管分叉面的矢状面

夹闭线

动脉瘤

动脉分叉处

载瘤动脉

载瘤动脉与分支动脉位于同一平面的情况时

图 IB-4　动脉瘤夹闭线的概念②

言，就是动脉瘤形成因素的最初阶段的动脉壁所受到的血流剪切应力（wall shear stress）线本身，在动脉瘤夹闭术中将动脉瘤夹置于上述血流剪切应力（wall shear stress）线的位置，实际就是夹闭线理论的基本思路（在本书第Ⅱ章 E、第Ⅳ章 A 中，中山医生将对于夹闭线理论进行进一步深入介绍，请自行参阅）。

实际上，上述夹闭线并非完全的直线，在大多数情况下呈各种不同曲率半径的弧线形。当动脉瘤较小时，夹闭线呈较小的弧线形；而在动脉瘤较大时，则呈较大的弧线形（图 IB-5）。

无论如何，在动脉瘤夹闭手术中，如果将动脉瘤瘤颈夹闭至完全形成弧线状需要术者将叶片（blade）具有弯度的动脉瘤夹准确地置于夹闭线的位置上，然而，在实际操作时，由于到达动脉瘤的实际视角（trajectory；视角、进入方向、视线方向）的因素，往往难以完全实现上述目标（图 IB-5A）。因此，在实际手术操作中，往往采取使用 2 ~ 3 把具有弯曲度的动脉瘤夹联合夹闭从而在整体上近似形成夹闭线的方法，或者首先用直型动脉瘤夹夹住动脉瘤夹闭线的一端，再用有窗动脉瘤夹与直型动脉瘤夹相交叉（orthogonal）的方向夹住动脉瘤夹闭线的另一端，从而近似形成夹闭线的方法（图 IB-5B，C）。

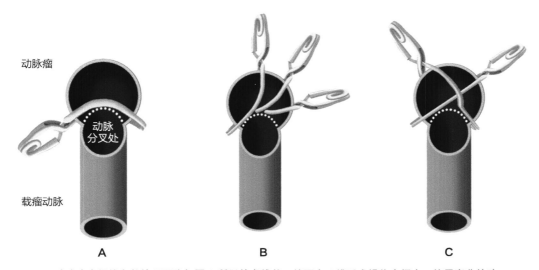

动脉瘤

动脉分叉处

载瘤动脉

A　　　　　B　　　　　C

动脉瘤夹闭线多数情况下为如图 A 所示的虚线状。然而在三维手术操作空间中，使用弯曲的动脉瘤夹完全沿此虚线夹闭瘤颈是极为困难的。因此，在实际手术中，往往如图 B 或 C 中所示，使用多把动脉瘤夹联合夹闭（tandem clip）的方法或使用有窗型短刃动脉瘤夹联合夹闭的方法，在整体上近似形成夹闭线。

图 IB-5　动脉瘤夹闭线的形成

另外，尚可以如图IB-6所示，采取各种方法模拟动脉瘤夹闭线进行夹闭操作。因此，使用短刃有窗动脉瘤夹往往会取得令人满意的手术效果。

在实际的手术中，无论采取何种方法进行夹闭操作，最为关键的问题是对于夹闭线两端的处理。只要妥善处理上述问题，即使实际夹闭操作过程中略微脱离夹闭线也是允许的，对治疗效果不会造成太大的影响（但是，如果夹闭操作时动脉瘤夹朝向载瘤动脉方向脱离的话，会造成载瘤动脉或分支动脉的狭窄，应绝对避免）。

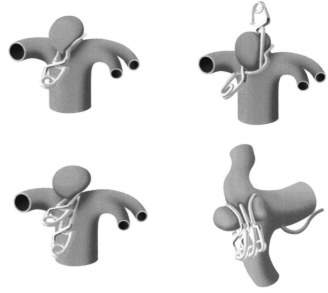

图IB-6　实际手术操作中动脉瘤夹闭线的形成

③ 动脉瘤夹闭术的相关手术器械（动脉瘤夹、持夹器）

动脉瘤夹的基本构造及特性

动脉瘤夹（包括动脉瘤夹及血管夹）的基本构成包括：动脉瘤夹环部（clip-coil）、叶片（blade）、交叉部（blade-cross）、肩部（shoulder）等（图IB-7）。

动脉瘤夹的肩部是使用持夹器（applying forceps）夹持动脉瘤夹的标准位置。上述动脉瘤夹的基本构成除个别厂家如瑞穗医科等制作的商品外，在其余所有厂家均是一致的。近年来的动脉瘤夹采用钛合金制作者逐渐增多，为了防止叶片滑脱（scissoring），在交叉部往往辅以套锁（box-lock）结构。另外，在一部分长刃动脉瘤夹中，甚至辅以双套锁（box-lock）结构，因此，在实际手术操作中，基本不用担心叶片滑脱（scissoring）的情况出现。

持夹器也有诸多种类。有些持夹器具有将动脉瘤夹张开角度固定并保持至某种程度，并且可以在动脉瘤夹张开幅度至最大时松开的特殊结构（成为棘齿结构；rachet）。然而，这种棘齿结构由于其构造原理，在实际操作时可能会出现难以松开的情况。当松开动脉瘤夹之后持夹器无法离开动脉瘤夹的情况出现时，需要再次将动脉瘤夹张开并重复操作。

另外，使用动脉瘤夹夹闭动脉瘤之后，动脉瘤的位置会发生改变，因此，实际手术操作中经常会出现松开持夹器之后，动脉瘤夹的位置较松开之前改变的情况。

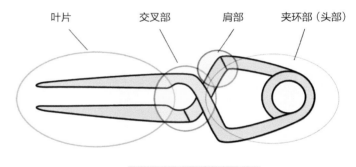

叶片　　交叉部　　肩部　　夹环部（头部）

图IB-7　动脉瘤夹的构造

出现上述情况时，则持夹器无法离开夹闭动脉瘤瞬间的位置。因此，有时尚要释放动脉瘤夹专用的持夹器（removal forceps）。

动脉瘤的大小与动脉瘤夹张开幅度及叶片长度之间的关系

如果将可以夹闭的动脉瘤的形态假设为圆形，则其直径1.6倍（精确地说应该是圆周率3.14的1/2即1.57倍）的长度即为动脉瘤夹叶片所必需的长度（图IB-8）。

动脉瘤夹以其圈部作为支点呈扇形张开，并以张开的幅度夹住动脉瘤颈部（图 IB-9）。如果较为单纯地考虑，动脉瘤夹张开的角度必须达到动脉瘤颈部的宽度。然而，在实际手术操作过程中，需要用吸引器尖端压住动脉瘤颈部，或者将颈部用临时阻断夹（temporary clip）夹闭之后对动脉瘤进行内减压等一系列的操作，才能够顺利地完成夹闭操作。但无论如何，动脉瘤夹的最大张开幅

度对于手术操作而言是至关重要的数据。

从理论上而言，动脉瘤夹张开的最大幅度与动脉瘤夹的全长以及张开角度的正弦函数成比例（图 IB-10）。

当仔细观察实际的动脉瘤夹并阅读其说明书时会发现，较小的动脉瘤夹其最大张开幅度与其叶片长度相当，而较大的动脉瘤夹往往其最大张开幅度仅为其叶片的一半左右（图 IB-11）。例如，亚萨基尔（Yasargil）动

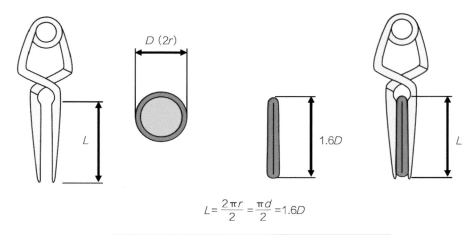

$$L = \frac{2\pi r}{2} = \frac{\pi d}{2} = 1.6D$$

图 IB-8　动脉瘤夹叶片的长度与动脉瘤直径之间的关系

图 IB-9　动脉瘤夹的夹闭过程

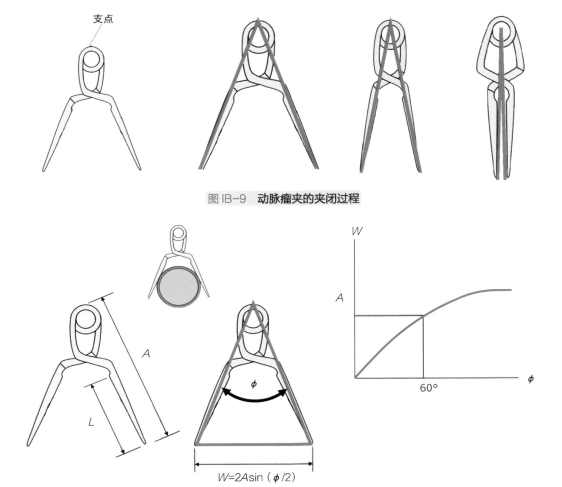

$$W = 2A\sin(\phi/2)$$

图 IB-10　动脉瘤夹的张开幅度与张开角度之间的关系

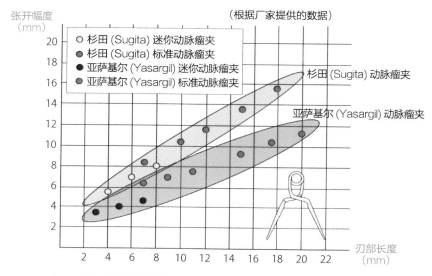

图 IB-11　动脉瘤夹叶片的长度与其最大张开幅度之间的关系

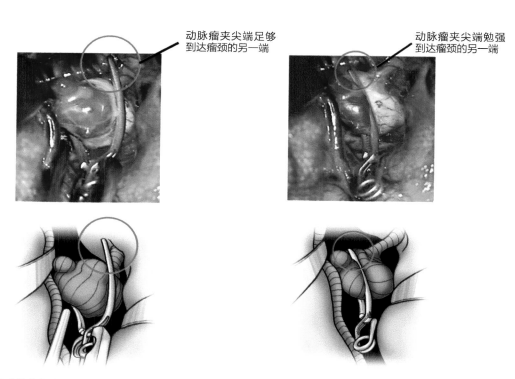

动脉瘤夹尖端足够到达瘤颈的另一端

动脉瘤夹尖端勉强到达瘤颈的另一端

将动脉瘤夹张开至最大限度并尝试夹闭时可确认其刃部有足够的长度夹闭动脉瘤瘤颈 (青色○)。

即使在原来的位置尝试夹闭动脉瘤，动脉瘤夹的尖端也仅可勉强到达瘤颈另一端 (红色○)。

图 IB-12　动脉瘤夹的长度与其最大张开幅度

脉瘤夹中，最大型号为叶片长度 20mm，而其最大张开幅度仅为 11.4mm。而根据实际手术操作经验，当术中夹闭动脉瘤顶部时，即使选用远远大于动脉瘤的动脉瘤夹进行尝试夹闭时也仅可勉强达到动脉瘤的幅度，有时甚至会出现动脉瘤夹叶片尖端无法到达动脉瘤另一端的情况 (图 IB-12)。因此，在实际手术操作中，往往需要选择远远大于动脉瘤夹闭部位直径的动脉瘤夹进行夹闭

操作 (图 IB-13)。

动脉瘤夹的夹闭压力及夹闭部位

动脉瘤夹的夹闭压力、夹闭部位与夹闭效果之间的关系的问题，对于巨大动脉瘤的处理而言是极为重要的。根据相关理论，动脉瘤夹夹闭的压力随着其夹闭部位深入而增大。换言之，动脉瘤夹尖端部位夹闭压力是

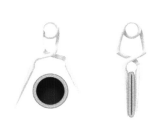

当选择与动脉瘤大小恰好相吻合的型号的动脉瘤夹时，如果动脉瘤直径较小，则动脉瘤夹可以有充分的张开角度，能够完成夹闭操作。

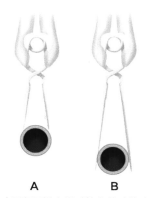

对于张开幅度相对较小的动脉瘤夹而言，即使其叶片较长也难以达到足够夹闭动脉瘤的张开幅度（A），需要另外选择更长的动脉瘤夹（B）。

图 IB-13　动脉瘤夹的型号与其张开幅度

最弱的。另外，动脉瘤夹张开的幅度越大，其夹闭的压力则越大。因此，在手术中需要注意，如果仅使用动脉瘤夹叶片尖端夹闭动脉瘤时，夹闭压力有可能是不充分的。此外，还需要注意的是，如果使用夹闭压力较强的动脉瘤夹在其过深的部位夹闭动脉瘤时，则夹闭压力有可能会比术者预计的更为强烈。

目前，对于动脉瘤夹的夹闭压力的标准评价方法为：自动脉瘤夹尖端至叶片 1/3 部位夹闭时，并且叶片之间间隙在 1.0mm 时的压力为动脉瘤夹的夹闭压力。以钛合金制动脉瘤夹为例，临时阻断夹（temporary clip）的夹闭压力为 50 ~ 90g，而永久动脉瘤夹（permanent clip）中，迷你动脉瘤夹（mini clip）的夹闭压力为 110g 左右，大型动脉瘤夹（large clip）的夹闭压力为 150 ~ 200g。

在各种动脉瘤夹中，直型动脉瘤夹的夹闭压力最强，弯型（angled）或枪式（byonet）动脉瘤夹的夹闭压力则相对较低，而有窗型动脉瘤夹的夹闭压力最低。通常情况下，钴（cobalt）合金制的动脉瘤夹的夹闭压力与钛合金制者大致相同或略微高于（临时阻断夹除外）钛合金制者。各种型号的动脉瘤夹通常分别包装，并且在包装上明确记载其夹闭压力等数据信息。通常情况下，亚萨基尔动脉瘤夹（Yasargil clip）的夹闭压力要高于杉田动脉瘤夹（Sugita clip）。另外，关于叶片的张开幅度等数据信息也在商品目录上有明确记载。通常情况下，杉田动脉瘤夹（Sugita clip）的张开幅度更大，但由于其与亚萨基尔动脉瘤夹（Yasargil clip）相比叶片幅度较宽，因此其锥度（taper）不如亚萨基尔动脉瘤夹（Yasargil clip）充分，不如亚萨基尔动脉瘤夹（Yasargil clip）那样更容易顺滑地放置于动脉瘤瘤颈的两侧。最近出产的第二代杉田动脉瘤夹（Sugita II）已经逐渐克服了上述缺点。

动脉瘤夹夹闭血管所需的压力是由血管直径、血压、动脉瘤夹叶片接触血管壁的面积、血管弹力等因素决定的。使血管闭塞所需要的最低夹闭压力（MOF）在直径为 3mm 左右的小血管为 10 ~ 30g，以所需的最低程度的压力夹闭动脉瘤自然对其周围正常血管产生的损害也最小。通常情况下，当夹闭压力大于 MOF20g 时，会在血管壁残留压痕；而大于 MOF150g 时，则会损伤血管内皮细胞或导致血栓形成等情况。因此，制造用于颅内血管的临时阻断夹时，将其夹闭压力控制在较低的程度便是由于上述原因。然而，血管直径越大，则所需要的 MOF 当然也越大，有时甚至需要 50 ~ 200g 以上的夹闭压力。另外，当患者血压越高，则所需要的 MOF 当然也越大，在夹闭动脉瘤操作时为了达到永久阻断的目的，永久动脉瘤夹的夹闭压力往往需要设定在较高的程度。另一方面，对于颈部动脉等直径较大、管壁较厚的动脉，术中如果需要临时阻断时，即使使用夹闭压力较高的永久动脉瘤夹也并不会有较高的损伤血管的风险。

动脉瘤夹的大小

在动脉瘤夹闭术中选择使用比瘤颈宽度更大的动脉瘤夹存在诸多问题，例如：在术中尝试夹闭动脉瘤时操作视角（trajectory）会受到限制，夹闭操作之后动脉瘤夹更容易受到脑组织自重的影响而发生移位。因此，术中应尽可能选择与动脉瘤大小相符合的动脉瘤夹完成夹闭操作。在手术操作过程中，需要术者将动脉瘤内的压力降低从而使瘤颈变为椭圆形，这样术野内操作区域的压力降低后，更有利于将动脉瘤夹的叶片置于瘤颈处。未破裂动脉瘤夹闭过程中使用临时阻断夹就是为了达到上述目的（图 IB-14）。

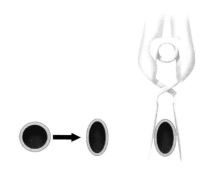

术中尽量通过剥离等操作将圆形的动脉瘤瘤颈变形（需要使用临时阻断夹等降低动脉瘤瘤体内的压力）为椭圆形，这样便可以使用张开幅度更小的动脉瘤夹完成夹闭操作。

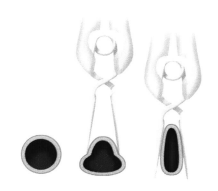

通过使用临时阻断夹等将动脉瘤瘤体内部的压力降低，这样便可以使用张开幅度小于动脉瘤大小的动脉瘤夹进行谨慎细致的夹闭操作，从而选择型号最为合适的动脉瘤夹。

图 IB-14　选择合适型号的动脉瘤夹

④ 动脉瘤夹闭术的基本操作

术中进行动脉瘤夹闭操作过程中的基本思路如下所述：

①通过夹闭动脉瘤的手术操作使载瘤动脉恢复至动脉瘤形成之前的解剖形态（图 IB-15）。

②自血流方向阻断动脉瘤顶部（dome）。

基于上述思路的手术操作其结果是与夹闭瘤颈相同的。

动脉瘤夹闭手术的基本概念是将瘤颈完全夹闭并保留载瘤动脉及其分支动脉。如前所述，动脉瘤夹闭操作实际上就是将原本呈三维状态的瘤颈平面改变为一维状态的线形，然而，仅使用 1 把动脉瘤夹很难达到上述手术目的。绝大多数情况下，需要使用多把动脉瘤夹（multiple clip）完成夹闭操作（图 IB-16）。

针对分叉型动脉瘤，可以运用上述的多枚动脉瘤夹技术在分叉处呈相交直线状形成夹闭线，从而夹闭动脉瘤（请参照图 IB-5，6）。另外，对于主干型动脉瘤，夹闭操作过程中动脉瘤夹可以与载瘤动脉相平行，也可以与其相垂直。总而言之，有些时候即使可以使用 1 枚动脉瘤夹完成夹闭操作，但应尽量达到平行方向夹闭（parallel clip）为最佳（图 IB-17）。垂直方向的夹闭容易导致载瘤动脉变形从而造成较细的分支动脉的狭窄。

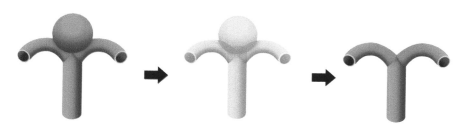

将动脉瘤分解为动脉瘤本身、载瘤动脉、分叉处等几个要素进行思考

预想的夹闭操作完成之后的状态

图 IB-15　夹闭操作后的状态示意图

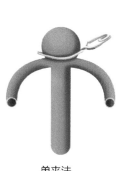
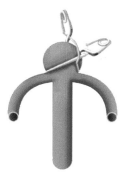
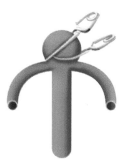
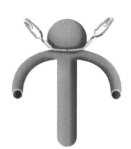

单夹法
(single clip)

第一夹，有窗动脉瘤夹
(first clip，fenestrated clip)

串联夹
(tandem clip)

对面夹
(confrontation clip)

图 IB-16　常见的动脉瘤夹闭方法

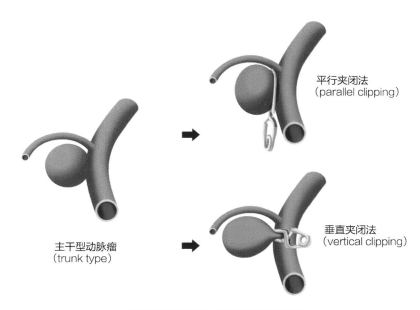

平行夹闭法
(parallel clipping)

垂直夹闭法
(vertical clipping)

主干型动脉瘤
(trunk type)

图 IB-17　主干型动脉瘤的夹闭方法

C 动脉瘤夹闭术的实用技术

① 动脉瘤夹闭术的策略

对于较大的动脉瘤夹闭手术而言,需要多种手术技巧,尤其是瘤颈夹闭以外的技术方法。比如动脉瘤顶部夹闭法(dome clip)、动脉瘤临时夹闭法(aneurysmal temporary clip)等所谓的夹闭策略。

当动脉瘤体积较大时,其巨大的顶部会妨碍动脉瘤瘤颈夹闭的操作。因此,对于顶部较大的动脉瘤,在对其进行夹闭手术时,首先需要将动脉瘤的体积变小。然后,第2把动脉瘤夹的夹闭操作就会面对较小的动脉瘤(图 IC-1,2)。

关于其他的动脉瘤夹闭技巧,本书将在后面的各个章节分别进行介绍,动脉瘤夹闭策略中较为重要的一种是针对起源于较为细小的分支动脉的动脉瘤的所谓双重夹闭法(double clip technique)(图 IC-3)。

双重夹闭法与瘤顶部夹闭法相反,首先将第1把动脉瘤夹夹闭至较深的部位,以此作为遮挡体,再使用第2把动脉瘤夹将动脉瘤完全夹闭。上述的瘤顶部夹闭法与双重夹闭法是策略性动脉瘤夹闭技术的代表。

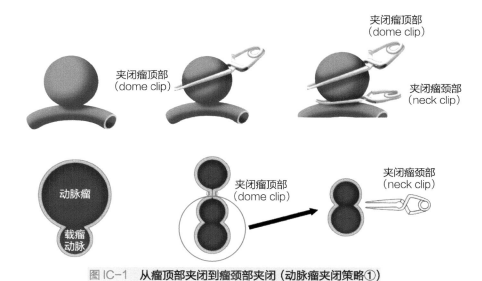

图 IC-1 从瘤顶部夹闭到瘤颈部夹闭(动脉瘤夹闭策略①)

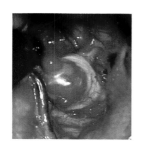 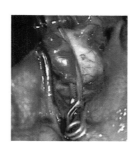 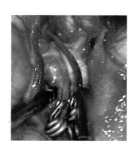

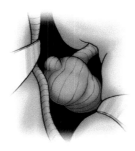 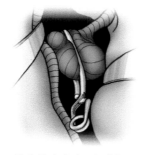 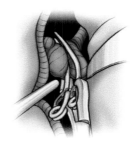

体积较大的动脉瘤

首先将动脉瘤顶部夹闭，使动脉瘤体积变小，便于进一步夹闭操作。

动脉瘤体积变小后便于进一步夹闭操作，即使动脉瘤夹的刃部并未张开至最大幅度也可以完成夹闭操作。

图 IC-2　瘤顶部夹闭法（动脉瘤夹闭策略②）

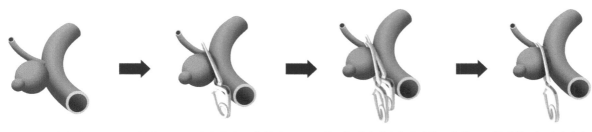

主干型动脉瘤，载瘤动脉发出的细小分支与动脉瘤紧密相邻。

将第 1 把动脉瘤夹夹闭在较为深入的部位，将细小分支动脉夹闭在内。

以第 1 把动脉瘤夹作为遮挡，将第 2 把动脉瘤夹与之呈平行方向放置夹闭，保留细小分支动脉。

撤除第 1 把动脉瘤夹，完成夹闭操作。

图 IC-3　双重夹闭法（动脉瘤夹闭策略③）

❷ 开颅与手术入路

在动脉瘤手术中，开颅和手术入路是决定术中处理动脉瘤的视角（trajectory；手术的进入方向与视线方向等）极为重要的因素。显而易见，对于同样的动脉瘤，如果术中处理动脉瘤的视角不同，则术中所见到术野内的情况也会完全不同，从而使夹闭操作的具体方法也不同（图 IC-4，5）。如果术中处理动脉瘤的视角较为宽阔，则相应的夹闭操作的自由空间也会较大。

为了获得宽阔的视角，需要以下操作：
①准确而适当的开颅范围；
②充分开放的蛛网膜下腔空间；
③将动脉瘤与其周围的脑组织、神经、载瘤动脉、分支动脉等结构充分地剥离。

关于上述各项的具体细节，将在本书后面各个章节进行详述。

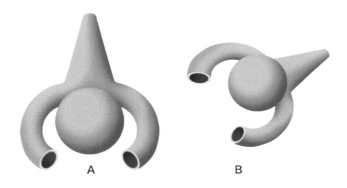

  A   B

即使对于同样的分叉型动脉瘤（大脑中动脉动脉瘤），由于术中朝向动脉瘤的视角（trajectory；进入方向）不同，则会导致术中所见到术野内的情况发生很大的变化。
如图 B 所示，载瘤动脉的下主干（inferior trunk）被动脉瘤遮挡而难以观察到。

图 IC-4　处理分叉型动脉瘤的视角

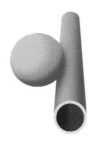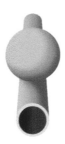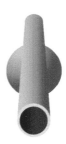

而对于主干型动脉瘤也是一样，如果术中朝向动脉瘤的视角（trajectory）发生改变，也会导致术中所见术野内的情况发生很大的变化，相应的夹闭动脉瘤的操作方法也截然不同。

图 IC-5　朝向主干型动脉瘤的视角

③ 不理想的夹闭

　　动脉瘤夹闭手术的基本目的是将瘤颈完全夹闭并且保留载瘤动脉及其分支的完整性。通常情况下，达到上述要求并不复杂。但有时手术结果并不理想，作为术者应充分理解造成动脉瘤不理想夹闭的原因。

　　通常情况下，造成动脉瘤不理想夹闭最常见的原因是瘤颈部剥离不充分。对于绝大多数动脉瘤而言，瘤体的体积越大，则瘤颈部与载瘤动脉及其分支动脉的粘连就越紧密。如果术中未进行充分的剥离操作而直接观察瘤颈部的话，就会观察到错误的瘤颈线（neck line）（图IC-6）。只有对瘤颈部与其周围的组织进行充分的剥离操作，才会观察到真正的瘤颈结构（图 IC-7）。只有观察到真正的瘤颈结构，才能制订最为精准的夹闭线，从而完成最完美的夹闭操作（图 IC-8）。

　　而不理想的动脉瘤夹闭通常主要会造成下述 3 种情况发生：

　　①载瘤动脉及其分支动脉的狭窄甚至闭塞；

　　②动脉瘤闭塞不完全；

　　③瘤颈残存。

　　对于动脉瘤夹闭术而言，根据术中处理动脉瘤的视角不同、术者的技术水平不同以及对于夹闭线考虑方法的不同，夹闭瘤颈的结果会有一定程度上的不同。换言之，瘤颈夹闭的效果是有一定幅度的差异的。虽然夹闭瘤颈并非只有独一无二的正确方法，但是，如果术中误判瘤颈，即使通过其后的手术操作将瘤颈完全夹闭，也会出现致命性的问题。而当对瘤颈的剥离不充分时，上述 3 种情况均会发生。

　　如果按照错误的夹闭线放置动脉瘤夹的话，极易造成载瘤动脉及其分支动脉的狭窄甚至闭塞（图 IC-

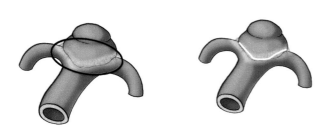

图 IC-6　剥离操作之前的瘤颈（错误的瘤颈线）

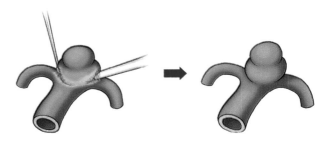

图 IC-7　经过剥离操作之后发现真正的瘤颈

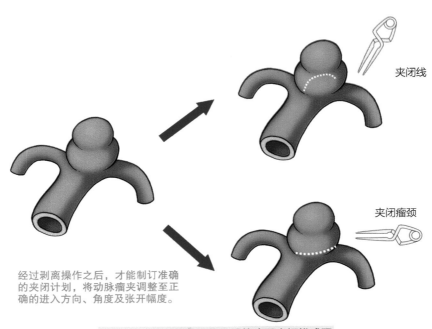

夹闭线

夹闭瘤颈

经过剥离操作之后，才能制订准确的夹闭计划，将动脉瘤夹调整至正确的进入方向、角度及张开幅度。

图 IC-8　经过剥离操作之后的瘤颈夹闭模式图

9 ~ 11）。

另外，即使对动脉瘤瘤颈进行充分剥离，如果术者在夹闭操作时未意识到术野背侧面（blind side）会有细小的分支动脉走行的话，则动脉瘤夹尖端有可能将此分支夹闭（图 IC-12）。

造成动脉瘤夹闭不完全的原因如下所述：

● 动脉瘤夹尖端未完全夹闭至术野中动脉瘤的背侧面（blind side）（图 IC-13）；

● 动脉瘤颈部有较为坚硬的部分，动脉瘤夹无法完全闭合（图 IC-14）。

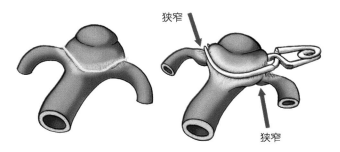

如果术中对于动脉瘤瘤颈的剥离不充分，则术者会观察到错误的夹闭线，而按照错误的夹闭线放置动脉瘤夹的话，则会造成由于粘连而导致的牵拉，从而造成载瘤动脉及其分支动脉（此例为2条血管均有）狭窄。

图 IC-9　未对瘤颈部进行充分剥离而造成夹闭后载瘤动脉或其分支狭窄的病例①

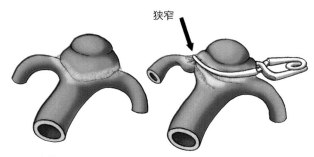

尤其是术者仅仅将注意力完全集中在术野正面，而未注意到术野背侧面（blind side）中动脉瘤夹尖端的位置时，容易造成术野背侧面分支动脉的狭窄。

图 IC-10　未对瘤颈部进行充分剥离而造成夹闭后载瘤动脉或其分支狭窄的病例②

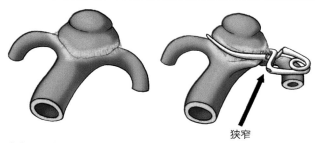

术者将注意力过于集中在术野背侧面（blind side）中动脉瘤夹尖端的位置，反而会造成术野正面中载瘤动脉或分支动脉的狭窄。

图 IC-11　未对瘤颈部进行充分剥离而造成夹闭后载瘤动脉或其分支狭窄的病例③

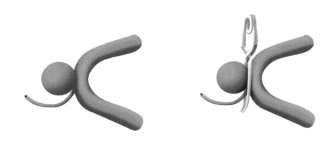

图 IC-12　术野背侧细小分支动脉被夹闭的病例

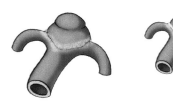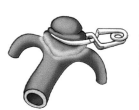

为了避免沿所见到的动脉瘤夹闭线（图中黄色线）夹闭瘤颈导致载瘤动脉的分支动脉狭窄，而将动脉瘤夹放置于略微离开瘤颈部的位置，导致瘤颈夹闭不完全。

图 IC-13　瘤颈残存的病例①

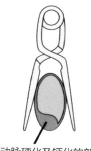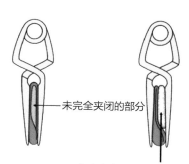

动脉硬化及钙化的部位

未完全夹闭的部分

在未完全夹闭的空间内插入棉片等使其完全闭塞

图 IC-14　动脉瘤瘤颈有较为坚硬的部分而造成动脉瘤夹闭合不完全

导致动脉瘤夹叶片尖端未完全到达夹闭术瘤颈的野背侧面的原因如下：

● 动脉瘤夹叶片长度不够（图 IC-15）；

● 夹闭动脉瘤夹的过程中，动脉瘤自动脉瘤夹内移动滑出（图 IC-16）。

导致瘤颈残存的原因较多，而对动脉瘤剥离不充分是其中最为常见及重要的原因（图 IC-17）。换言之，如果要达到将动脉瘤瘤颈充分完全夹闭的手术目的的话，必须要对瘤颈进行充分剥离。本书将在后面各章节对充分剥离动脉瘤瘤颈的手术操作步骤、技术要点、思路进行详细介绍。

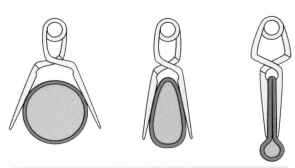

图 IC-15　动脉瘤夹长度不够，无法充分完全夹闭瘤颈

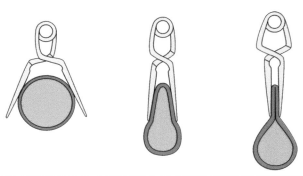

图 IC-16　在夹闭操作过程中动脉瘤自动脉瘤夹内移动滑出

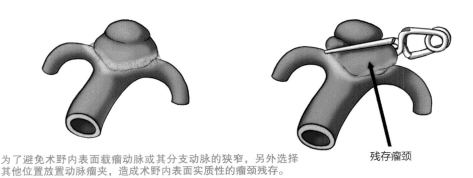

残存瘤颈

为了避免术野内表面载瘤动脉或其分支动脉的狭窄，另外选择其他位置放置动脉瘤夹，造成术野内表面实质性的瘤颈残存。

图 IC-17　瘤颈残存的病例②

④ 安全路径（safe way）及术中动脉瘤破裂时的处理对策

　　无论是未破裂动脉瘤还是破裂动脉瘤，手术的最大风险均是术中动脉瘤破裂。

　　对于破裂动脉瘤而言，术中必须遵循避开破裂部位、控制载瘤动脉、确认分支动脉、剥离动脉瘤瘤颈的手术操作原则。对蛛网膜下腔出血的患者进行开颅手术时，由于血液充满蛛网膜下腔，确认动脉相对较难。因此，谨慎细致地将蛛网膜下腔冲洗干净对于手术操作顺利进行是极为重要的。通常情况下，可以预测动脉瘤的破裂部位（对于大多数动脉瘤而言，可以认为其破裂部位为瘤顶部尖端的泡状部位），避开预测的破裂部位，

沿着动脉寻找，首先确认并控制载瘤动脉，这样即使术中出现动脉瘤破裂，也可以采取临时阻断载瘤动脉近心端的挽救措施。

　　图 IC-18 所示为主干型动脉瘤（颈内动脉动脉瘤等）的手术基本进入方法示意图。在术中处理动脉瘤的视角下，如果动脉瘤位于载瘤动脉一侧时，应由载瘤动脉近心端朝向远心端，在动脉瘤的背侧分离暴露载瘤动脉。上述操作方法称为动脉瘤手术的安全路径（safe way）。

　　图 IC-19 所示为分叉型动脉瘤的手术进入方法示意图。术中对于安全路径也是极为重要的。

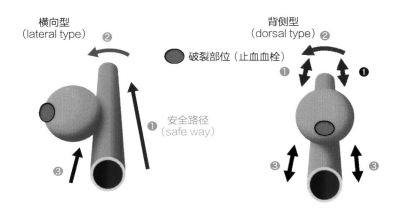

图中①所示的进入方式为避开动脉瘤破裂部位到达载瘤动脉近心端的方法，称为安全路径（safe way）。
安全路径（safe way）的基本指导原则是确保安全的前提之下沿载瘤动脉进入，然后控制图中②所示的载瘤动脉近心端部位，以备在术中一旦出现动脉瘤破裂的危险情况时可以将近心端临时阻断从而控制出血。
接下来，如图中③所示对动脉瘤瘤颈部位进行剥离。
原则上，在上述①②③步骤完成之后，再开始处理动脉瘤破裂部位。

图 IC-18　主干型动脉瘤手术进入方法示意图

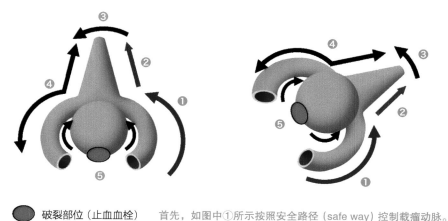

破裂部位（止血血栓）　　首先，如图中①所示按照安全路径（safe way）控制载瘤动脉。

图 IC-19　分叉型动脉瘤手术进入方法示意图

对于破裂动脉瘤而言，有时术中动脉瘤再次破裂是很难避免的。然而，所谓的提前破裂（pre-mature rupture）常常是由于手术进入方式自身存在问题所导致的。需要注意的是，对于伴有硬膜下血肿的动脉瘤或瘤壁较为菲薄的血泡样动脉瘤而言，有时术中破裂是无法避免的。此时，必须在颈部或其他部位对载瘤动脉的远心端进行控制以备术中破裂的危险发生。

通常情况下如果手术进入方向正确，术中动脉瘤的再次破裂往往是对瘤颈部进行剥离时造成的或原破裂部位再次出血。下面，通过图 IC-20 ~ 23 对术中动脉瘤破裂时的 4 种基本处理方法进行介绍。

双吸引器法（double suction technique）（图 IC-20）

双吸引器法是在术中对于动脉瘤瘤颈或载瘤动脉控制不充分的情况下发生动脉瘤破裂时控制出血的有效方法。使用 2 根或 3 根吸引器吸引充满术野内的出血，以其中 1 根吸引器控制出血部位（1 处）。在出血基本得到控制之后，继续进行动脉瘤与其周围组织的剥离操作。根据术中具体情况也可以使用临时阻断夹夹闭载瘤动脉。

瘤颈夹闭法（dome clip）（图 IC-21）

如果可以确认术中破裂部位为动脉瘤瘤顶尖端处的话，即使破裂出血时尚未充分剥离瘤颈部，若可对瘤顶部进行夹闭，也可使用动脉瘤夹对包括破裂部位在内的瘤顶部进行临时夹闭以控制出血。

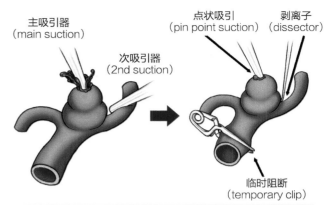

图 IC-20　术中动脉瘤破裂时的处理方法①（双吸引器法）

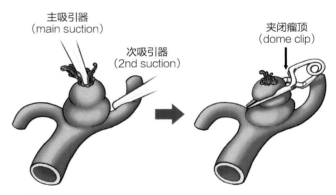

图 IC-21　术中动脉瘤破裂时的处理方法②（瘤顶夹闭法）

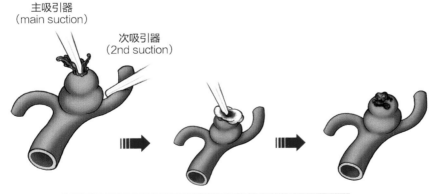

图 IC-22　术中动脉瘤破裂时的处理方法③（临时止血法）

临时止血法（temporary hemostasis）（图 IC–22）

临时止血法适用于术中破裂出血并不是十分汹涌的情况，使用脑棉片等对出血部位进行压迫等待止血，直至出血部位形成血栓。

完全阻断法（complete flow arrest）（图 IC–23）

完全阻断法是最为彻底的止血方法，在术中动脉瘤破裂出血时，将载瘤动脉及其所有分支动脉均夹闭，保证术野内清晰，充分剥离瘤颈后将其夹闭。

无论采取上述何种方法，都应该根据术中具体情况进行判断并选择。而准确判断并选择最佳方法处理术中动脉瘤破裂需要丰富的手术经验。

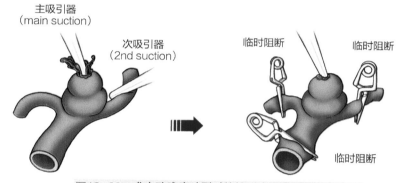

图 IC–23　术中动脉瘤破裂时的处理方法④（完全阻断法）

第 II 章

脑动脉瘤手术的基本手技

§ *A*   开颅术 ——————————

§ *B*   颅底手术 ——————————

§ *C*   血管搭桥术 ——————————

§ *D*   分离蛛网膜下腔 ——————————

§ *E*   处理动脉瘤 ——————————

§ *F*   冲洗蛛网膜下腔 ——————————

A | 开 颅 术

❶ 额颞开颅术

额颞开颅术不仅仅是脑动脉瘤手术，也是神经外科手术中最为常用的开颅方法，熟练掌握额颞开颅术可完成绝大多数脑动脉瘤夹闭手术。

额颞开颅术是以翼点（pterion）作为开颅骨窗的中心点，确保以包夹侧裂的额叶和颞叶作为术野中心的开颅方法（图 IIA-1）。

然而，由于额颞开颅术过于常用，许多神经外科医生常忽略对其相关解剖学知识以及手术操作过程中的详细注意事项进行系统学习和理解。实际上，对于额颞开颅术的手术体位、皮切口设计、术中颞肌的处理、开颅骨窗范围、颅骨咬除（磨除）范围等诸多要点，要求术者必须在基于临床神经外科解剖知识的基础之上进行充分详细的理解。

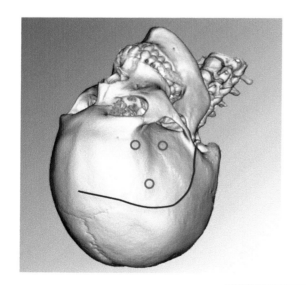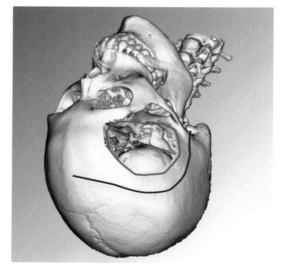

图 IIA-1　额颞开颅术示意图

体位

患者取仰卧位时，其头部的旋转程度可在极大程度上影响术者的视野。虽然术中可凭借调节显微镜视轴的角度自由地调节视野，但作为术者应充分了解，凭借摆放体位时旋转头部角度使术者能够以最为自然的直视状态观察动脉。

虽然侧裂呈三维立体结构，但基本成垂直的角度，

头部旋转的角度越大，则颞叶越呈覆盖侧裂的趋势。另一方面，头部旋转的角度越大，越有利于颈内动脉及前交通动脉复合体附近术野的展开。

术者应根据动脉瘤的形态、大小、与载瘤动脉之间的关系等诸多因素随机应变地决定头部旋转的角度，但通常情况下，在进行大脑中动脉动脉瘤、颈内动脉动脉瘤、前交通动脉瘤手术时，头部旋转的角度应分别为30°、45°、60°（图 IIA-2，3，4）。

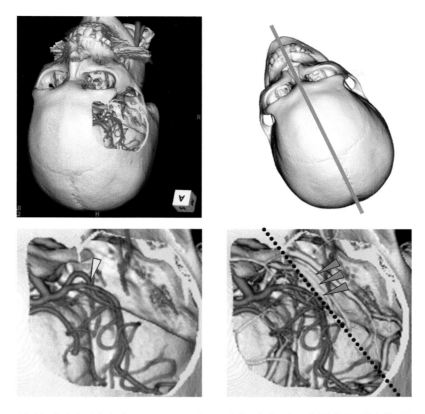

侧裂与大脑中动脉大致处于同一平面（同一垂直面）上，打开侧裂静脉（绿色箭头）后，可在其正下方确认大脑中动脉（黄色箭头）。

图 ⅡA-2　头部旋转 30° 时的手术视野

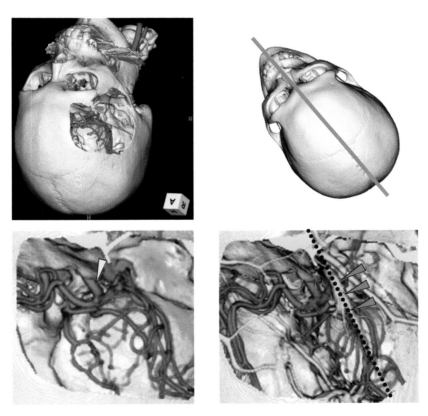

头部旋转 45° 时，颞叶覆盖在大脑中动脉上方，但此位置利于观察颈内动脉（黄色箭头）。

图 ⅡA-3　头部旋转 45° 时的手术视野

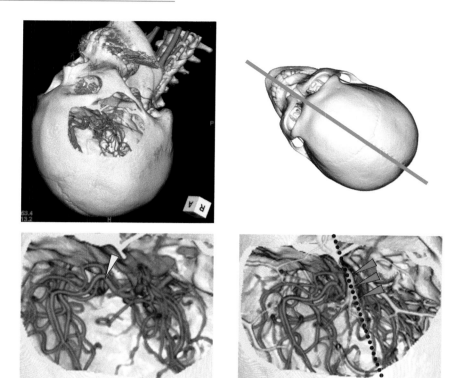

头部旋转 60° 时，颞叶进一步覆盖大脑中动脉，但此位置利于观察前交通动脉（黄色箭头）。

图 IIA-4　头部旋转 60° 时的手术视野

皮切口

术者应充分理解头皮的解剖构造层次。在此列举几个知识要点：

①颞浅动脉（STA）在帽状腱膜上方走行；

②面神经及其分支等也在帽状腱膜上方走行；

③颞肌筋膜分为浅层和深层，二者之间有脂肪层（fat pad）；

④面神经在耳屏前方处位于颧弓上方走行；

⑤颞肌起始于颞上线（linea temporalis），止于下颌骨肌突。

安全地完成额颞开颅的切皮操作至少应掌握上述解剖学知识点（图 IIA-5，6）。

脑动脉瘤手术中通常要求保留颞浅动脉（STA）。尤

T2 逆转

T2 逆转

颞上线
颞骨
颞肌
颞浅动脉
颞肌筋膜间的脂肪层
颞肌筋膜浅层
颞肌筋膜深层
帽状腱膜
皮下脂肪
真皮
颧弓
下颌骨肌突

图 IIA-5　头皮的冠状位断面解剖

① 颞肌
② 颞肌筋膜间的脂肪层
③ 颞肌筋膜深层
④ 颞肌筋膜浅层
⑤ 帽状腱膜
⑥ 颞浅动脉
⑦ 颞骨

CT（造影）

T2 逆转

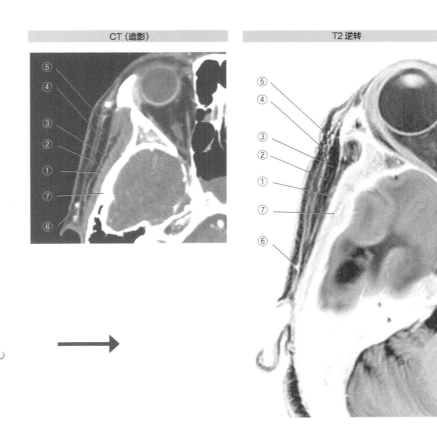

图 IIA-6　头皮的轴状位断面解剖

其在进行复杂的动脉瘤手术时，为了保证手术安全，常需要进行颞浅动脉 – 大脑中动脉（STA-MCA）搭桥术。另外，为了处理术中的突发或意外情况，开颅时虽不需要完全剥离 STA，但应尽量将其保留。因此，通常情况下在脑动脉瘤开颅手术切皮时，应保留 STA 顶支（图

IIA-7）。此外，尚需注意在切皮时，切口端距离耳屏越近位置越高则损伤面神经的可能性越低；反之，切口端距离耳屏越远位置越低则损伤面神经的可能性越高（图 IIA-8）。

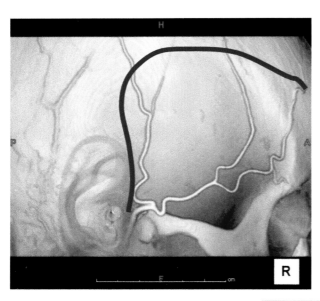

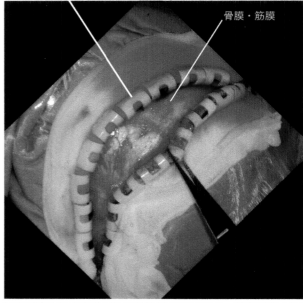

切开帽状腱膜，以头皮夹钳夹切口断端止血

骨膜·筋膜

切皮时应充分考虑并预测颞浅动脉的走行方式，并在颞浅动脉的顶支及额支的切断点进行止血。皮切口的深度应控制在切开帽状腱膜并止于筋膜及骨膜的上方。

图 IIA-7　皮切口线及深度

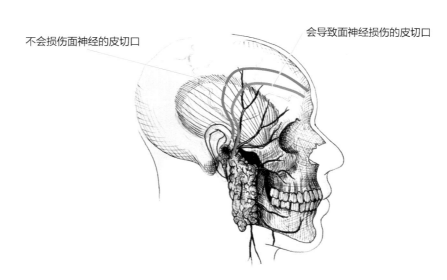

不会损伤面神经的皮切口　　　　会导致面神经损伤的皮切口

面神经的额支及颞支在耳屏前方由其主干发出。面神经的分支在此处在帽状腱膜（galea）上方走行，因此，此处切皮时应保留帽状腱膜。如果在耳屏前方处皮切口下端达到甚至超过颧弓则会损伤面神经，术后患者会出现额部无法上抬的并发症。

图 IIA-8　面神经的保留

颞肌的处理

颞肌会妨碍开颅操作。但如果在开颅操作过程中不注意保护颞肌，则术后不但会出现美容方面的问题，甚至会导致患者张口障碍。

颞肌的切开方法分为单瓣法（one flap）和 双瓣法（two flap）（图 ⅡA-9，10）。

单瓣法（one flap）是指在皮切口正下方直接将颞肌切开并向后方翻转的方法；双瓣法（two flap）是指分别切开并分离皮瓣和颞肌瓣的方法。而双瓣法又由具体操作方法不同，进一步分为下述两种：①将皮瓣与筋膜一并翻转，再将不含筋膜的颞肌瓣向后方翻转的方法；②将皮瓣在帽状腱膜下方翻转，再将颞肌与筋膜一并向后方翻转的方法（图 ⅡA-10）。

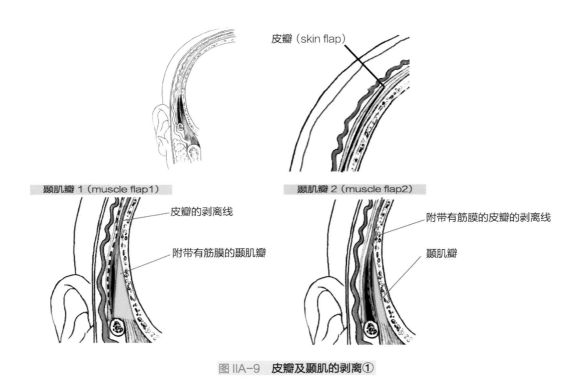

图 ⅡA-9　皮瓣及颞肌的剥离①

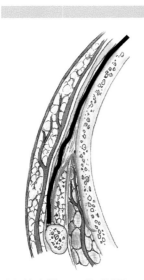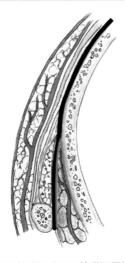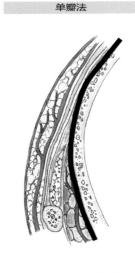

双瓣法

① 在帽状腱膜与颞肌筋膜浅层之间进行剥离（skin flap）

② 附带有筋膜的颞肌（muscle flap with fascia）

① 在颞肌筋膜间或颞肌筋膜深层处进行剥离

② 不含有筋膜的颞肌（muscle flap）

单瓣法

将颞肌与皮瓣一并剥离（one flap）

黑线为皮瓣，蓝线为颞肌瓣。

图 ⅡA-10　皮瓣及颞肌的剥离②

采取将皮瓣与颞肌筋膜一并剥离翻转，然后再剥离并向后翻转不含筋膜的颞肌的方法时，由于颞肌表面无筋膜的限制，因此具有较好的活动性，可以充分向后方展开，这是此种方法的优点。但其缺点在于，术中将筋膜自颞肌表面剥离有导致术后颞肌萎缩的风险。此外，

在颞肌起始附着点的颞上线（linea temporalis）处剥离颞肌有多种方法，其重建方法也有多种。

术中处理颞肌的方法示意图如图 IIA-11，12 所示。另外，在颞肌筋膜深层处对颞肌的暴露以及将颞肌向后方展开后的术野所见如图 IIA-13，14 所示。

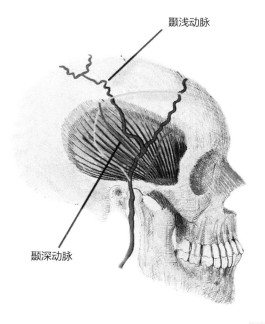

颞浅动脉

颞深动脉

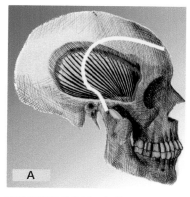

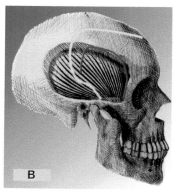

在处理颞肌操作时，如果不采取温和的操作方式，则术后会导致较为严重的颞肌萎缩。而另一方面，如果不充分地显露包括翼点（pterion）在内的鳞状缝附近部位，则无法获得充分而满意的开颅骨窗范围。
因此，开颅操作时至少要保留颞深动脉（颞肌的供血动脉）。具体操作方法分为 A 和 B 两种。

图 IIA-11　颞肌的处理方法①

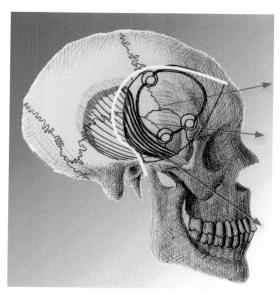

将颞肌筋膜自颞肌表面剥离后，颞肌的伸缩性增加，可以向后方充分牵拉伸展。

将颞肌筋膜与皮瓣一并剥离并翻转后，可以较为容易地将颞肌向后方牵拉，因此可以充分暴露包括翼点（pterion）及鳞状缝（squamous suture）在内的颅骨范围，同时可以保留颞肌。

图 IIA-12　颞肌的处理方法②

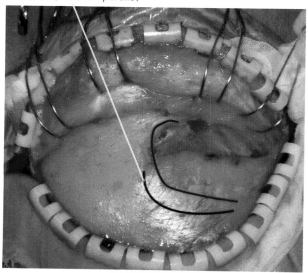

颞上线（linea temporalis）

将筋膜间脂肪层（fat pad）剥离后，在颞肌筋膜深层处暴露颞肌。沿图中蓝线将颞肌自颅骨剥离后向后方翻转牵拉。

图 IIA-13　右侧额颞开颅术

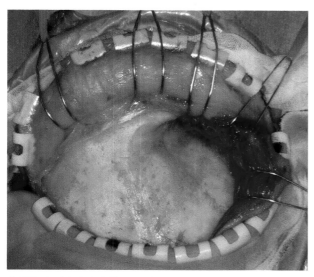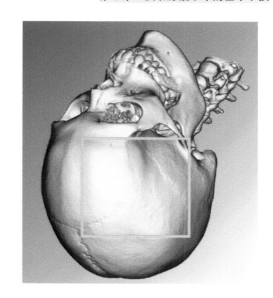

将颞肌向后方充分牵拉展开后，可确认翼点、蝶骨大翼、鳞状缝。

图 ⅡA-14 **将颞肌向后方牵拉展开**

开颅

虽然关于所谓的关键孔（key hole）的表述方式并无严密准确的定义，但临床手术操作时往往将其设置在翼点处（实际上翼点是呈线形的，关键孔其实是在翼点的前方）。上述部位相当于蝶骨大翼，其下方是侧裂，因此具有重要的临床意义。关键孔之外的骨孔（burr hole）设置根据动脉瘤的具体部位及大小而有所不同，但考虑到高龄患者硬膜与颅骨粘连较为紧密，为保证安全通常情况下应多钻取几枚骨孔（图 ⅡA-15）。虽然即使钻取 1 枚骨孔也可完成开颅操作，但显而易见的是，手术操作时应该将美观性基于安全性之上进行考虑。

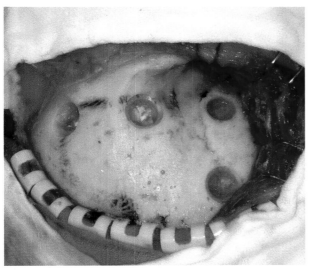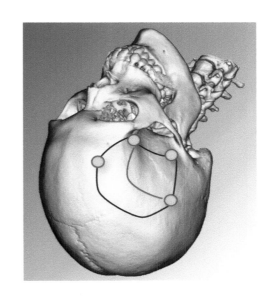

对于大脑中动脉瘤手术，仅钻取 3 枚骨孔即可。但对于颈内动脉动脉瘤和前交通动脉瘤的手术，则必须如右图中蓝线所示将开颅骨窗范围向额部扩大。

图 ⅡA-15 **骨孔设置与开颅**

切除颅骨

颅骨切除的范围必须根据动脉瘤的部位及大小做出适当调整。具体切除部位分为颞骨和蝶骨嵴两部分。对于一般常见的动脉瘤，颞骨的切除范围自侧裂至侧裂下方 2 横指左右即可。对于大脑前动脉动脉瘤及颈内动脉动脉瘤，需要对蝶骨嵴进行较深的切除，直至与前颅窝底呈水平为止（图 IIA-16，17）。如果需要进一步的切除蝶骨嵴时（巨大动脉瘤），则需要本章 B 部分中所介绍的颅底操作的相关技术。

切开硬膜时，通常情况下，应以侧裂为中心将硬膜呈 U 字形切开（图 IIA-18）。需要注意的是，当进行床突旁（paraclinoid）动脉瘤手术中在硬膜外磨除前床突时，应在侧裂上方朝向颈内动脉的硬膜环（dural ring）打开硬膜。

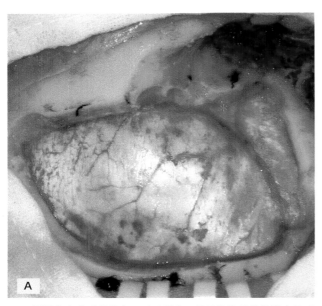

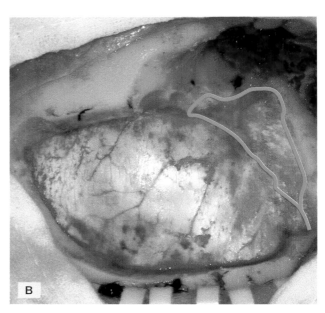

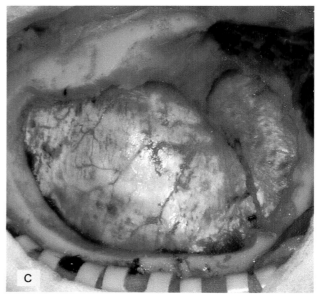

A: 开颅操作完成后的状态。对于图中 * 所示部位的蝶骨嵴应予以磨除直至呈水平状态。
B: 图中蓝线所示的部位为颅骨切除的范围。使用咬骨钳或磨钻将此处的颅骨切除。
C: 上述颅骨切除后的状态。颞叶被充分地暴露，另外侧裂也处于可以广泛开放的状态。

图 IIA-16　开颅后切除颅骨

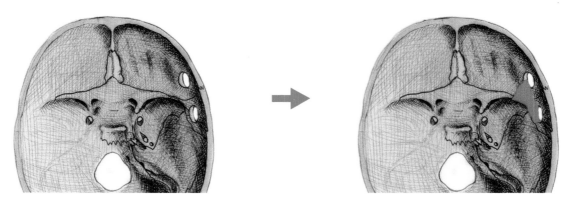

在翼点（pterion）的额骨侧与颞骨侧分别各钻取骨孔（burr hole）1 枚。将上述 2 枚骨孔之间的颅骨切开。然后，朝向蝶骨嵴将其切除。

如果继续向深部切除颅骨，则会到达眶上裂，但通常情况下并无此必要。

图 ⅡA-17 翼点切除范围的示意图

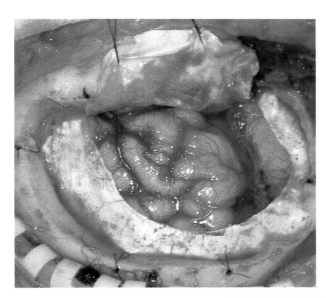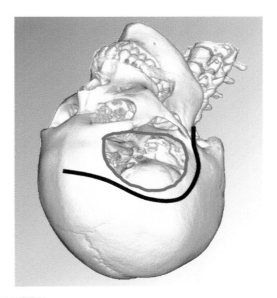

图 ⅡA-18 打开硬膜后的状态

❷ 双额开颅术

体位

双额开颅术的体位取普通的仰卧位。需要注意的是，应将手术床的背板略微上抬，将头部上抬后再将颈部略微后仰（vertex down），最后使患者的头部呈水平状态（使手术部位处于较心脏略高的水平）。双额开颅术是适用于大脑前动脉动脉瘤的手术入路。此手术入路的特点是，术中可以通过调整显微镜视轴的角度及上下调节患者头部而在较大程度上改变手术视野的角度（图 IIA-19）。

皮切口

双额开颅术在通常情况下其开颅范围应严格遵循双侧额部对称的原则，而在外侧及上方则并不需要过于严格地保证较大的范围。但需要注意的是，向前方的开颅范围必须要到达眉弓中点（glabella）。因此，如果按照上

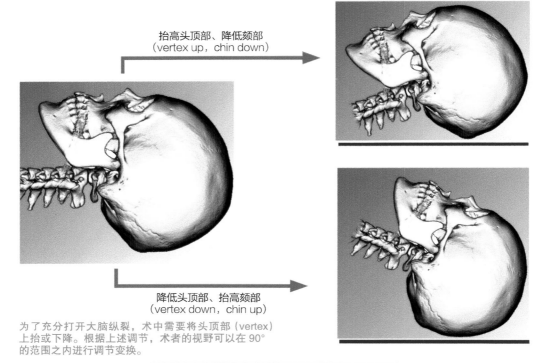

抬高头顶部、降低额部
（vertex up，chin down）

降低头顶部、抬高额部
（vertex down，chin up）

为了充分打开大脑纵裂，术中需要将头顶部（vertex）上抬或下降。根据上述调节，术者的视野可以在 90° 的范围之内进行调节变换。

图 IIA-19　抬高或降低头顶部（vertex up/down）

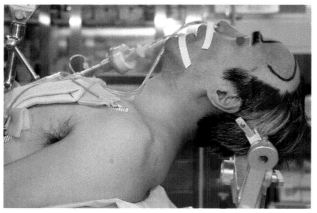

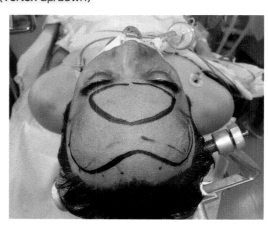

虽然术中体位应根据动脉瘤的具体部位进行适当的设置，但通常情况下应使头部大致保持在水平位。此例手术皮切口紧邻发际边缘内部。

图 IIA-20　实际的术中体位（侧面及正面）

述开颅范围设计最低限度皮切口范围的话，通常情况下皮切口会累及前额部的皮肤。为了避免上述情况发生，应将皮切口设计在发际之内，因而双额开颅术的皮切口范围往往远远超过开颅范围呈较大的冠状（coronal）皮切口（图 IIA-20）。

开颅

通常情况下，在外侧对称性地各钻取骨孔 1 枚，眉弓中点（glabella）钻取骨孔 1 枚，上矢状窦处钻取骨孔 1 枚或紧邻上矢状窦各钻取骨孔 1 枚（图 IIA-21）。在眉弓中点（glabella）附近处钻取骨孔时仅钻开额窦的外板。

此处需要对额窦内的黏膜进行处理，具体方法如下：

① 如果额窦内黏膜未受到损伤，则应小心保护黏膜同时将其向蝶窦开口方向推挤以显露出额窦内板。

② 如果额窦内黏膜受到损伤，则应首先尝试对其进行修补；如果难以修补，则进行消毒处理并局部使用抗生素冲洗后用电凝进行烧灼挤压。

在上述操作基础之上，关颅时尚需制作带蒂的帽状腱膜瓣，并将其翻转后与硬膜相互缝合，以此将开放的额窦完全封闭。

使用磨钻或咬骨钳等将额窦内板去除。暴露硬膜后便可进行通常的开颅操作。

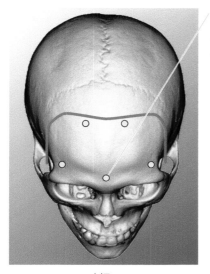
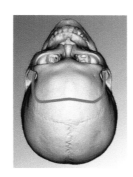
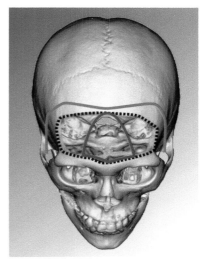

通常情况下，开颅操作时，仅需钻开此处的骨孔的外板，对额窦内黏膜进行处理之后，使用磨钻或咬骨钳打开额窦内板以暴露硬膜。

皮切口
皮切口线应隐藏在发际内。

术者的视角观察到的术野

开颅骨窗
开颅骨窗的高度需要根据动脉瘤的部位及大小而决定，但通常情况下开颅骨窗要求左右对称。骨窗的宽度只要满足术中操作范围的要求的话，即使略小也无所谓（图中蓝线）。需要注意的是，骨窗的高度（下缘高度）是有一定要求的。

图 IIA-21　皮切口及开颅的示意图

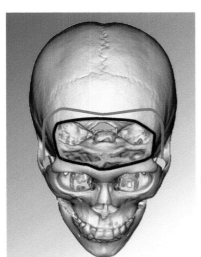
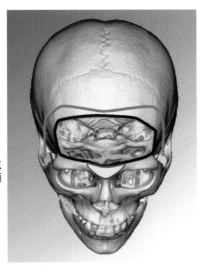

根据手术需要切除自眉弓中点（glabella）至鼻部（nasion）的颅骨。

图 IIA-22　向前颅窝底方向追加开颅骨窗范围

切除颅骨

　　动脉瘤的位置越高，则术中越需要自下方向上方观察的视野，因此，开颅时需要切除自眉弓中点至鼻部的

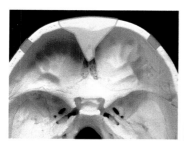

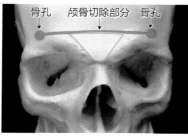

在硬膜外切除鸡冠（crista galli）。上述操作在大多数情况下都是必须进行的。进一步深入切除便可到达前颅窝底。

图 IIA-23　**切除前颅窝底**
（前颅窝底入路）

颅骨（图 IIA-22）。上述部位的颅骨需要使用骨锯进行切除。

　　对于前颅窝底的鸡冠也需要切除。但是无须做成前颅窝底肿瘤手术时需要的 supra-orbital bar。另外，切除鸡冠时要注意避免损伤嗅神经（图 IIA-23）。

切开硬膜

　　切开硬膜时需要注意的要点：硬膜的正中切开点应尽可能靠近前颅窝底（图 IIA-24）。前颅窝底以外的部位有矢状窦及桥静脉等结构，应避免切开以造成损伤。而对于半球表面的硬膜，可根据具体手术需要进行切开。需要注意的是，由于术野位于正中，必须尽可能靠近前颅窝底处切开硬膜并将切开的硬膜朝向后方牵拉，以此扩展正中部位的手术视野。此时，可以通过将重要

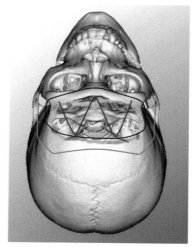

在中线矢状窦最靠近鼻侧端横行切断硬膜，整体上呈 W 字形切开硬膜。

图 IIA-24　**硬膜切开示意图**

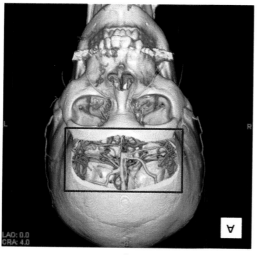

A

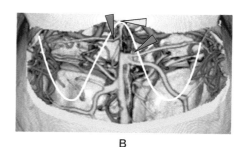

B

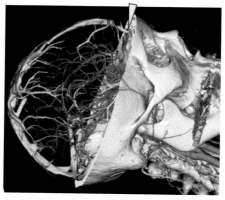

C

硬膜切开有多种方法，但这些方法的共同点在于在正中线硬膜切开处必须尽可能靠近前颅窝底，这样可以将矢状窦回流障碍降至最低。图 A 所示为开颅骨窗部位与静脉之间的关系；图 B 中的黄色箭头为硬膜的正中切开点，矢状窦在前颅窝底处起自盲孔的导出静脉。另外，术中可以通过将图 B 中绿色箭头及浅蓝色箭头所示的桥静脉与脑表剥离的操作以及将硬膜和大脑镰在图 C 中黄色箭头所示的部位切断的操作将硬膜进一步向后方牵拉，通过上述操作可以尽可能地保留矢状窦。然而，需要注意的是，如果切开点过于靠近前方，则无法保留矢状窦。

图 IIA-25　**硬膜切开及静脉的处理**

的静脉自脑表剥离以提高硬膜的活动性，进而将硬膜整体向后方进一步牵拉，上述操作应小心细致地完成以避免损伤静脉（图 IIA-25）。在最前端切断大脑镰。

上述操作的具体细节在本书第 IV 章 A（前交通动脉动脉瘤）中另有详述，请读者参阅。

展开术野

如本节之前所述，双额开颅时，术中可根据头部角度的变换而在很大程度上改变和影响手术视野的角度，术者应充分利用这一特点对手术视野进行调节。即使对于同一开颅骨窗，调节头部角度可以在很大程度上改变

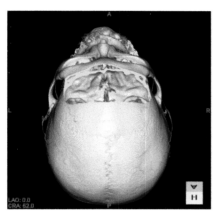

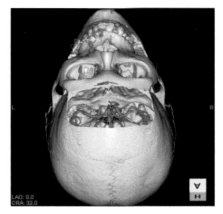

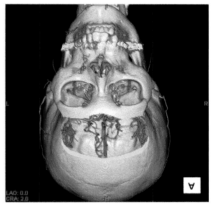

A	B	C
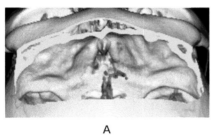	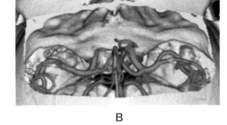	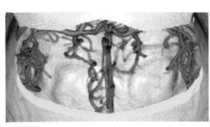

A　此视野角度可以充分观察前颅窝底并进行剥离嗅神经的操作。并且可以充分观察确认鸡冠、筛板、盲孔等解剖结构。

B　此视野角度可以充分观察确认视神经、视交叉、前交通动脉等解剖结构。

C　此视野角度可以充分观察确认大脑前动脉 A2 及 A3 段等解剖结构。

图 IIA-26　术者视线的方向与术中观察部位之间的关系

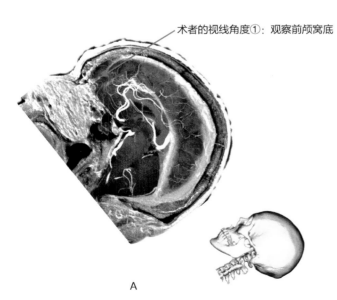

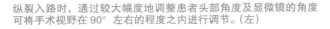

A

纵裂入路时，通过较大幅度地调整患者头部角度及显微镜的角度可将手术视野在 90°左右的程度之内进行调节。（左）

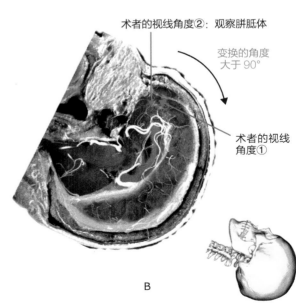

B

通过抬高患者头顶部（vertex up）及放平显微镜可以充分观察前颅窝底。通过上述视野角度的调节可以完成将嗅神经自前颅窝底剥离的操作。而通过降低患者头顶部（vertex down）及直立显微镜可以从正面观察纵裂内的解剖结构。

图 IIA-27　术者视线角度的变换

前颅窝底的角度，手术视野也会随之发生很大程度的变化（图 IIA-26）。如果在最大限度上利用显微镜视轴以

及头部角度的变换，则在整体上可以得到 90° 的手术视野调整范围（图 IIA-27）。

③ 枕下乙状窦后开颅术

枕下乙状窦后开颅术的操作要点

　　枕下乙状窦后入路多用于椎动脉解离性动脉瘤、小脑下后动脉分叉处动脉瘤等硬膜下椎动脉病变以及桥小脑角部位病变，是脑动脉瘤手术的基本入路之一。枕下乙状窦后开颅术的操作关键点是将枕骨外侧部彻底开放从而充分暴露乙状窦后半部，为了实现上述要求，手术操作过程中必须安全切实地掌握使用高速磨钻（high speed drill）将乙状窦骨架化（sigmoid sinus skeletonization）的所谓的"蛋壳技术（egg shell technique）"。

　　枕下乙状窦后入路与本章 B-3 部分所述的经枕髁入路（transcondylar approach）中的内容有密切的关联性，因此，读者必须充分正确地掌握乙状窦与其周围颅骨之间的解剖学位置关系。手术过程中，在开颅（craniotomy）之前的步骤中必须要剥离后枕部肌群，因此，只有充分理解后枕部肌群的起始及终止部位，才能在手术中正确地理解位于肌群间走行的枕动脉的位置，从而准确地对其进行剥离暴露。另外，在进行以枕动脉作为供血动脉的 EC-IC 路内外血管搭桥手术时，需要安全地剥离足够长度的枕动脉，因此，必须在对解剖学知识充分理解掌握的基础之上才能准确地剥离和翻转枕部肌群。

枕部肌群

　　枕部肌群自表层至深层可分为 3 层（表 IIA-1）。

枕动脉的局部解剖

　　枕动脉是颈外动脉的第 2 或第 3 支分支动脉，起自颈外动脉后壁，在颈内动脉与颚二腹肌后腹之间走行。在乳突尖端下部多位于头长肌的内侧走行，到达头夹肌与上斜肌之间处。

　　枕动脉走行过头长肌之后在其附近处发出分支，分布至头长肌、上斜肌、枕直肌、半棘肌等肌肉并对上述肌群进行供血，并常与椎动脉 V3 段的肌肉支动脉相互吻合。

　　在头夹肌的内侧，枕动脉与枕静脉伴随走行，在头夹肌上缘处位于头夹肌与头半棘肌之间向皮下组织方向走行。在上项线水平处进入皮下组织后，枕动脉呈反复的屈曲蛇行状走行，同时在与帽状腱膜相延续的枕部肌群的正上方走行，越过上项线水平之后，在帽状腱膜上方的皮下组织内走行并对枕部头皮进行供血。大多数情况下，枕动脉在上项线水平附近分成枕部外侧支和枕部内侧支 2 条分支动脉。与枕动脉伴随走行的枕静脉与乳突导静脉（mastoid emissary vein）汇合之后，主要发出 3 条分支，并分别与：①乙状窦；②颈静脉丛；③岩静脉

表 IIA-1　枕部肌群

	肌肉	起始	终止	支配神经
第1层	胸锁乳突肌（sternocleidomastoid muscle）	胸骨、锁骨	乳突、上项线	副神经
	斜方肌（trapezius muscle）	上项线、颈椎及胸椎棘突	锁骨外侧 1/3、肩峰、肩胛棘	副神经
第2层	头夹肌（splenius capitis muscle）	第 3～第 6 颈椎棘突	乳突、上项线	C1 脊神经后支构成的枕下神经 C3-T3 脊神经后支
	头长肌（longisimus capitis muscle）	第 3 颈椎~第 3 胸椎横突	乳突	C3-T3 脊神经后支
	头半棘肌（semispinalis capitis muscle）	第 3 颈椎~第 7 胸椎横突	上项线	C1 脊神经后支构成的枕下神经 C3-T7 脊神经后支
第3层	上斜肌（superior oblique capitis muscle）	寰椎横突	下项线外侧 1/3	C1 脊神经后支构成的枕下神经
	下斜肌（inferior oblique capitis muscle）	枢椎棘突	寰椎横突	C1 脊神经后支构成的枕下神经
	枕大、小直肌（rectus capitis posterior muscle major, minor）	寰椎后弓结节（小）枢椎棘突（大）	下项线内侧 1/3	C1 脊神经后支构成的枕下神经

丛的血流相汇合。

由于乳突导静脉走行过程中进入乳突附近的乳突孔，因此，在手术操作过程中位于乳突孔开口处容易损伤乳突导静脉造成出血，在上述部位操作时应切忌粗暴动作。一旦出血，应使用适当大小的速即纱团块或骨蜡进行填塞涂抹止血，在之后的乙状窦骨架化（sigmoid sinus skeletonization）操作过程中，可进行电凝烧灼止血以保留乳突导静脉。

手术体位及皮切口

手术体位取侧俯卧位，或称"公园长椅位"（park-bench position），将星点（asterion）置于术野之内，并将乳突切迹置于术野上下方向长度的中央部位左右，根据上述要求设计呈 C 字形或反 C 字形的皮切口（图 ⅡA-28）。设计皮切口时，需要掌握枕部肌群的大致位置关系。在患者体表可以定位的解剖学标志有枕外隆突（inion），C2、C3、C7 棘突，乳突，星点。

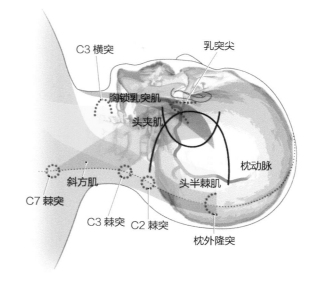

图 ⅡA-28　皮切口示意图

反 C 字形皮切口及 C 字形皮切口各自的优点

将皮瓣向中线侧翻转的反 C 字形皮切口方法可以根据术中需要将开颅骨窗范围扩大至中线对侧，适用于需要较大骨窗范围的枕下开颅术。另外，此方法可以对枕动脉自上项线至乳突下端附近的较长范围进行剥离，至少可以确保 15cm 左右长度的枕动脉。此外，将皮切口线上端向上方与中线呈平行的方向延续并在适当的部位向前方扭转后，尚可追加颞部开颅，甚至可以暴露颧弓根部（root of zygoma），借此满足完成乳突切开术（mastoidectomy）的颅骨暴露范围要求。尚可完成幕上下联合经岩骨入路（supra- and infra-tentorial combined petrosal approach）。

另一方面，将皮瓣向外侧翻转反 C 字形皮切口方法中，C 字的顶点即内侧术野的界限，而在术野外侧尚有乙状窦的限制，因此，并不适用于骨窗范围较大的枕下开颅。将皮切线下端向下方延长后可向下方牵拉胸锁乳突肌表面，因此可以充分地剥离并暴露上颈部。

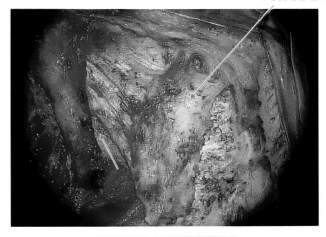

图 ⅡA-29　枕下肌群的剥离

枕下肌群的剥离

翻转皮瓣后，首先定位枕下肌群最浅层的胸锁乳突肌（sternocleidomastoid muscle：SCM），在其上项线（superior nuchal line）的附着点处将其切断，在其正下方的头夹肌（splenius capitis muscle）表面将胸锁乳突肌后缘剥离成三角形的膜状筋膜并向前方翻转（图 ⅡA-29）。关颅时，可将上述三角形的膜状筋膜用作封闭硬膜或乳突气房的自体材料。

将胸锁乳突肌向前方翻转后，暴露出头夹肌，头夹肌附着于乳突体部至乳突尖端部，可凭借此定位乳突

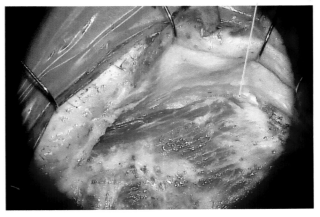

图 ⅡA-30　定位乳突

（图 IIA-30）。

在头夹肌后上缘处，可以确认在头夹肌与头半棘肌（semispinalis capitis muscle）之间穿过并朝向皮下方向走行的枕动脉（occipital artery：OA）（图 IIA-31）。

将头夹肌在其乳突附着处切断，并向下内侧翻转，在其正下方可见附着在乳突下方的头长肌（longisimus capitis muscle），将其完整暴露后翻转，暴露出在头长肌与头半棘肌之间走行的枕动脉（图 IIA-32）。

枕动脉在头夹肌的内侧方走行，在肌层之间存在较多的脂肪组织，对枕动脉起到保护作用，自枕动脉远心端依次剥离其周围的脂肪组织，可以暴露在头长肌内侧或外侧走行的枕动脉近心端。位于乳突尖端部正下方走行的枕动脉近心端约有 70% 的概率位于头长肌内侧走

行，其余者位于头长肌外侧走行（图 IIA-32 所示为枕动脉近心端位于头长肌内侧走行）。当其位于头长肌内侧走行时，将头长肌自其乳突附着处剥离翻转后可以暴露枕动脉。根据术中需要，也可将枕动脉切断，但在脑动脉瘤手术时，原则上应保留枕动脉。在术中万一载瘤动脉出现损伤时可以作为备用（将枕动脉作为供血动脉与载瘤动脉进行血管搭桥术——译者注）。

将头长肌在其乳突附着处切断，并朝向下内侧方向翻转。在乳突内侧下方可确认颚二腹肌（图 IIA-33）。

将头长肌剥离并翻转之后可暴露枕动脉近心端，可以暴露并确保在颚二腹肌的正下方（内侧）向后上方走行的枕动脉（图 IIA-34）。

头半棘肌紧邻枕动脉内侧走行，将已经剥离的枕动

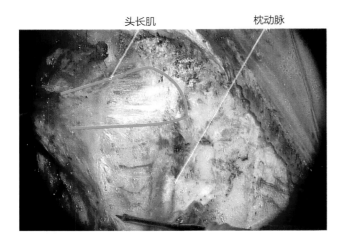

图 IIA-31　枕动脉的走行

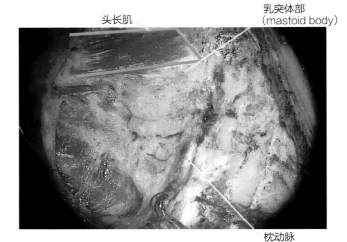

图 IIA-32　暴露枕动脉①

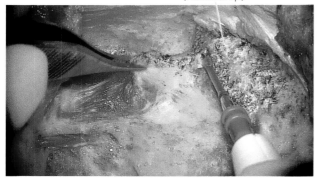

图 IIA-33　切断并翻转头长肌

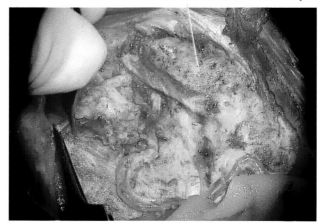

图 IIA-34　暴露枕动脉②

脉朝向前上方皮切口外侧移动后，可确认头半棘肌外侧缘以及其在上项线的附着点。术中操作时应注意尽量不要切断枕动脉，如果进行血管搭桥术时，在使用枕动脉之前应始终使其处于通畅状态（图 ⅡA-35）。

将头半棘肌朝向后方牵拉移动后，可暴露出上斜肌，上斜肌附着于下项线，借此可对其进行定位（图 ⅡA-36）。

将上斜肌自下项线剥离，并朝向外下方向（C1 横突方向）翻转（图 ⅡA-37）。

将上斜肌翻转之后，可暴露出附着于下项线内侧的枕大直肌和枕小直肌。同时，枕下三角的外侧处于开放状态，围绕椎动脉 V3 段的椎体旁静脉丛也被部分暴露在术野之中（图 ⅡA-38）。

将枕直肌自下项线剥离后向后内侧方向牵拉（图

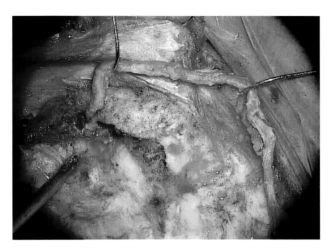

图 ⅡA-35 将枕动脉朝向皮切口外方向移动

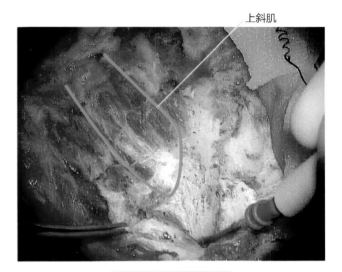

图 ⅡA-36 暴露上斜肌

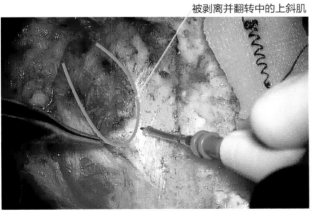

图 ⅡA-37 剥离并翻转上斜肌

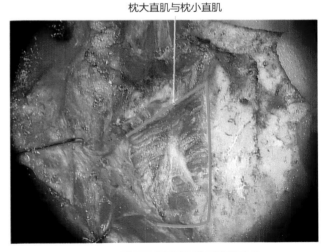

图 ⅡA-38 暴露枕大直肌与枕小直肌

IIA-39）。凭借上述操作可将枕下三角的上方暴露，可以在术野内确认椎动脉 V3 段越过椎静脉丛。

图 IIA-40 所示为将枕下肌群自乳突及枕骨附着处剥离从而暴露枕骨及乳突。星点是横窦（lateral sinus）与乙状窦（sigmoid sinus）移行处的解剖标志。

枕下肌群的剥离

使用高速磨钻（high speed drill）自星点至乳突切迹将枕骨磨开，从而完成枕下乙状窦后入路以乙状窦作为

骨窗最外侧缘的要求。通过"蛋壳技术（egg shell technique）"使用磨钻打磨包绕乙状窦颅骨的后半部分，直至将乙状窦上方的颅骨打磨至菲薄状态（sigmoid sinus skeletonization）。打磨乙状窦上方颅骨（sigmoid sinus skeletonization）的同时，打磨与其相延续的乙状窦硬膜表面的颅骨（retrosigmoid dura skeletonization），如果硬膜与骨瓣粘连，则将其小心剥离（图 IIA-41）。

图 IIA-42 所示为自横窦（lateral sinus）至乙状窦（sigmoid sinus）的打磨颅骨操作（skeletonization）完成后，枕下开颅操作完毕。

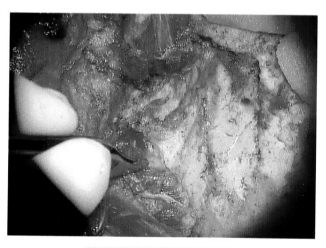

图 IIA-39　剥离并牵拉枕直肌

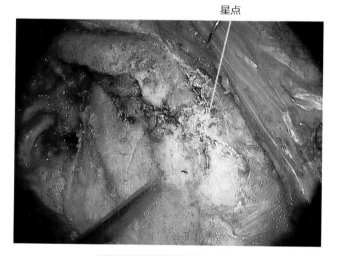

星点

图 IIA-40　暴露枕骨及乳突

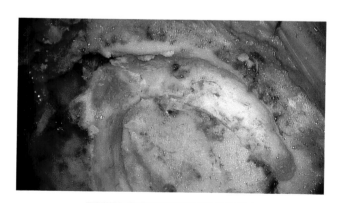

图 IIA-41　打磨乙状窦上方颅骨

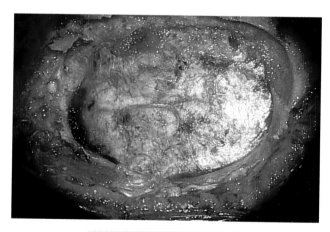

图 IIA-42　枕下开颅操作完毕

切开硬膜

呈朝向后方凸出的 V 字形或 X 字形切开硬膜，自枕大池释放脑脊液，使用脑压板朝向内侧方向牵拉小脑（图 ⅡA-43）。

切开硬膜后小脑及桥小脑角处的状态如图 ⅡA-44 所示。

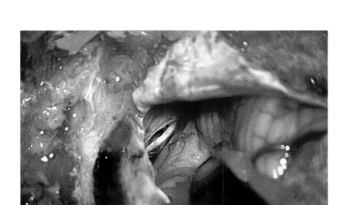

图 ⅡA-43　切开硬膜并牵拉小脑

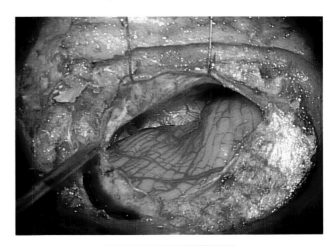

图 ⅡA-44　切开硬膜完毕

B 颅底手术

❶ 前床突切除术

Drake 和 Yasargil 医生曾在脑底部动脉瘤夹闭术及颈内动脉 – 眼动脉分叉处动脉瘤夹闭术等手术中首次应用了前床突切除的技术。而硬膜外前床突切除术则是由 Dolenc 医生首次确立的，自此以后，前床突切除技术不但在脑动脉瘤手术中被广泛应用，还逐渐应用于脑肿瘤手术中。

前床突切除术是应用最为广泛的颅底手术技术，长期以来广大神经外科医生一直使用磨钻磨除前床突。然而，由于高速磨钻造成的热损伤以及机械性损伤等原因，近年来，开始逐渐有报道使用超声骨刀以及咬骨钳等器械切进行前床突切除操作。在具体手术操作过程中，要求术者充分理解前床突及其周围的解剖结构位置关系，而无论使用何种器械进行手术操作，其基本的操作步骤大致相同。

本节以前床突旁（paraclinoid）动脉瘤手术作为背景，针对使用磨钻自硬膜外磨除前床突的具体手术操作方法进行解说。

主要的手术操作要点如下：

①根据具体的疾病及手术目的，术中前床突的具体切除部位（基底部、尖端部、视柱部）有所不同。

②如果因为前床突本身遮挡妨碍术野，则可仅将其尖端部切除。

③如果以打开视神经管上壁（unroofing）为目的切除前床突，则必须要切除前床突基底部内侧；如果以在颅内硬膜外确保颈内动脉为目的切除前床突，则必须切除前床突基底部外侧。

④在进行前床突旁（paraclinoid）动脉瘤夹闭术时，应将前床突视柱部（optic strut）的近心端充分切除，从而避免动脉瘤夹（clip）尖端触碰到视柱部。

解剖

前床突位于蝶骨嵴的后内侧端。前床突不仅仅是蝶骨嵴的延续，其视柱部尚且起到自下方支撑蝶骨嵴的作用。前床突的视柱部形成视神经管的下壁，其内侧有视神经管，外侧有眶上裂等解剖结构。

当术中考虑切除前床突操作时，可以试图将前床突分为下述 3 个部分对其解剖结构进行理解：①相当于蝶骨嵴内侧的基底部；②视柱所在的深部；③尖端部（表 IIB-1，图 IIB-1）。另外，前床突的基底部上可分为内侧部与外侧部两部分，外侧部形成眶上裂的上壁，内侧部形成视神经管的上壁。换言之，前床突具有基底外侧部、基底内侧部、视柱部等 3 个骨性支撑组织，而其远心端为尖端部。

表 IIB-1　前床突的解剖

1. 基底部　（蝶骨嵴内侧）
①外侧部：眶上裂的上壁
②内侧部：视神经管的上壁
2. 深部
③视柱部：视神经管的外下壁
3. 尖端部

①②③为支撑前床突的骨性结构，将上述 3 个部分切除后，前床突的尖端部则变为游离状态。

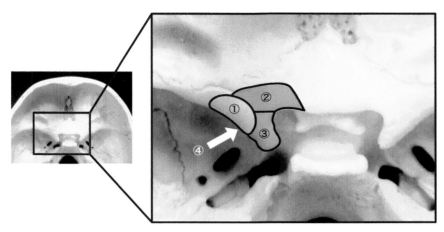

①外侧部：眶外侧壁；②内侧部：眶上壁；③尖端部；④视柱部

图 IIB-1　前床突的解剖结构

手术步骤

切除前床突之前，对硬膜外及颅骨内侧进行充分止血，广阔的术野可以确保手术操作顺利进行。

基于解剖学考虑，只要将前床突的基底外侧部及内侧部、视柱 3 个部分切除之后，再将呈游离状态的尖端部除去即可将前床突完全切除。然而，由于实际手术操作过程中术野内患者头部的旋转、手术显微镜角度变换等原因，解剖学构造的位置关系往往发生变化，因此，系统的前床突切除操作分为 10 个步骤（表 IIB-2）。此处针对上述 10 个步骤进行详细介绍。另外，此处插图均为针对左侧病变的手术操作。

手术步骤

步骤 1~3 是在切除前床突之前以确保充分术野为目的的操作。首先将眶脑膜带（meningo-orbital band）切断，从而可以将颞叶侧硬膜朝向后方牵拉，以确保磨钻操作的充分空间（图 IIB-2）。

表 IIB-2　切除前床突的手术步骤

步骤 1：切断眶脑膜带（meningo-orbital band）
步骤 2：将眶外侧壁打磨平坦
步骤 3：提起眶上裂硬膜外层
步骤 4：确认前床突基底部
步骤 5：将前状突基底部磨空
步骤 6：磨除前状突基底外侧（动眼神经侧）部
步骤 7：磨除前状突基底内侧（视神经侧）部
步骤 8：自前床突视柱部将其分离
步骤 9：除去前床突尖端部
步骤 10：将残存的前状突视柱部（近心端部）除去
↓
切除前床突之后确认相关解剖构造

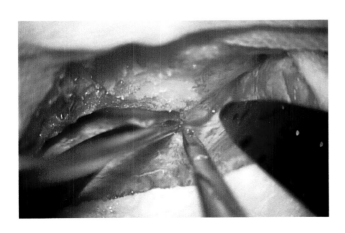

首先将眶脑膜带（meningo-orbital band）切断，从而可以将颞叶侧硬膜朝向后方牵拉。

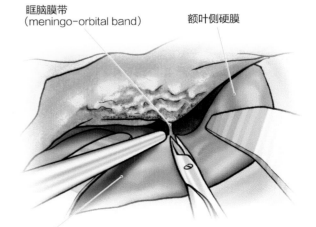

眶脑膜带（meningo-orbital band）　　额叶侧硬膜

颞叶侧硬膜

图 IIB-2　步骤 1：切断眶脑膜带

　　其次，将遮挡视野的眶上壁及眶外侧壁的突起打磨至平坦后（图 IIB-3），将眶上裂部分的硬膜外层切开，并朝向后方提起（图 IIB-4）。

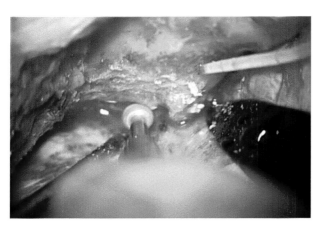
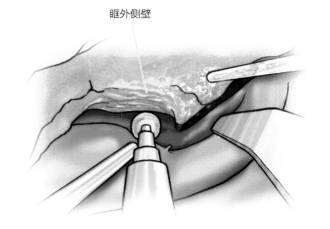

眶外侧壁

将遮挡手术视野的骨性突起打磨至平坦。
仅将骨性突起打磨至平坦即可，无须暴露出眶周（periorbital）结构。

图 IIB-3　**步骤 2：将眶外侧壁打磨平坦**

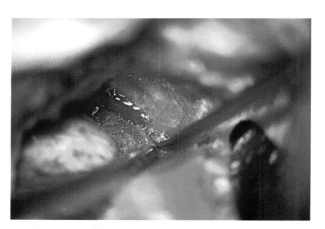
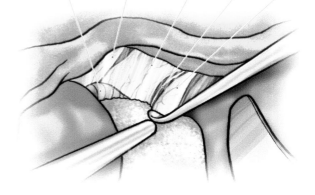

蝶顶窦　　　　　三叉神经第 II 支　　　滑车神经
（sphenoparietal sinus）　　　三叉神经第 I 支　　　滑车神经

进一步将颞叶硬膜朝向后方牵拉，从而扩大术野。硬膜分为两层，将眶上裂硬膜外层切开并朝向后方剥离。牵拉硬膜的方向有蝶顶窦（sphenopharietal sinus）存在，注意避免损伤。剥离眶上裂硬膜直至暴露出三叉神经第 II 支（上颌神经）为止。

图 IIB-4　**步骤 3：提起眶上裂硬膜外层 [保留蝶顶窦（sphenoparietal sinus）]**

切除前床突

步骤 4 ~ 9 是切除前床突的步骤。首先使用 2 只脑压板分别牵拉额叶侧与颞叶侧硬膜从而确保磨钻的插入术野空间（图 IIB-5），将前床突基底部磨空（图 IIB-6）。凭借上述操作定位前床突的 3 个骨性结构部分。

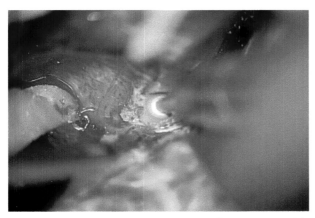

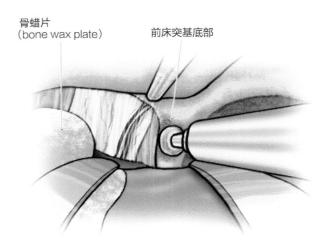

使用 2 只脑压板分别牵拉额叶侧与颞叶侧硬膜从而确保充分的术野空间。以骨蜡片（bone wax plate）将蝶顶窦（sphenoparietal sinus）覆盖有助于保护蝶顶窦。

图 IIB-5 步骤 4：确认前床突基底部

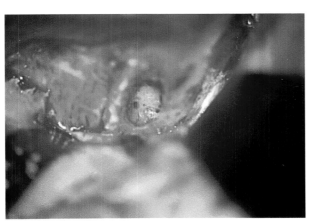

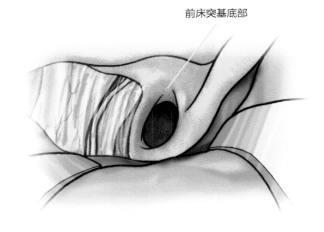

首先，使用磨钻将前床突基底部磨空并将其贯穿。凭借上述操作定位前床突的 3 个骨性支撑结构部分。

图 IIB-6 步骤 5：将前床突基底部磨空（central coring）

其次，依次将前床突基底外侧部、基底内侧部、视柱部（optic strut）分离从而将其尖端部游离并除去（图 IIB-7，8，9）。前床突尖端部深处有一层菲薄的膜性结构，颈动脉–动眼神经膜（carotid-oculomotor membrane），上述膜性结构的深处为前床突静脉丛（clinoid venous

plexus）及颈内动脉 C3 段（Fisher 分段法）。因此，只要在除去前床突尖端部时保留上述膜性结构，则基本上不会造成静脉性出血（图 IIB-10）。然而，颈动脉–动眼神经膜（carotid-oculomotor membrane）极为菲薄并且有时并不完整。

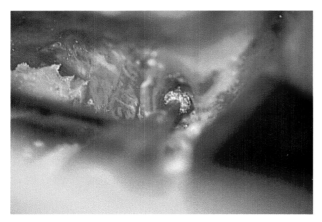
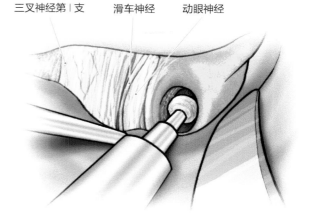

其次，将显微镜视轴朝向外侧方向倾斜，将动眼神经侧的前床突骨质打磨至菲薄（paper thin）并除去。

图 IIB-7　步骤 6：磨除前床突基底外侧（动眼神经侧）部

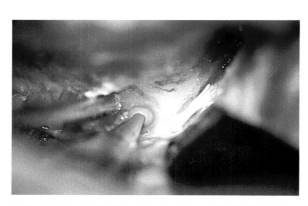
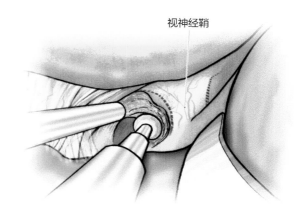

再次，将显微镜视轴朝向内侧方向倾斜，打磨视神经侧前床突骨质。为了尽量减轻磨钻的热损伤风险，不要将视神经管打磨得过于菲薄（paper thin），而是要将骨质残留至蛋壳状薄厚（egg shell）时即将其咬除。

图 IIB-8　步骤 7：磨除前床突基底内侧（视神经侧）部

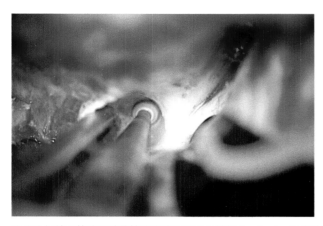
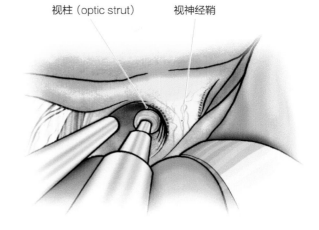

视柱（optic strut）　　　视神经鞘

将作为视神经管外下壁骨性结构的前床突视柱部（optic strut）的骨质打磨至菲薄后除去。借助上述操作使前床突尖端部呈游离状态。

图 ⅡB-9　步骤 8：自前床突视柱部将其分离

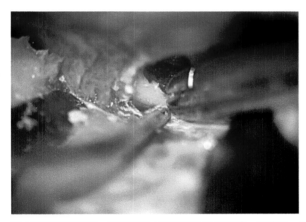
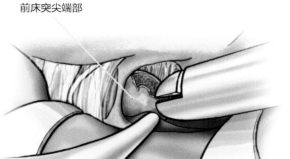

前床突尖端部

除去前床突尖端部，操作过程中注意避免损伤硬膜、颈动脉 – 动眼神经膜（carotid–oculomotor membrane）、蝶窦黏膜等组织结构。

图 ⅡB-10　步骤 9：除去前床突尖端部

步骤 10 是在前床突旁（paraclinoid）动脉瘤手术中为了避免动脉瘤夹尖端触碰到前床突视柱部而必不可少的操作（图 IIB-11）。此步骤操作中，必须将视柱部近心端充分除去。

切除前床突后的状态

切除前床突之后的术野状态如图 IIB-12 所示。切除前床突之后，视神经的暴露范围可扩大为切除之前的 2 倍，视神经 – 颈内动脉三角（opticocarotid triangle）的长度也可扩大为 2 倍，而宽度则可扩大为 3 ~ 4 倍。

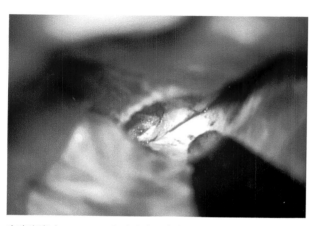

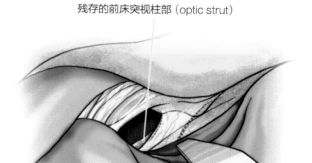

残存的前床突视柱部（optic strut）

在床突旁（paraclinioid）动脉瘤手术中，由于动脉瘤夹插入过程中其尖端会触碰到前床突视柱部（optic strut），因此，必须将磨钻打磨后残存的视柱部（optic strut）近心端充分除去。

图 IIB-11　步骤 10：将残存的前床突视柱部（近心端部）除去

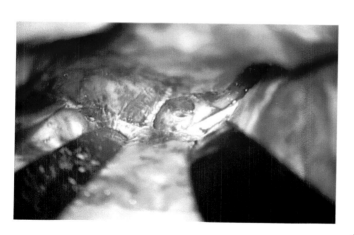

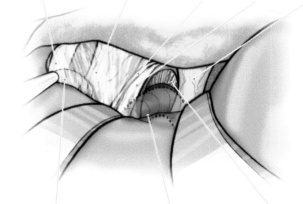

三叉神经第 II 支　三叉神经第 I 支　　滑车神经　　动眼神经　　视神经

蝶顶窦
（sphenoparietal sinus）　　　颈内动脉 C3 段：
被颈内动脉 – 动眼神经膜
（carotid–oculomotor membrane）所覆盖　　蝶窦黏膜

切除前床突之后，术野内可确认视神经，动眼神经，三叉神经第 I、II 支，而在深处则可以确认到蝶窦黏膜与颈动脉 – 动眼神经膜（carotid–oculomotor membrane），借由此膜性结构可进一步确认前床突静脉丛（clinoid venous plexus）及颈内动脉 C3 段。

图 IIB-12　切除前床突后确认相关解剖结构

② 颞部开颅术（经岩骨入路）

脑血管病手术中应用颅底开颅术（尤其是经岩骨入路）时，术中对于颅骨切除范围与到达病变部位方法的组合使用的要求较肿瘤性病变手术的要求更为精确。

其理由如下：

① 术中追加开颅骨窗范围操作是极为困难的。

② 术中要求较病变部位本身更为广阔的术野范围（保留载瘤动脉等操作）。

③ 相比肿瘤性病变的手术，脑血管病手术的术野更为狭小。

本节介绍的经岩骨前方入路（anterior transpetrous approach）的基本操作包括：将以三叉神经、颈内动脉岩骨段、耳蜗、内听道、岩上窦、岩下窦等解剖结构划分的岩骨尖端部切除，以及将颞叶硬膜、小脑幕、后颅窝硬膜切开等操作。

经岩骨前方入路（anterior transpetrous approach）能够暴露的血管为自后床突基底部至内听道高度的基底动脉及其分支血管。因此，此入路适用于位置较低的基底动脉尖端部动脉瘤，基底动脉主干在此部位的动脉瘤、基底动脉（basilar artery：BA）- 小脑上动脉（superior cerebellar artery：SCA）分叉处动脉瘤等病变。虽然术野较深且狭窄，但此入路可在同一术野内确保大脑后动脉（posterior cerebral artery：PCA）和小脑上动脉（superior

cerebellar artery：SCA），因此可以对上述动脉进行血管搭桥术。手术的具体步骤如下所述。

体位

患者取仰卧位。头部向病变对侧旋转约 45°。由于岩骨与颅盖骨长轴成角约为 45°，因此，将患者头部过度旋转则无法正对岩骨尖端部。将手术床背板约抬高 20°，使患者头部轴线与水平面呈平行后固定。

皮切口

有的教材上建议将此入路皮切口设计为颞部直线形切口或较小的问号形切口，但笔者认为设计起自耳屏前方经过耳郭上方朝向前额方向的较大的问号形皮切口在其后的手术操作过程中更有诸多的优点（图 IIB-13）。将头皮与肌层分 2 层剥离后暴露出颧弓（图 IIB-14）。

对于此手术入路的术野而言，术者主要的视线方向为俯视（look down），然而，术中在切开小脑幕的过程中，术者的视线呈仰视（look up）。为了尽量避免术中过度牵拉颞叶组织，建议在开颅操作中将颧弓切除（需要注意的是，如果自额骨侧切除颧弓的话有时会造成颞

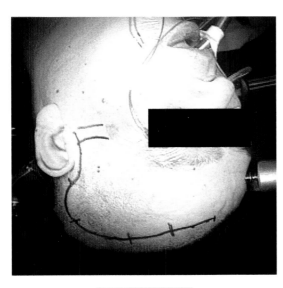

图 IIB-13　皮切口

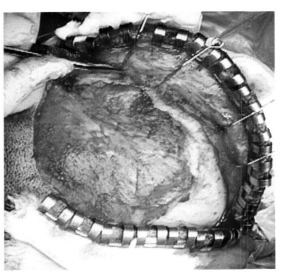

图 IIB-14　分 2 层剥离并翻转皮瓣与颞肌瓣

弓骨折）。将切断的颧弓在咬肌附着的状态下朝向下方翻转（图ⅡB-15，16）。

其次，进行颞骨开颅操作，此处操作过程中需要注意的是，虽然在此入路开颅时对于骨窗上缘高度并无特殊的要求[在颞线（linea temporalis）之内]，但骨窗前后方向需要充分的宽度（图ⅡB-17）。骨窗宽度狭窄会造成局部压迫从而导致岩骨尖端暴露不充分。笔者在此入路手术时均在硬膜外操作阶段进行腰大池引流释放脑脊液，如果释放脑脊液后硬膜仍呈紧绷状态，则需要将眶外侧壁切除，做好剥离（peel off）椎动脉V2段的准备。

暴露岩骨体尖端部

中颅窝硬膜与颅底锚定（anchoring）处有岩大神经（GSPN）、硬膜中动脉（middle meningeal artery：MMA）、三叉神经第3支（V3）等主要的解剖结构。

术中为了暴露岩骨尖端部需要剥离中颅窝底硬膜，

此时最初出现的粘连并需要处理的解剖结构是硬膜中动脉（middle meningeal artery：MMA），用双极电凝对其进行烧灼后切断（图ⅡB-18）。

在MMA前方约1cm处为卵圆孔，有三叉神经第3支（V3）通过此处。此时应按照剥离海绵窦外侧壁的技术操作要领对V3进行剥离。

对于固有硬膜的剥离是颅底手术中极为重要的操作技巧。使用15号尖刀将覆盖在V3表面的硬膜切开并朝向颞叶方向牵拉。此时如果切开部位正确的话，则硬膜可以被自然地逐渐剥离。对于脑血管病的患者而言，通常海绵窦是处于开放状态的，如果在此处遇到出血可以使用明胶海绵或止血纱布对其进行填塞压迫止血。

术中反复交替地剥离V3与GSPN可以较为容易地显露术野。GSPN在V3下方（在卵圆孔与Gasser神经节之间附近的位置）穿过位于弓形隆起肋侧附近的面神经孔并进入海绵窦。在剥离GSPN时，对于其解剖定位是十分重要的，通常可以凭借V3及弓形隆起的位置对GSPN

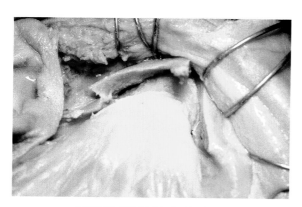

图ⅡB-15　自颞骨侧切断颧弓

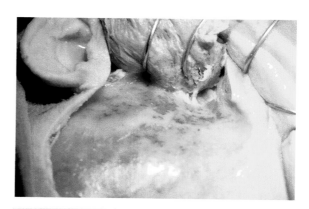

图ⅡB-16　将切断的颧弓在咬肌附着的状态下朝向下方翻转（pivoting）

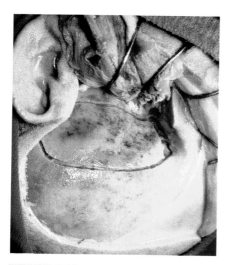

图ⅡB-17　颞骨开颅（对于骨窗高度并无要求，但要求前后径具有充分的长度）

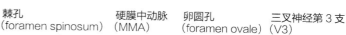

棘孔　　　　　　硬膜中动脉　　卵圆孔　　　　三叉神经第3支
（foramen spinosum）（MMA）　（foramen ovale）（V3）

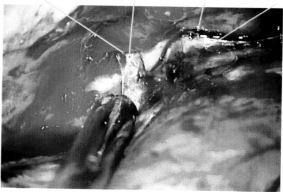

图ⅡB-18　解剖学标志

的走行部位在一定程度上进行推测，然而，中颅窝底有很多隆起的骨性结构，在实际手术操作中对于弓形隆起的定位并非如教科书上描述的那样简单（图 ⅡB-19）。

剥离 GSPN 之后，将 V3 剥离至 Gasser 神经节附近（图 ⅡB-20）。需要注意的是，剥离操作过程中，需要对颞叶硬膜进行较强的牵拉，此时如果开颅骨窗范围较小，则必须仅仅针对局部的颞叶硬膜进行较为强力的牵拉，这样则无法顺利地剥离相关的解剖结构。自圆孔的位置剥离 V2 时，可以相对更为容易地将其剥离至 Gasser 神经节附近。基于上述理由，笔者建议扩大开颅骨窗的范围。

对于岩骨表面的硬膜，术中可以很容易地将其剥离至岩上窦（superior petrosal sinus: SPS）的位置，然而，由于此处硬膜结构的特点，无法进一步将硬膜朝向内侧剥离。此时，用脑压板将 Gasser 神经节朝向前方牵拉，同时用另一块脑压板将岩上窦（superior petrosal sinus: SPS）朝向内侧方向牵拉，从而完全暴露岩骨尖端部（图 ⅡB-21）。

切除岩骨体尖端部

岩骨体尖端部的切除范围是由 Gasser 神经节、岩上窦（superior petrosal sinus: SPS）、耳蜗、颈内动脉、GSPN、岩下窦（Inferior petrosal sinus: IPS）等解剖结构所围绕的部分，通常将上述范围的骨质称为"菱形区域"，但实际上上述区域的形状更接近于锥体。切除岩骨尖端部时，在操作的开始阶段，磨钻打磨的方向应与 SPS 保持平行。绝大多数情况下，岩骨体尖端部的骨质为松质骨，因此，打磨操作本身相对较为简单。在此处操作过程中，最严重的并发症是损伤颈内动脉，但是，如果在此前的操作中充分暴露岩骨体尖端部，则在打磨岩骨体尖端部的过程中往往可以观察到颈内动脉，因此可以充分降低损伤颈内动脉的风险。

在岩骨体尖端部，颈内动脉与 GSPN 相互交叉走行。而对于耳蜗的定位，则必须根据内听道进行判断，这对于术者的手术经验是有一定要求的。另外，如果术中对于耳蜗周围的骨质磨除得不够充分，则会导致术中后颅窝的术野变得狭小，造成基底动脉近心端附近的视野变得不够充分。

在术中磨除岩骨体尖端骨质的操作过程中，在朝向岩骨尾侧打磨时应以显露后颅窝硬膜作为目标进行操作，然而，有时由于术野过于狭小的原因仅仅在确认 IPS 之后即终止操作（图 ⅡB-22）。

在朝向前方打磨岩骨体尖端部时，可以通过牵拉

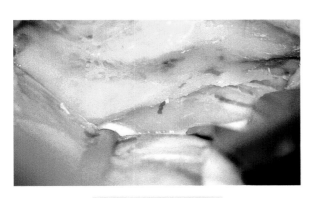

图 ⅡB-19　定位弓形隆起

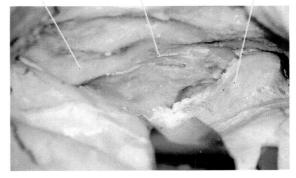

图 ⅡB-20　显露岩骨体尖端部

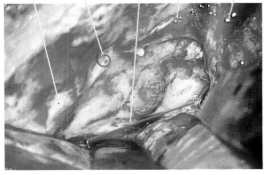

图 ⅡB-21　显露岩骨体尖端部

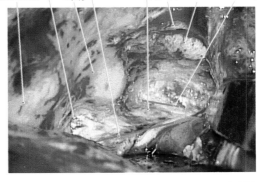

图 ⅡB-22　切除岩骨体尖端部从而获得充分的术野空间

Gasser 神经节进而将骨质磨除范围扩大至斜坡外侧，但是由于此处紧邻 Dorello 管可能会损伤展神经。

切开小脑幕及硬膜

切开硬膜时应首先切开后颅窝的硬膜。自 SPS 朝向 IPS 方向直线状将硬膜切开，需要注意的是，如果切开范围过于偏向前方，则会损伤展神经（图 IIB-23）。

其次，将颞叶硬膜呈 T 字形切开。下方的切开线应朝向紧邻 Gasser 神经节位于其后方的 SPS 的方向（图 IIB-24）。

然后，下调手术台的背板，使术者呈仰视术野的视线方向后，将 SPS 结扎并切断使得各个硬膜切开成连续状态。

当 SPS 的出血较为汹涌时，可尝试将止血纱布团成圆球状并浸以纤维蛋白胶之后插入静脉窦内，然而，为了预防肺栓塞，笔者更倾向于使用较大块的止血纱置于海绵窦侧进行压迫止血。

切开小脑幕时需要注意的问题是切开方向以及对于颞叶的牵拉。如果偏向后方切开小脑幕则难以切断小脑幕缘，然而，如果过于偏向前方切开小脑幕的话又容易损伤海绵窦外侧壁。最为理想的切开部位是在滑车神经进入小脑幕缘处的稍后方。当然，在此处切开小脑幕时需要注意避免损伤滑车神经。

将切断后的 SPS 朝向前方牵拉便可以打开 Meckel 腔从而能够移动三叉神经。作为进入基底动脉的路径而言，滑车神经与三叉神经之间的间隙是极为重要的术野空间（图 IIB-25）。

术中牵拉颞叶时需要注意的问题

关于颞叶脑组织的脆弱程度大概是有人种差异的，如果在术中完全参照欧美国家的教科书所记载的那样对局部的颞叶脑组织进行牵拉，则对于日本人群而言发生脑挫裂伤的概率是很高的。为了在术中保护颞叶脑组织避免损伤，建议行较大的开颅骨窗范围，同时将颧弓切除，并且在牵拉颞叶时使用较宽的脑压板（达到整体牵拉颞叶的目的）。另外，对于切开的小脑幕断端应进行充分的烧灼以达到在最大限度上扩大术野范围的目的。

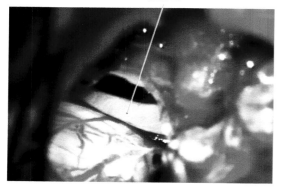

图 IIB-23   展神经的走行

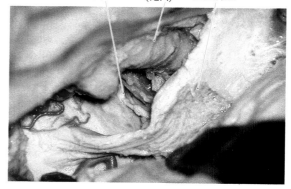

图 IIB-24   将 SPS 切断后分别朝向前后方向牵拉

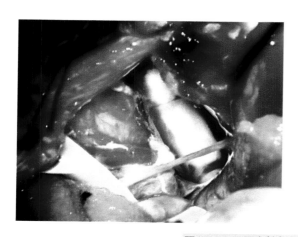

图 IIB-25   滑车神经与三叉神经之间的术野空间

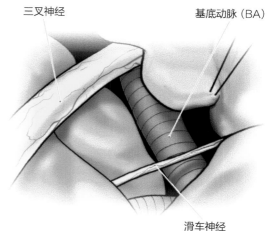

硬膜内操作

将手术台背板恢复至原始位置，显微镜下观察硬膜内术野。

在术野中心可以观察到三叉神经全长，在脑桥侧可以直线到达三叉神经。在三叉神经的尾侧端，可以观察到基底动脉主干以及由其发出的小脑前下动脉（anterior inferior cerebellar artery：AICA）（图 IIB-26）。而在三叉神经的头侧端则可以观察到小脑上动脉（SCA）或大脑后动脉（PCA）。其他可以观察到的颅神经主要还有 III、IV、V、VI等。

作为后颅窝血管搭桥手术的受体血管，可以选择在环池走行的 SCA。而当进行高流量血管搭桥手术时，则应选择 PCA 受体血管。但需要注意，由于 PCA 在环池内的高位走行，因此术中需要对颞叶进行较为强力的牵拉（图 IIB-27）。

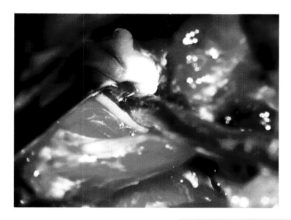 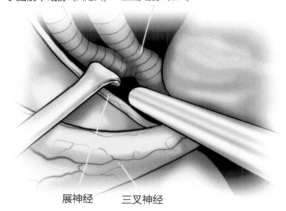

小脑前下动脉（AICA）　基底动脉（BA）

展神经　三叉神经

图 IIB-26　确认基底动脉 - 小脑前下动脉的分叉处

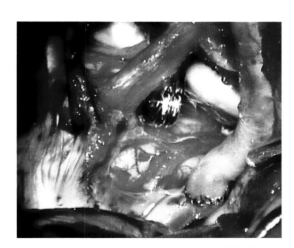

三叉神经　基底动脉（BA）　桡动脉移植血管（RA graft）

小脑幕　大脑后动脉（PCA）

图 IIB-27　可以在同一术野内进行血管搭桥的手术操作

③ 经枕髁入路

经枕髁入路（transcondylar approach）是枕下乙状窦后开颅术的扩大入路，其改变之处主要是将在枕下乙状窦后开颅中原本并不切除的外下部分的枕骨（枕髁窝，condylar fossa）显露在术野中并将其切除。

适应证

对于椎动脉 V4 段近心端至颈静脉孔附近部分的椎动脉而言，枕下乙状窦后开颅术通常情况下完全可以满足其暴露范围，然而对于颈静脉孔上方的椎动脉而言，其走行方向往往变为朝向内侧的方向，因此，枕下乙状窦后开颅术常难以满足椎动脉远心端的暴露。

为了将椎动脉远心端至双侧椎动脉汇合点的结构显露在术者可以直视的术野范围之内，必须要解决最为遮挡术野显露的突出的颈静脉结节，颈静脉结节的突出程度往往直接决定术野的显露程度。因此，如果术中必须显露椎动脉 – 基底动脉移行处以及双侧椎动脉汇合处的结构，则在开颅时必须要切除自枕髁结节至颈静脉结节处的枕骨。

经枕髁入路并非将枕髁结节本身切除，而是将枕髁结节与其下方的乙状窦及颈静脉球之间的枕骨用磨钻切除。

解剖

对于枕下肌群的剥离及枕动脉的剥离与保留，仍按照枕下乙状窦后开颅的方法进行操作，通过剥离枕下肌群第 3 层并显露枕下三角后，可以暴露位于 C1 椎弓根上朝向内侧方向走行并被椎静脉丛所包绕的椎动脉 V3 段。

在上述部位的正上方即可确认 C1- 枕髁关节。

在术野内可以观察到，自包绕椎动脉 V3 段的椎静脉丛朝向颈静脉球走行的枕髁导静脉在枕髁结节的稍后上方进入枕髁孔。术中将枕髁导静脉在其进入枕髁孔之前电凝烧灼并切断后，即可较为容易地将枕髁窝切除。

手术体位

取健侧在下的侧俯卧位，或称"公园长椅位"（park-bench position），使患者乳突基本位于水平状态。尽量使患者的颈部保持在自然状态，避免颈部屈曲（图 IIB-28）。为了避免使双侧颈内静脉由于颈部的屈曲而受到压迫，在摆放体位时应保证下颌角与胸锁乳突肌之间留有充裕的间隙。

摆放上述体位时，患者健侧肋部至胸腹部之间所承受的压力最大，需要充分缓解上述部位的压力，避免形成褥疮。

皮切口

设计以乳突切迹（incisura mastoidea）作为顶点并朝向前方凸出的曲线形皮切口（curved skin incision），皮瓣朝向内侧方向翻转可以显露或保留足够长度的枕动脉。

设计皮切口呈朝向前方凸出的 C 字形，使之满足：将星点（asterion）置于皮瓣内；保证在切开的过程中可以充分地暴露枕动脉的肌间层（intermuscular layer）段与皮下（subcutaneous layer）层段（图 IIB-29）。

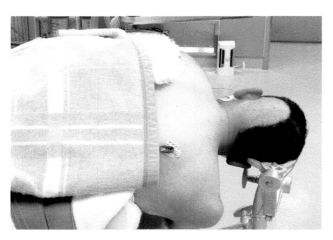

图 IIB-28　**头位**

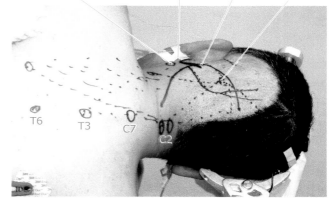

C1 横突
(C1 transverse process)　乳突尖 (mastoid tip)　乳突切迹 (incisura mastoidea)　星点 (asterion)

T6　T3　C7　C2

图 IIB-29　**皮切口设计**

椎静脉丛及椎动脉 V3 段的暴露

将上斜肌、枕大直肌、枕小直肌自下项线（inferior nuchal line）剥离并翻转后即可将枕下三角的上方两条边打开，并可确认到被脂肪组织覆盖的椎静脉丛。在上述脂肪层中可见 C1 神经根（root）自 C1 横突的上表面朝向后方走行，然后朝向内侧方向前进并移行为枕下神经（suboccipital nerve）分布于上斜肌、枕大直肌、枕小直肌（图 IIB-30）。

通常情况下，由形成椎静脉丛的静脉网发出枕髁导静脉，此静脉朝向位于枕髁（occipital condyle）后上方的枕髁管（condylar canal）走行并进入枕髁管内，最终汇入颈静脉球内。术中应在椎外静脉丛与枕髁管（condylar canal）之间剥离并暴露枕髁导静脉，然后将其电凝烧灼后切断，使得术野内只保留椎外静脉丛，这样在术野内可以较为清晰地观察到椎外静脉丛包绕椎动脉 V3 的解剖结构位置关系（图 IIB-31）。

打开椎静脉丛

将椎静脉丛切开 2～3mm，在能够暴露并确认椎动脉 V3 段表面之后，将包绕椎动脉的椎静脉丛外层及内层的膜状静脉壁电凝烧灼，随着切开静脉丛使得开放的静脉开口处完全闭塞。将静脉丛的切口沿着椎动脉 V3 段的长轴不断扩大，最后可以实现在术野内无血的状态之下将椎动脉 V3 段的全长完全显露（图 IIB-32）。

星点（asterion）的定位

在术野内寻找并确认枕乳缝（occipitomastoid suture）、顶乳缝（parietomastoid suture）、人字缝（lamidoid suture）的位置（图 IIB-33）。上述 3 条颅缝交界点即为星点的位置。通常情况下，在星点的正下方即相当于侧窦（lateral sinus）前半部的下缘附近。

减少静脉性出血的操作技术要点

术中在打开椎外静脉丛的操作过程中，应仔细观察并确认由细小的静脉汇合构成的静脉网如何将椎动脉 V3 段包绕在内，并尽可能在手术操作过程中剥离并打开静脉壁之间的结缔组织，从而避免损伤静脉壁本身导致其开放，这样可以在最大限度上减少静脉性出血。在此处操作时，可以通过电凝烧灼静脉丛表面的膜状组织从而使较为细小的静脉闭塞，这样便可以在打开椎外静脉丛的操作过程中减少静脉性出血。

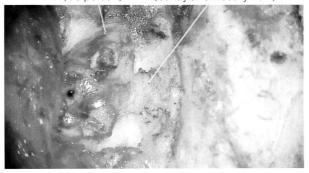

图 IIB-30　椎静脉丛

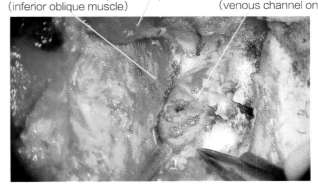

图 IIB-31　椎动脉 V3 段

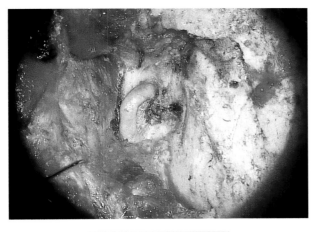

图 IIB-32　切开椎外静脉丛

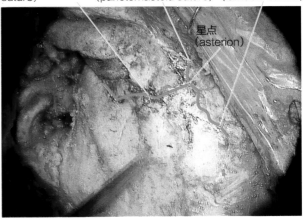

图 IIB-33　星点的位置

骨窗

将侧窦（lateral sinus）至乙状窦（sigmoid sinus）相移行延续部分的枕骨切除，使骨窗外侧部分具有足够的范围。将乙状窦后半部分的枕骨打磨至菲薄的蛋壳状（egg shell），将其后方的硬膜暴露在术野中并与相应部位的骨窗相剥离（图 IIB-34）。

打磨乙状窦上方的枕骨（sigmoid sinus skeletonization）

将沿着星点至乳突切迹（incisura mostoidea）的乙状窦后缘上方的枕骨打磨至菲薄的蛋壳状（egg shell drilling），并将枕下沟打磨（suboccipital groove drilling）成菲薄的骨片，将后颅窝硬膜与其相应部位的枕骨内板充分剥离。切除星点与枕下沟（suboccipital groove）之间的枕骨，完成枕下开颅（suboccipital craniotomy）操作（图 IIB-35）。

将乙状窦下端与枕髁（occipital condyle）之间的枕骨残留，将枕髁管（condylar canal）也打磨至菲薄的蛋壳状（egg shell drilling），在此处操作的过程中需要注意避免损伤在枕髁管（condylar canal）中走行的枕髁导静脉。在不破坏枕髁（occipital condyle）关节的前提下通过切除枕髁上 - 乙状窦下的枕骨（supracondyle-infrasigmoid bone）进而开放枕髁窝形成经枕髁入路（图 IIB-36）。

打磨乙状窦上方的枕骨（sigmoid sinus skeletonization）操作的技术要点

沿着自星点至乳突切迹（incisura mastoidea）部分的乙状窦走行在枕骨表面使用亚甲基蓝等进行标记，按照此标记将乙状窦上方的枕骨打磨成菲薄的骨片（sigmoid sinus skeletonization）。

暴露舌下神经管

随着将枕骨大孔外侧部的枕骨切除，包绕与枕髁关

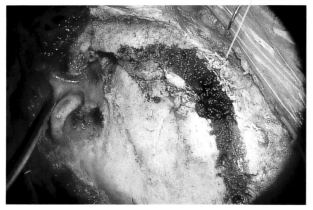

人字缝
(lamdoid suture)

图 IIB-34　切除颅骨

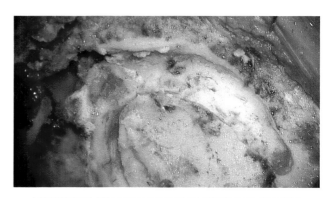

图 IIB-35　将乙状窦上方的枕骨打磨成菲薄的骨片①

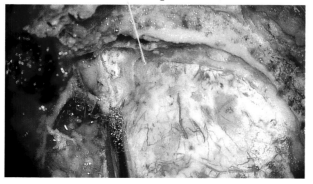

暴露于术野中的乙状窦（sigmoid sinus）

图 IIB-36　将乙状窦上方的枕骨打磨成菲薄的骨片②

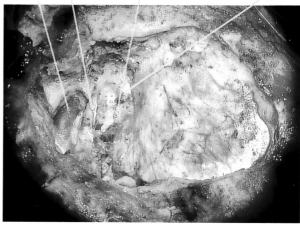

枕髁关节面
(condylar facet)　舌下神经管的蓝线　颈静脉球
暴露的 V3　　(blue line of hypoglossal canel)(jugular bulb)

图 IIB-37　暴露舌下神经管

节的关节面呈平行走行的舌下神经管（hypoglossal canal）表面的静脉从会逐渐显露在术野中。通常情况下，并不需要打开舌下神经管，然而，作为术者应在此处操作过程中谨慎留意以避免将其损伤（图 IIB-37）。

硬膜内操作

切开硬膜后将其朝向前方翻转，将蛛网膜切开后，朝向颈静脉孔的方向在正面寻找并确认末组颅神经。在末组颅神经的内侧可观察到朝向舌下神经管的舌下神经在椎动脉的外侧后方与其毗邻走行（图 IIB-37，38）。

在舌咽神经的喙侧间隙至其内侧深处之间可确认展神经。

在显微镜较明亮的视野中确认展神经后，可在同一高度确认椎动脉汇合处。在其喙侧可确认到基底动脉起始部（图 IIB-40）。

在硬膜内获得充足术野空间的技术要点

作为一种选择，可在开颅时将包绕乙状窦下 1/3 的外侧及前方的乳突气房切除从而将乙状窦四周全部暴露，将硬膜朝向前方翻转从而将乙状窦下 1/3 朝向外侧翻转，通过上述操作可以在硬膜内获得充足清晰的术野空间。

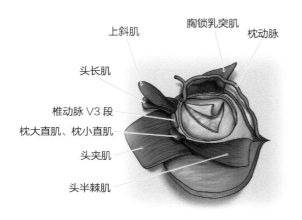

上斜肌
头长肌
椎动脉 V3 段
枕大直肌、枕小直肌
头夹肌
头半棘肌
胸锁乳突肌
枕动脉

图 IIB-38　切开硬膜之前的枕部肌群的剥离翻转

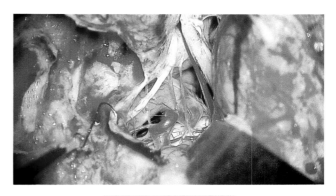

图 IIB-39　暴露舌下神经

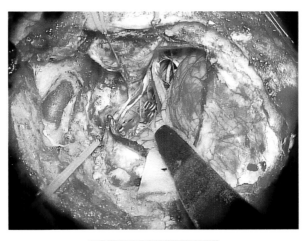

图 IIB-40　硬膜内的术野

C 血管搭桥术

① 颞浅动脉 – 大脑中动脉搭桥术（STA–MCA bypass）

随着血管内科与血管外科治疗技术水平的不断进步，越来越多的颅内动脉瘤可以通过血管内介入栓塞手术进行治疗。然而，随之而来的问题是，必须通过开颅手术治疗的动脉瘤往往是手术难度极高的动脉瘤。因此，对于开颅手术的术者而言，不但要掌握颅底手术技术，还要掌握血管吻合技术。在诸多的血管搭桥术中，颞浅动脉（superficial temporal artery：STA）– 大脑中动脉（middle cerebral artery：MCA）搭桥术（bypass）是最为基本的术式，需要术者对其操作步骤及技巧进行充分的学习和掌握。

STA–MCA bypass 手术适用于下述各种情况：

①对载瘤动脉进行临时阻断，但为了确保阻断操作的安全性时；

②对载瘤动脉进行永久性阻断时；

③在桡动脉移植等高流量（high flow）血管搭桥术之前，进行辅助性的血管搭桥术时。

解剖

颞浅动脉（STA）是颈外动脉最末端的分支，在耳屏前方越过颧弓上方后在帽状腱膜表面（皮下）走行（图 IIC-1）。颞浅动脉（STA）总体的走行路径虽无很大的变异（variation），但是其顶支和额支分叉点的位置却具有较大的个体差异（图 IIC-2）。当其分叉点的位置极端低下时，可位于颧弓的下方，如果追求将其完全剥离

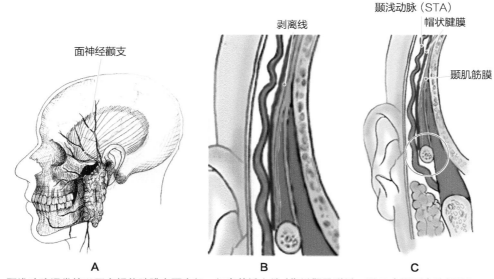

颞浅动脉通常情况下在帽状腱膜表面走行。但在其近心端（靠近颧弓附近，图 C 中圆圈内的部位），颞浅动脉走行与面神经接近。在此处损伤面神经会造成额肌麻痹导致较为显著的症状，术中需要格外注意保护避免损伤。剥离头皮时应在帽状腱膜与筋膜之间（图 B 中的粉红色线所示的层次）进行分离，然后再在帽状腱膜上方剥离颞浅动脉。

图 IIC-1 颞浅动脉搭桥术的解剖学基础

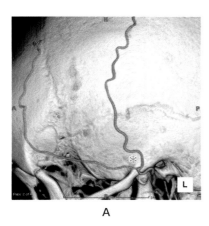 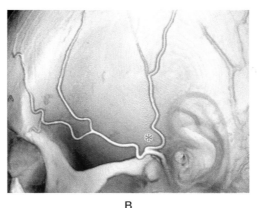 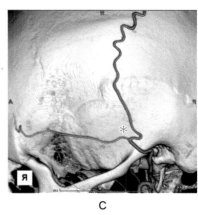

A: 剥离至颞浅动脉分叉处（＊标记处）时，造成面神经额支损伤的风险较高，由于颞浅动脉额支较细，如果血管搭桥术的目的仅仅是作为临时阻断的保障，则单独选择颞浅动脉顶支进行搭桥术是比较现实而合理的。
B: 虽然＊标记的颞浅动脉分叉处位置较低，但额支和顶支的管径都较为粗大，可以考虑进行双重搭桥术（double bypass）。
C: ＊标记的颞浅动脉分叉处剥离较为容易，术中应仔细剥离，然后考虑进行额支和顶支的双重搭桥术（double bypass）。

图 IIC-2　颞浅动脉走行的解剖学变异与血管搭桥术手术设计之间的关系

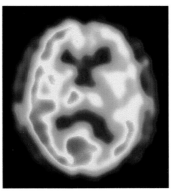 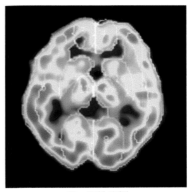

A：阳性病例　　　　　　　　　B：阴性病例

通常情况下，对主干动脉进行血管搭桥术时，必须要进行高流量（high flow）搭桥术。然而，对于如图 B 所示的病例，BOT 阴性的情况下，STA-MCA 搭桥术即可充分满足血流的供给。

图 IIC-3　BOT 脑血流评估（Matas 检查）

则伴有较高的损伤面神经的风险，因此不必勉强。

　　另外，当颞浅动脉分叉点位于较高水平时，可能会出现额支长度不够的情况。如果计划仅仅通过 STA 搭桥术便将载瘤动脉永久性阻断时，应该进行额支、顶支的双重搭桥术。相应的，在剥离血管时也必须要充分彻底。然而，当计划仅仅进行所谓的辅助搭桥术（assist bypass）时，仅选择较为粗大的一支血管进行单支搭桥术（single bypass）即可。

需要进行高流量血管搭桥术（high flow bypass）的情况

　　当对主干动脉进行永久性阻断时（如颈内动脉等），选择仅仅进行 STA 搭桥术还是桡动脉移植等高流量血管搭桥术（high flow bypass），需要通过球囊阻断试验（balloon occlusion test：BOT）来进行判断（图 IIC-3）。需要注意的是，如果术者以手术安全优先作为考虑标准的话，那么只有在脑血流完全没有低下证据的情况下才可以选择 STA 搭桥术，只要有脑血流稍微低下的证据（此时患者可以完全没有局灶神经症状），则应立即选择高流量血管搭桥术（high flow bypass）。

血管搭桥术的技术要点

本节仅针对 STA-MCA 搭桥术的基本操作点进行介绍。关于血管吻合技术的详细内容，请读者自行参阅其他相关教科书。

众所周知，血管搭桥术绝对不允许失败 [吻合口闭塞或最糟糕的情况——受体血管（recipient）闭塞]。另外，术中将受体血管（recipient）阻断并切开后便不允许进行重复的操作。另一方面，如果术中一味地追求细致谨慎从而增加了无谓的操作，则会延长手术时间，这也是不能忽视的问题。

在此，总结阻断动脉之前的操作要点如下：

①充分考虑 STA 的长度及受体血管的位置，选择能够安全地进行吻合操作的部位；

②将 STA 断端处的结缔组织充分去除，保证吻合口与 MCA 充分对合（matching）；

③保证无血术野（血管吻合术操作的术野）；

④确认 STA 全程无旋拧之处，血流充分；

⑤预先在 STA 断端的两端进行固定缝合（stay suture）（图 IIC-4）。

血管搭桥术的具体操作步骤如下，作为术者必须要熟练掌握。

①阻断受体血管（recipient）（图 IIC-5）；

②使用缝合针或显微剪刀将动脉切开（图 IIC-6）；

③切开动脉时，可以呈直线状切开，但使用直的显微剪刀将动脉壁剪成梭形则更利于吻合操作（图 IIC-7）；

④进行固定缝合（stay suture），从而将吻合口的两端固定（图 IIC-8）；

⑤将吻合口两侧细致缝合（图 IIC-9）；

⑥缝合最后 1 针之前，自缝合间隙轻轻注入生理盐水，确认 STA 能够充分扩张；

⑦解除阻断（图 IIC-10）；

⑧即使自缝合间隙有血液渗漏也不必慌张（在大多数情况下，通过轻微地压迫即可止血）；

⑨确认吻合后的血流通畅（近年来使用 ICG 血管显影较为便利）（图 IIC-11）。

实际的具体操作技巧请参照以下诸图。

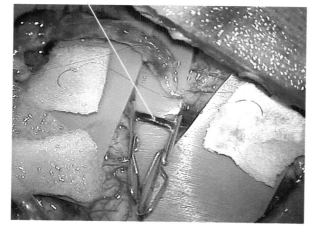

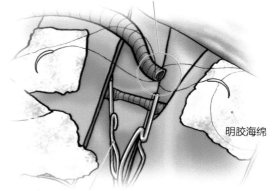

大脑中动脉（MCA）

预先对颞浅动脉（STA）断端的两侧进行固定缝合（stay suture）

明胶海绵

血管吻合用阻断夹

通常情况下 STA 与 MCA 皮层（cortical）支搭桥术开始前的准备操作。用 10-0 号缝合线将 STA 吻合口两端穿过。将缝合针放置在术野操作空间两侧的明胶海绵上，尽量将操作术野安排在适当的位置（脑脊液易于流通的位置）使术野内无脑脊液蓄积。

图 IIC-4　STA 搭桥术的准备操作

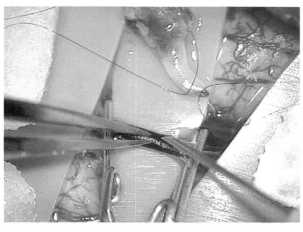

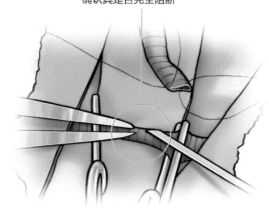

使用较细的注射器针头略微刺穿血管，
确认其是否完全阻断

用注射针头刺入阻断后的 MCA 确认其内部血流被完全阻断。如果搭桥术选择的受体血管为脑表面的 MCA 皮层支时，上述操作可以省略。然而，当受体血管为深部的粗大动脉时，如果在不经过预先确认完全阻断的情况下，术中切开动脉而突然发生出血的状况时，往往难以妥善处理从而造成较大的麻烦，因此，为了避免上述情况发生，在切开动脉之前应仔细确认受体动脉被完全阻断。

图 IIC-5　确认阻断血流

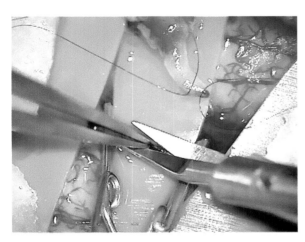

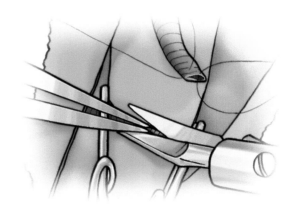

切开动脉的方式可以根据 MCA 的管径粗细以及术者的技术经验水平而进行具体的调整，然而，应尽量呈凸透镜形切开动脉。此时，应使用显微镊子夹取并轻微提起动脉壁的一小部分，然后使用上弯的显微剪刀将动脉壁剪开（也可以使用 10-0 号缝合线悬吊后剪开的方法）。

图 IIC-6　切开动脉①

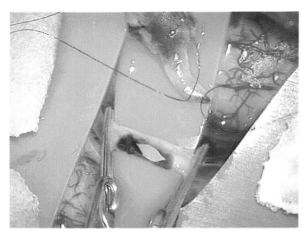
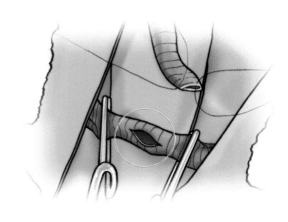

将受体血管呈凸透镜形切开后，易于吻合操作的顺利进行。

图 IIC-7   切开动脉②（凸透镜形切开）

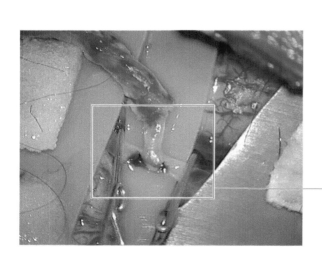
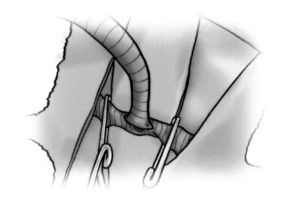

完成吻合口两端的固定缝合（stay suture）之后，由于 MCA 的动脉切口呈凸透镜形，因此可以清晰地辨认缝合面。

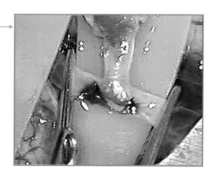

图 IIC-8   固定缝合（stay suture）

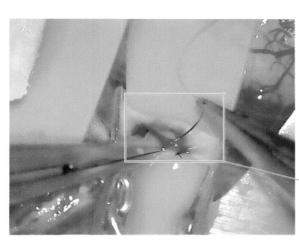
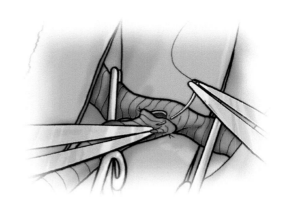
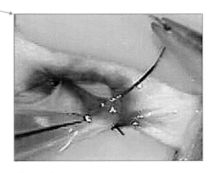

完成吻合口两端的固定缝合（stay suture）之后，将缝合面一针一针地细致缝合。

图 ⅡC-9　间断缝合（interrupted suture）

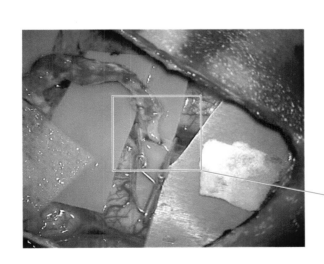
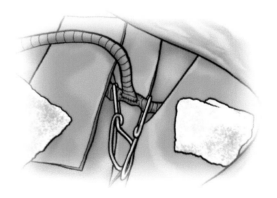
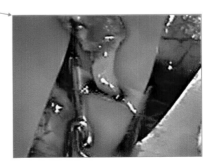

图 ⅡC-10　完成 STA-MCA 吻合

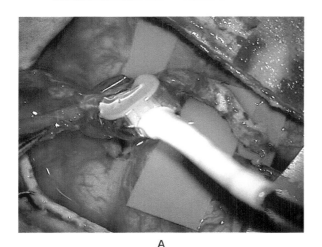
A

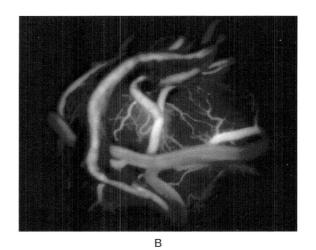
B

确认血流情况可以使用多普勒血流仪进行定量确认（A），或使用 ICG 血管造影进行确认。

图 IIC-11　确认血流情况

② 颈外动脉 – 大脑中动脉 M2段搭桥术（ECA–M2 bypass）

桡动脉移植术（RA graft）

关于使用桡动脉（radial artery：RA）作为供体移植血管进行高流量（high-flow）血管搭桥术的操作技巧，在《脑血流重建术》等教科书或论文中有过详细的论述。上述搭桥术的适应证是在不得已的情况下必须牺牲颈内动脉时，作为替代颈内动脉的供血而对其进行血流重建。换言之，当无法夹闭动脉瘤因而需将载瘤动脉闭锁时，必须通过上述搭桥术重建血供。上述血管搭桥术的操作相对较为简单，只要严格遵守操作步骤要求并注意避免失误，一般手术效果或吻合血管的开通概率是较为稳定的。

通常情况下，ECA-M2 搭桥术操作分为开颅操作组和 RA 剥离组两组进行，如果可以同时使用两台显微镜进行操作，则更有利于手术的高效顺利进行。此手术的操作步骤较为繁杂，并且任何一个步骤都非常重要。另外，为了提高手术速度，要求术者快速操作并且严格遵守操作规程。需要注意的是，不同的术者对于此手术操作步骤具有若干细节的改变，尤其是关于术中是否进行辅助搭桥术（assist bypass）的问题，有些术者在操作中认为可以将此步骤省略，然而，通常情况下，对于手术的 3 个基本操作步骤：①供体血管的采取和处理；②开颅及颅内操作；③颈部的处理。应该由 2 个团队协作完成。

手术分为 3 个部位：①上臂；②颈部；③头部。关于上述 3 个部位手术操作各自的时间长短及重要的节律阶段如图 IIC-12 所示。手术操作在上臂、颈部、头部等 3 个部位分别同时进行。可以将术者团队分为颈部·上臂组和头部组，也可以分为上臂组和颈部·头部组。上述 3 个部位的手术操作有各自独立完成的部分，同时也有合作完成的部分。图 IIC-12 中贯穿横线所示的步骤需要各个操作组合作完成。

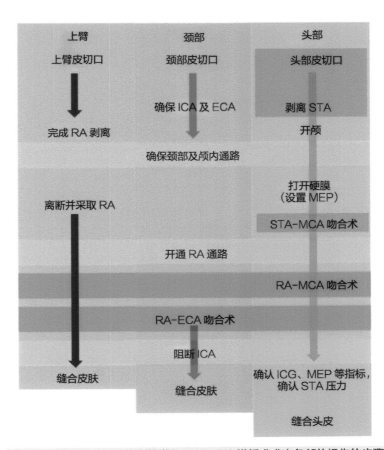

图 IIC-12　使用 RA 移植血管进行 ECA-M2 搭桥术术中各部位操作的步骤

手术体位

此术式自患侧前臂采取 RA 移植血管，根据手术室的设置进行患者的体位摆放当然最为便利，然而，应根据每一例的手术要求进行具体设计。在摆放体位时，应在充分考虑到麻醉机的位置，确保颈部、脑压板的位置等各个具体因素的基础之上进行最为高效的设计。需要注意的是，将患者上半身略微抬高，使颈部呈伸展状态有利于颈部的手术操作。

术前需要注意下述事项：①标记颞浅动脉（STA）的走行；②对 RA 进行 Allen 试验；③确认 RA 的走行路径。如图 IIC-13 所示，前臂的皮切口线两端应结合相应部位的皮肤纹理设计成 S 形。

开颅

开颅按照 STA-MCA 搭桥术进行操作。需要注意的是，为了确保桡动脉穿过部位的空间，开颅时对于颞骨

切除的深度应较通常的额颞开颅更深（图 IIC-14）。如果对于颞骨切除的深度不够的话，则可能会出现骨缘压迫桡动脉移植血管导致其曲折甚至闭塞的风险。另外，术中应将颞肌翻转，确保颞肌与颞骨之间能够容纳 1 指左右的空间。

STA-MCA 搭桥术（辅助搭桥术）

STA-MCA 搭桥术并不需要较为高难度的操作技巧。在手术操作过程中，需要对 STA 的额支及颞支剥离至充分的长度。

首先，打开硬膜，进入颅内操作。切开硬膜时，需要预先模拟搭桥术操作时的血管走行路线，略微朝向颞叶较深处，即在距离开颅骨窗边缘 7 ~ 8mm 处切开硬膜。

其次，打开侧裂，分离并确保 RA 移植血管注入的 M2 段。通常情况下，M2 后干（posterior trunk）起始部最为粗大便于手术操作。但另一方面，选择 M2 前干（anterior trunk）作为受体血管则可以在较浅的位置进行

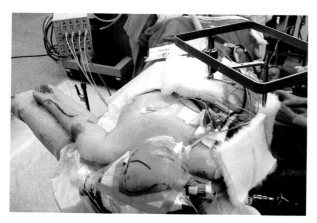

图 IIC-13　体位摆放及术前准备

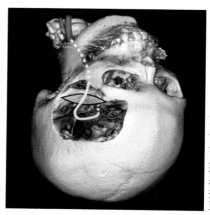

此术式要求比通常的开颅手术更为广泛的切除颞骨（图中绿色部分所示）。广泛切除颞骨是为了确保图中黄线所示的桡动脉移植血管的通过空间并且使其走行更为接近自然。

图 IIC-14　开颅

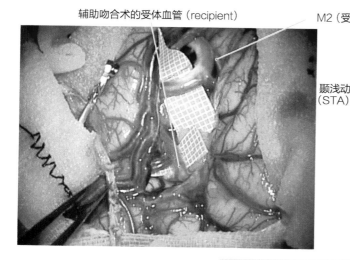

辅助吻合术的受体血管（recipient）

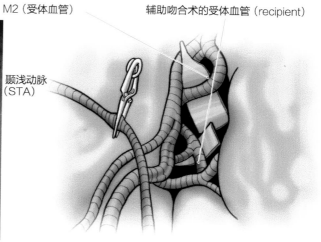

M2（受体血管）　辅助吻合术的受体血管（recipient）

颞浅动脉（STA）

图 IIC-15　STA-MCA 搭桥术（辅助搭桥术）

吻合操作。术者应根据具体情况选择最为适合的受体血管（图 ⅡC-15）。

　　决定 RA 移植血管的注入部位之后，朝向受体血管的远心端继续剥离，确保辅助搭桥术的受体血管。

　　在此基础之上，选择远心端 M2 段血管或适合的皮

质支对其进行 STA 搭桥术。如果只进行单支血管搭桥术（single bypass），也可以使用对 STA 的另一条分支血管进行术中阻断或吻合血管开通时压力监测的方法（图 ⅡC-16，17）。

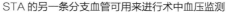

STA 的另一条分支血管可用来进行术中血压监测

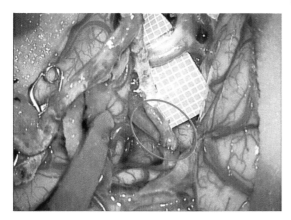
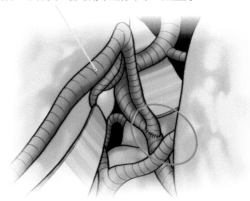

进行辅助搭桥术的目的是为了在术中阻断 M2 时确保远心端血流，同时也可以用来在术中监测大脑中动脉的压力。术中应选择 STA 的分支血管中状况较为良好的一支进行吻合操作。图中蓝色线圈内的血管为 STA 的另一条分支。如果最终不出现特殊问题，则仅仅使用 STA 的一条分支血管进行搭桥术。

图 ⅡC-16　辅助搭桥术

STA 的额支与颞中动脉的皮质支进行吻合

STA 额支

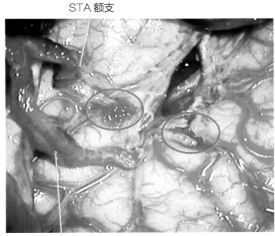

STA 顶支

如此病例所示，辅助搭桥术也可以使用 STA 的两条分支血管进行吻合操作（较细的分支血管可以用来监测大脑中动脉的压力）。

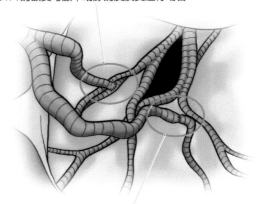

将 STA 顶支与中央沟动脉的皮质支进行吻合

M2 的吻合部位

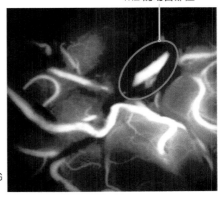

术中 ICG

图 ⅡC-17　完成辅助搭桥术

采取桡动脉

建议在术前对桡动脉进行血管造影或 3D-CTA 检查从而掌握其走行及管径等信息。笔者所经治的患者中，并没有尺动脉阙如者，因而也没有患者因采取桡动脉而导致上肢缺血的并发症发生，但随着近年来 3D-CTA 及 MRA 技术的进步，可以简便地在术前对桡动脉进行检查从而掌握其血管走行及管径等信息。现将采取桡动脉

的步骤及操作要点在图 IIC-18 中介绍。要点如下：

①手术操作过程中要注意仔细保护桡动脉；

②在剥离过程中出血时，如果随意地对桡动脉进行电凝烧灼极易造成其狭窄，需要格外注意；

③在移植血管的穿通及缝合操作的准备完成之前，将其放置在原位（on site）不要切断。

在早些年前，采取桡动脉后通常取静脉对其进行血流重建，近年来认为并无此必要。

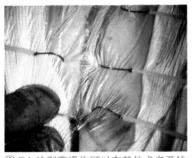

① RA 的剥离操作可以在其他术者开始进行另外部位手术操作的同时进行，也可以在其他操作组开始颅操作的过程中使用显微镜进行操作。剥离 RA 相对剥离 STA 操作较为简单。

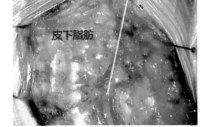

桡动脉

皮下脂肪

②剥离 RA 操作应从距离腕部较近的位置开始。剥离 RA 时应缝合悬吊切口两侧皮肤并充分牵拉，使用双极电凝切割（bipolar cutting）对 RA 进行迅速的剥离。通常情况下，RA 并不发出分支血管。另外，RA 两侧常有伴行静脉走行，有时与 RA 之间形成交通支，应予以适当的处理。

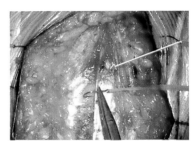

③操作进行至肘部附近处时，桡骨前臂肌的筋膜（箭头所示）朝向 RA 覆盖，将此筋膜翻转同时不断朝向近心端剥离 RA。

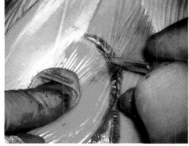

④在肘关节附近沿皮肤纹理将皮肤呈弓形切开。

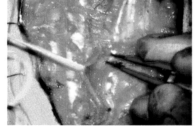

⑤采取 RA 的注意点：为了实现快速剥离的目的，将血管带穿过 RA 下方并朝向上方牵拉的同时在其背面不断进行剥离。通常情况下，RA 并不发出分支血管，如果有分支血管发出，应仔细确认分支血管，在不过度牵拉分叉处的前提下将其电凝烧灼后切断。如果一旦将分支血管分叉处牵拉断裂时可以使用 8-0 号尼龙缝合线将其缝合。过度的电凝烧灼会导致动脉解离，应注意予以避免。

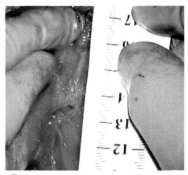

⑥最终采取的 RA 移植血管近心端为肱动脉分叉处，移植血管长度为 17～20cm。

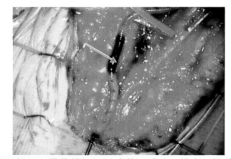

⑦ RA 标记：具体的标记形式并不重要，笔者习惯首先对 RA 的远心端进行标记（箭头所示）从而避免混乱。虽然移植血管是动脉，但仍然需要按照其原来的血流方向对移植血管进行方向设置。

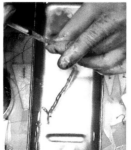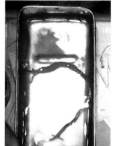

⑧ RA 移植血管的采取与保存：在颅脑端手术操作进行至完全准备好导入移植血管时再开始采取 RA 移植血管。需要注意的是，采取过程中应使用临时阻断夹（temporary clip）对血管两端进行夹闭，同时将肝素生理盐水溶液注入移植血管使其保持饱满的状态。

图 IIC-18 **采取桡动脉**

桡动脉通路的确保及穿通

在中颅窝一侧的颞肌下方将手指伸入颧弓下方（自颧弓前部伸入其下方时空间更大）。另一方面，在颈部一侧，将手指自位于舌下神经上方的颚二腹肌的下方伸入，触摸到茎突后，朝向其前方探寻，可与自中颅窝一侧伸入的手指相互汇合（图 ⅡC-19）。

自中颅窝一侧将 Kelly 氏咬骨钳伸入上述通道并将 Nelaton 导管（两端印有标志指示）引入通道内以确保通道空间。将采取的桡动脉移植血管导入 Nelaton 导管内，导入时需要注意，切勿将移植血管的近心端及远心端的方向弄反。桡动脉到达既定位置后，将 Nelaton 导管拔出（在此时拔出导管相比在颅侧血管搭桥术结束后拔出导管更为安全）。

头部血管吻合操作

首先进行颅内桡动脉 – 大脑中动脉（RA–M2）吻合操作。关于吻合操作的顺序，也有学者提倡首先进行颈部血管吻合操作，但我们始终认为，颅内血管吻合操作相对更为复杂，应该在更好的条件下完成，所以应该首先进行颅内血管吻合操作。将比预计所需长度略长的移植血管引入颅内，以便于颅内血管搭桥术的操作。操作过程中应避免移植血管出现扭曲旋转，根据需要反复对移植血管进行调整，使其始终保持在略为紧张的状态。

在切开大脑中动脉侧壁时，切口可以呈直线形，也可呈椭圆形。血管吻合操作技术与 STA–MCA 大致相同，但也有连续缝合的方法（图 ⅡC-20）。需要注意的是，由于动脉压力较高，如果吻合口有渗漏可能会导致较为严重的并发症，因此，要求术者必须谨慎细致缝合避免渗漏。解除阻断之前，将阻断夹置于桡动脉一侧紧邻吻合口处（无死角）。

在颞肌及颧弓下方确认伸入手指的空间（实际上，此空间位于颧弓最前方）。

茎突

用较长的止血钳或咬骨钳等确认自下方伸入的手指。

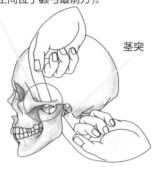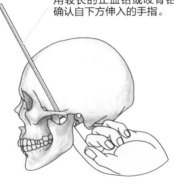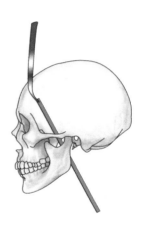

图 ⅡC-19　**桡动脉通路的确保**

将大脑中动脉 M2 段与 RA 吻合

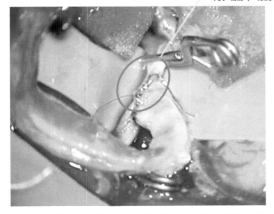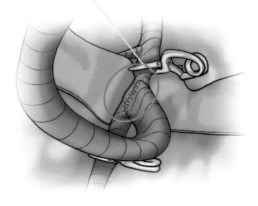

将移植血管朝向头侧牵拉：自颅侧开始进行移植血管吻合操作。将比预计所需长度略长的移植血管引入颅内，仔细处理移植血管断端，将其与 M2 吻合。

吻合操作：阻断 M2 时，建议使用夹闭较小动脉瘤时的临时阻断夹（temporary clip）。M2 吻合时常用 8–0 号尼龙缝合线。由于此处血管壁较厚，因此只要动脉切开（arteriotomy）的大小匹配合适，血管缝合本身比较容易。

图 ⅡC-20　**RA-M2 搭桥术**

颈部血管吻合操作

血管搭桥术失败的原因有多方面因素，但实际上主要原因为以下 2 点：

①移植血管扭曲等导致的闭塞；

②不恰当的颈部血管吻合操作。

由此可见，由于颅内吻合操作导致手术失败的情况较为少见。

在进行颈部血管吻合操作时，首先，将生理盐水注入移植血管内，解除血管的扭曲，将血管调整至适当长度。通常情况下，颈部的受体吻合血管选择甲状腺上动脉远心端处的颈外动脉（ECA）。留取足够的阻断空间，并将移植血管调整至适当的位置。

吻合操作的具体注意要点如图 IIC-21 ～ 26 所示。

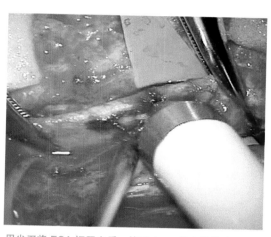

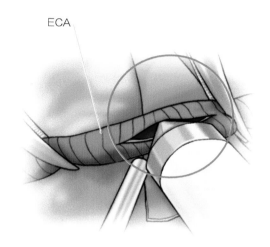

用尖刀将 ECA 切开之后，使用 4mm 的血管扩张器呈纵向分 2 次贯穿血管壁从而扩张切口。需要注意的是，使用显微剪刀切开血管壁有时会导致血管壁发生解离。

图 IIC-21　**处理颈外动脉**

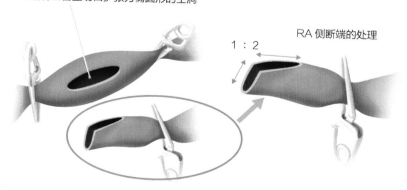

运用扩张技术（distension technique）将移植血管的扭曲充分解除之后，将支撑移植血管通路空间的 Nelaton 导管朝向颈部方向牵拉将其拔出。其次，清理 ECA 表面，使用动脉瘤永久阻断夹（permanent aneurysmal clip）将 ECA 阻断后，调节移植血管断端的长度，按照 1∶2 的比率将其断端切开。上述操作的目的是使 ECA 与 RA 近似处于平行的方向走行。

图 IIC-22　**处理移植血管近心端**

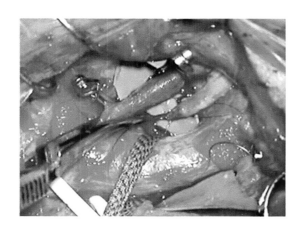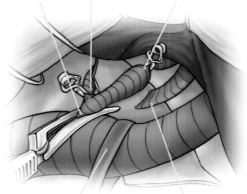

甲状腺上动脉
仅阻断 ECA
使用动脉瘤夹阻断 ECA 远心端

使用血管带控制 ICA　　RA 远心端

图 ⅡC-23　阻断 ECA 血流

U 字形缝合

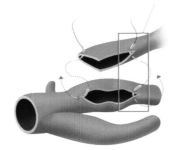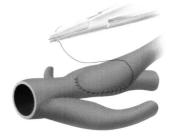

使用 6-0 号缝合线进行吻合。采用 U 字形缝合法进行远心端的固定缝合（stay suture）。

近心端的固定缝合（stay suture）按照通常的方法操作。直接用固定缝合（stay suture）的缝合线进行连续缝合。缝针穿过血管壁全层，缝合时需要耐心细致，使双方血管内皮相互对合。

图 ⅡC-24　ECA-RA 吻合

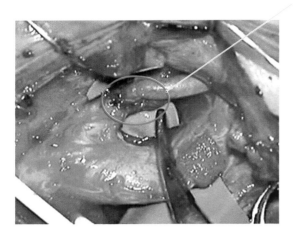

ECA-RA 吻合　　临时阻断夹（temporary clip）的夹闭位置

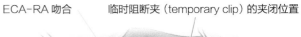
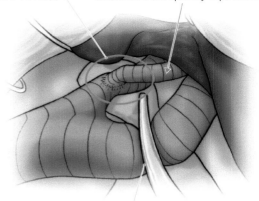

对 ICA 进行试验性阻断

在 RA 移植血管紧邻吻合口处用临时阻断夹（temporary clip）将其阻断，然后再解除 ECA 的阻断。如果发现有血液渗漏应另外追加缝合。

图 IIC-25　ECA-RA 吻合完成后的处理

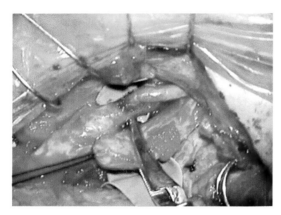

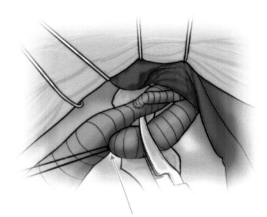

阻断 ICA，然后解除 ECA 的阻断。如果计划完全牺牲 ICA 时，可以预先使用 2 根结扎用缝合线穿过 ICA 备用。在上述操作过程中，应极力避免误将夹闭钳松开导致血栓流入颅内血管的情况发生。

在 ICA 根部对其进行紧密结扎（双重结扎）以保证不留盲端

图 IIC-26　阻断 ICA，开放 RA 移植血管

开通吻合血管与关颅

颈部血管吻合操作完成之后，术者应以假设血管内部存在血栓为前提，开放甲状腺上动脉使全部的（假设的）血栓流入甲状腺上动脉侧。上述操作与 CEA（颈动脉内膜剥脱术）时的相应操作原理相同。通常情况下，可以利用多普勒血流仪或利用 STA 一端的压力测定来确认吻合血管是否开通，然而，近年来 ICG 术中造影已经逐渐成为有力的确认手段（图 ⅡC-27）。另外，为了慎重起见，在血管吻合操作完成后，应使用 MEG 或 SEP 等电生理监测手段观察患者是否出现神经功能障碍。

最后，确认移植血管的血流情况后，开始关颅操作。对部分颞肌进行分离以保护 RA，缝合硬膜。将骨瓣局部切除以避免骨瓣压迫吻合血管，充分注意移植血管有无血流障碍，关颅。

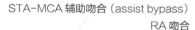

STA-MCA 辅助吻合（assist bypass）

RA 吻合

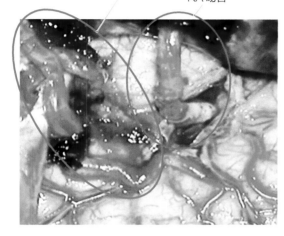

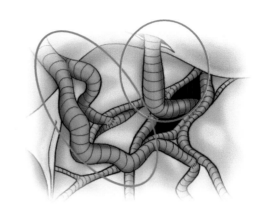

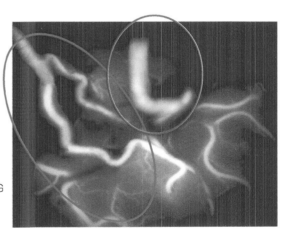

术中 ICG

图 ⅡC-27 血管搭桥操作完成

大隐静脉移植术（saphenous vein graft）

大隐静脉移植术（saphenous vein graft）的优缺点

使用大隐静脉作为移植血管的优点如下：

①手术皮切口位于下肢；

②对美观影响相对较小；

③血管管径较粗大。

另一方面，其缺点在于：

①血管缺乏弹性，容易扭曲；

②静脉血管内部存在静脉瓣，如果吻合方向有误，会导致吻合血管无法开通；

③静脉血管内部存在静脉瓣，会由于逆流而导致其内部的空气或血栓等难以除去。

另外，需要注意的是，在确定使用大隐静脉（saphenous vein）作为移植血管之后，应在术前利用3D-CT 等对血管走行及管径粗细等信息进行确认（图 IIC-28）。

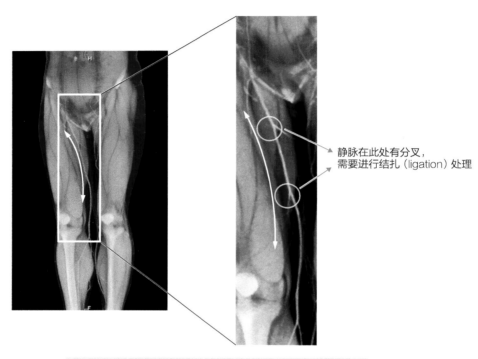

静脉在此处有分叉，需要进行结扎（ligation）处理

图 IIC-28　利用 3D-CT 对大隐静脉的走行等情况进行确认

实际手术操作

大隐静脉移植术的实际手术操作在本质上与桡动脉移植术并无差异。在细节上有所不同的是，如图 IIC-29 所示，大隐静脉有较粗大的分支血管需要进行结扎，大隐静脉相比桡动脉更容易出现扭曲转折，需要术者予以充分注意（图 IIC-30）。而对于血管吻合操作本身而言，由于大隐静脉的管径较桡动脉更为粗大，因此操作更为容易。

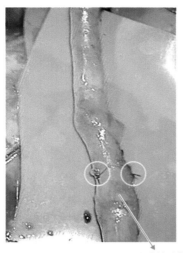
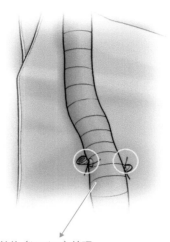

与桡动脉不同，大隐静脉具有较多的分支血管，需要用缝合线对其进行结扎（ligation）处理。另外，静脉腔内具有防止血液逆流功能的静脉瓣，如果吻合方向有误，则会导致血流阻塞，因此，术者必须确认将静脉移植血管的近心端置于头侧，而将其远心端置于颈侧。

对大隐静脉的分支进行结扎（ligation）处理

图 IIC-29　结扎大隐静脉的分支

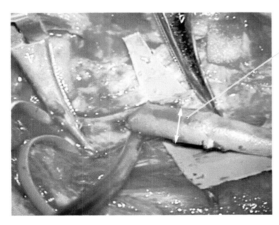
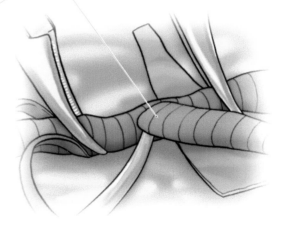

大隐静脉（saphenous vein）

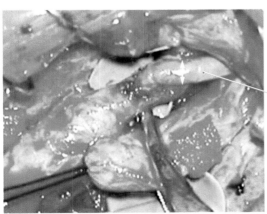

桡动脉（radial artery）与上图的大隐静脉（saphenous vein）相比，管径较为细小

与桡动脉（下图）相比，大隐静脉管径更为粗大，但更容易出现扭曲转折，需要术者予以充分注意。由于静脉内血液逆流等因素，解除对大隐静脉的阻断无法除去移植血管内的血栓和空气。因此，术中应预先在移植血管内充满足量的肝素生理盐水。

图 IIC-30　大隐静脉移植（saphenous vein graft）与桡动脉移植（RA graft）

③ 枕动脉 – 小脑下后动脉搭桥术（OA–PICA bypass）

OA-PICA 搭桥术是在下列情况下为了保证小脑下后动脉血流而进行的手术：旷置包含小脑下后动脉（posterior inferior cerebellar artery：PICA）的椎动脉起始段在内的椎动脉解离性动脉瘤时；旷置小脑下后动脉本身的解离性动脉瘤时；椎动脉 – 小脑下后动脉（VA-PICA）分叉处动脉瘤瘤颈夹闭术中出现 PICA 闭塞时等。

通常情况下，PICA 与小脑上动脉的相互吻合支较为发达，因此，也有学者主张并不需要积极地对 PICA 进行血流重建。然而，在 PICA 起始部附近有许多细小的分支动脉向延髓供血，因此，PICA 血流障碍可能会导致延髓梗塞进而造成末组颅神经麻痹引发的吞咽困难及伴发的肺炎，基于上述原因，应该进行外科操作过程相对简单的 PICA 血流重建术。

OA-PICA 搭桥术的供血动脉为枕动脉（occipital artery：OA）。与颞浅动脉（STA）相比，由于 OA 在上项线上方的皮下组织内呈屈曲蛇形走行，并且 OA 周围的结缔组织更为坚韧，对于剥离操作而言，剥离 OA 的难度更高。另外，OA 在枕下肌群之间走行，在上项线附近进入皮下组织层，因此，在上项线水平以下剥离 OA 时要求术者准确地掌握枕下肌群起始位置以及枕下肌群与 OA 之间的位置关系。

解剖

PICA 自椎动脉 V4 段发出后作为椎动脉的延髓前段（anterior medullary segment）或称为脑池段（cisternal segment）朝向后方走行，然后与椎动脉（VA）呈平行方向朝向下方走行，在延髓的后外侧方形成延髓外侧段（lateral medullary segment）或称为尾侧动脉祥（caudal loop），自延髓背侧面沿小脑扁桃体的内侧面朝向上方走行，形成延髓后段（posterior medullary segment）。

其后，在走行至第四脑室下端附近时，PICA 改变方向朝向下方走行，称为小脑扁桃体上段（supratonsillar segment）或称为头侧动脉祥（cranial loop）。PICA 在延髓后段（posterior medullary segment）与小脑扁桃体上段（supratonsillar segment）分界处附近发出脉络丛动脉（choroidal artery），此发出点在血管造影时称为脉络丛点（choroidal point）。

OA-PICA 吻合术（OA-PICA anastomosis）最为确切的受体血管（recipient）为延髓外侧段（lateral medullary segment）的尾侧动脉祥（caudal loop）远心端的延髓后段（posterior medullary segment）下方的部分。如果由于某种原因无法准备枕动脉作为供体血管（donor）时，作为备选，虽然可以进行双侧小脑下后动脉侧侧吻合术（PICA-PICA side to side anastomosis），然而，如果一旦上述侧侧吻合术失败时，极易造成双侧 PICA 供血区域梗塞，因此，此术式不应作为第一选择，只能作为最终选择的术式，作为术者应牢记在心。

关于作为此术式供体血管（donor）的枕动脉的局部解剖知识，已经在本书第 Ⅱ 章 A ③ "枕下乙状窦后开颅术" 中详细介绍，请读者自行参阅。

枕动脉的剥离与枕下肌群的展开

1. 枕下肌群第一层

首先确认自头夹肌（splenius capitis）后缘向上方进入皮下组织层（subcutaneous layer）的枕动脉主干（图 IIC-31，32）。有时甚至可以透过自头夹肌的上表面观

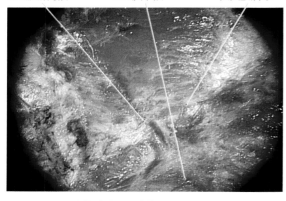

OA 肌群间段　　　OA 皮下段　　　头夹肌后缘

图 IIC-31　**头夹肌与枕动脉**

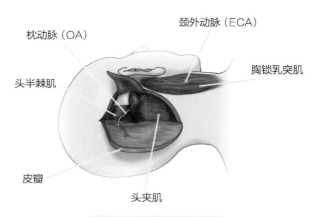

枕动脉（OA）　　　颈外动脉（ECA）

头半棘肌　　　　　　　　　　　胸锁乳突肌

皮瓣　　　头夹肌

图 IIC-32　**枕动脉的位置**

察到枕动脉。

将头夹肌在自上项线至乳突前端部的肌肉附着点切离，并将其朝向内下方翻转，暴露出枕动脉的肌群间层（intermuscular layer）。

2. 寻找并定位枕动脉的皮下段（subcutaneous part）和肌群间段（intermuscular part）

枕动脉自肌群间层（intermuscular layer）走出后汇入在皮下组织层（subcutaneous layer）内走行的皮下段，通常情况下，枕动脉皮下段与帽状腱膜之间的延续方式为，直接进入附着于上项线的枕肌之上，在枕肌（occipital muscle）与皮下脂肪层之间朝向顶部走行（图ⅡC-33）。

关于枕动脉在皮下组织层（subcutaneous layer）内的走行，可以理解为与颞浅动脉在帽状腱膜与皮下组织层之间走行方式大致相同。

3. 剥离枕下肌群第二层及暴露枕动脉

翻转头夹肌之后，剥离位于肌群间层（intermuscular

layer）的枕动脉将其近心端暴露在术野内（图ⅡC-34），通常情况下（70%），枕动脉肌群间段位于头长肌（longisimus capitis）内侧走行。

将头长肌（longisimus capitis）在其乳突附着点处切断后朝向下方翻转，可观察到枕动脉在颚骨二腹肌正下方走行，并且可在附近观察到枕动脉朝向尾侧方向发出分支动脉。可将上述分支动脉电凝烧灼切断。通常情况下，上述分支动脉与椎动脉 V3 段发出的肌肉支形成相互吻合。

4. 将枕动脉朝向皮切口范围之外移动

在颚骨二腹肌正下方剥离枕动脉，将剥离后的枕动脉在血流开通的状态下移动至术野范围之外，这样可以避免剥离后的枕动脉妨碍后续的开颅操作（图ⅡC-35，36）。进行上述操作的过程中，注意避免对枕动脉造成不必要的牵拉张力，在吻合操作之前使枕动脉保持在血流开通的状态。

枕动脉肌群间段　　　枕动脉皮下段

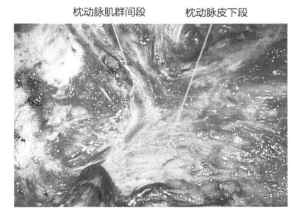

图 ⅡC-33　枕动脉的走行

头长肌　　头半棘肌　　枕动脉（OA）

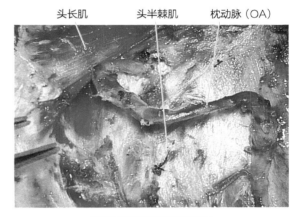

图 ⅡC-34　暴露枕动脉

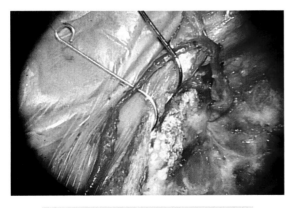

图 ⅡC-35　将枕动脉移动至术野范围之外

胸锁乳突肌　　　　头长肌

枕动脉

颚二腹肌

头半棘肌

头夹肌

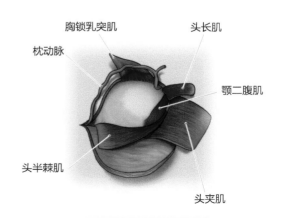

图 ⅡC-36　翻转枕下肌群

暴露椎动脉 V3 段

将剥离的枕动脉移动至皮切口范围之外后，将头半棘肌自其上项线附着点剥离并朝向后内侧方向牵拉后，可暴露头上斜肌。将头上斜肌自其下项线附着点剥离并朝向下外侧方向牵拉后，可暴露枕大直肌和枕小直肌。将枕大直肌和枕小直肌自其下项线附着点剥离后，可暴露包绕椎动脉 V3 段的椎静脉丛（图 IIC-37）。

暴露并观察椎静脉丛

椎动脉 V3 段周围被网状的椎静脉丛所包绕，暴露 V3 段需要进行开放静脉丛的操作。打开静脉丛之前必须仔细观察形成静脉网状结构的静脉通路如何包绕椎动脉 V3 段（图 IIC-38）。尽可能避免切开静脉通路本身，而是将静脉通路之间的结缔组织打开，从而在最大限度上减少静脉性出血（图 IIC-39）。

对于需要进行 OA-PICA 搭桥术操作的病例而言，绝大多数均为椎动脉主干（V4 段）的病变。因此，在开颅之前控制椎动脉近心端（proximal control）是动脉瘤手术的原则。尤其对于破裂的椎动脉动脉瘤而言，控制椎动脉近心端（proximal control）对于确保手术安全而言是至关重要的。

对静脉丛表面的膜状结缔组织进行电凝烧灼可以使细小的静脉通路闭塞，从而达到减少暴露椎动脉 V3 段过程中的出血。将静脉丛切开 2～3mm 程度的开口，确认暴露椎动脉 V3 段表面之后，用镊子夹取包绕 V3 段静脉丛的外层与内层膜状静脉壁并对其进行电凝烧灼。通过上述操作，可以使切开静脉丛过程之中开放的静脉通路开口完全闭塞，沿 V3 段长轴扩大静脉丛的切开开口，最终可以在无血术野内暴露椎动脉 V3 段的全程。

控制 PICA

如图 IIC-40 所示的病例，在延髓后方控制 PICA 延髓外侧段（lateral medullary segment）至延髓后段（posterior medullary segment）的移行部，使用脑压板牵拉小脑扁桃体即可。

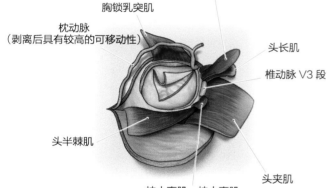

图 IIC-37　暴露椎静脉丛

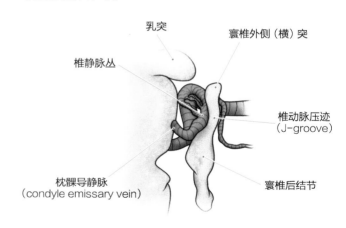

图 IIC-38　形成椎静脉丛的静脉通路的示意图

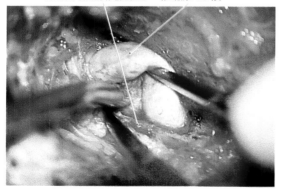

图 IIC-39　打开椎静脉丛

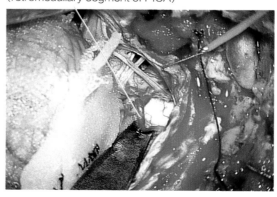

图 IIC-40　被控制的 PICA

在 PICA 与延髓之间插入硅胶片

选择 PICA 朝向延髓发出的无穿通支的分支血管作为搭桥术的受体血管，将硅胶片剪切成楔形插入 PICA 下方。其次，在硅胶片与延髓之间插入明胶海绵，尽量使作为搭桥术受体血管的 PICA 朝向术野表浅的位置移动（图ⅡC-41）。

在延髓外侧池（lateral medullary cistern）放置持续引流管（5Fr 号小儿用鼻饲营养管），使术野保持在半干燥状态（semi-wet）。

对 PICA 进行动脉切开（arteriostomy）标记

预先对枕动脉（OA）断端进行鱼嘴状（fish mouse）修剪（trimming），使用 2 根 10-0 号尼龙缝合线进行固定缝合（stay suture）。

在阻断 PICA 之前，在其动脉壁表面标记与 OA 开口部相吻合的动脉切开（arteriostomy）标记（图ⅡC-42）。

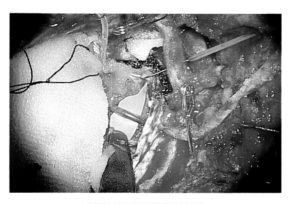

图 ⅡC-41　移动 PICA

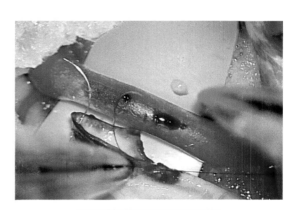

图 ⅡC-42　标记动脉切开线

对吻合口断端进行适于缝合的修剪

对供体血管吻合口断端进行 60° 角的修剪，对供体血管吻合口断端如鱼嘴状（fish mouse）呈等距离剪切，假设 OA 直径为 2mm，那么供体血管吻合口一条边边长为：

$2/\sqrt{3} \times 2$

因此，

$AB + BC = 2/\sqrt{3} \times 2 \times 2mm$

$\approx 4.61mm$

（如图所示）此时，

$AC = 4mm$

受体血管的动脉切开（arteriostomy）长度至少需要 4mm。

通常情况下，缝合时应自动脉切开边缘按照与血管管壁厚度同等的距离进针，缝合线入口与出口之间的距离应为血管管壁的 2 倍。而缝合间隔应为血管管壁的 2 倍（square stitch）。OA 或 STA 的血管管壁厚度为 0.2～0.3mm，因此，缝合间距应为：

$0.25 \times 2 = 0.5mm$

而 $0.5mm \times (8 + 1) = 4.5mm \approx 4.61mm$

因此，在两端的固定缝合（stay suture）之间缝合 8 针基本可以以等间距将一侧的缝合完成。

需要注意的是，紧邻固定缝合（stay suture）处的缝合应按照略小于血管管壁厚度 2 倍的间距进行缝合，这样可以减少缝合完成后血液的渗漏。

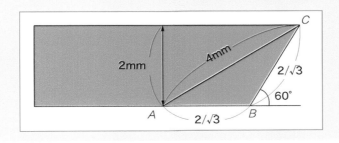

对 PICA 进行动脉切开（arteriostomy）

阻断 OA，按照 OA 吻合口的大小程度对 PICA 进行动脉切开（arteriostomy）（图 IIC-43）。切开 PICA 时需要注意，切开线必须呈一条直线。尽量避免锯齿状的切开线。

OA-PICA 吻合（anastomosis）

对直径 2mm 左右的 OA 进行鱼嘴状修剪，然后使用 10-0 号尼龙缝合线进行单侧 8 针左右的缝合（图 IIC-44）。包括两侧固定缝合（stay suture）在内共计 18 针左右的缝合操作。

在缝合操作过程中需要注意，一定要将双方吻合血管的内膜准确地对位后再进行缝合。

完成吻合操作之后，在解除临时阻断之前，使用临时阻断夹（temporary clip）对紧邻供体血管（donor）OA 吻合口近心端处进行夹闭，这是为了防止供体血管内血液逆流至近心侧。

解除受体血管（recipient）的阻断后，如果发现在吻合口处有血液渗漏，需要追加缝合，此时可能必须使供体血管内的顺行性血流阻断数分钟，并且在此数分钟内完成追加缝合操作。在这种情况下，供体血管内的逆流血液无处流动，可能很快就会凝固。因此，必须要用临时阻断夹（temporary clip）将供体血管夹闭。

术者需时刻注意尽量避免在搭桥术操作过程中出现末梢循环梗塞性并发症。

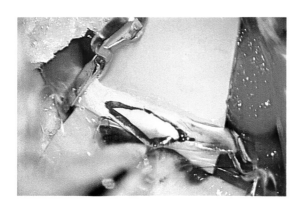

图 IIC-43 　动脉切开（aeteriostomy）

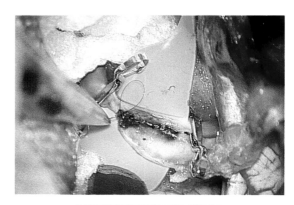

图 IIC-44 　OA-PICA 缝合

解除 PICA 阻断

完成缝合操作后，在紧邻吻合口正上方用临时阻断夹（temporary clip）夹闭 OA，按照远心端、近心端的顺序依次解除 PICA 的阻断，可以观察到吻合口处呈纺锤状膨隆（图 ⅡC-45）。

确认吻合口处无血液渗漏。如果在缝合之间有血液渗漏，原则上在两针之间追加一针缝合，切实地阻止血液渗漏。

开放枕动脉

确认吻合口处无血液渗漏后，开放枕动脉，再次确认吻合口处有无渗漏、OA 内的血流是否畅通（图 ⅡC-46）。超声血流流速监测仪可以辅助完成血流是否通畅的检测。

缝合硬膜

对硬膜进行水密缝合。缝合硬膜时也应按照前述血管缝合时的原则，以硬膜厚度 2 倍的针距进行缝合，这样可以达到水密缝合的目的。对于供体血管 OA 贯穿硬膜处需要注意，在缝合此处硬膜时应较为松缓，避免硬膜断端对 OA 造成绞压导致其闭塞，在 OA 贯穿部的硬膜下及硬膜外，以 OA 为轴垫入涂有纤维蛋白胶的明胶海绵，使明胶海绵与周围硬膜紧密粘连，这样可以防止 OA 贯穿硬膜处渗漏脑脊液。

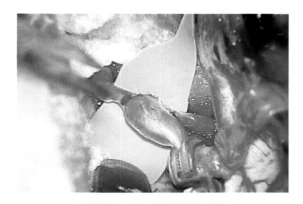

图 ⅡC-45　解除 PICA 阻断后

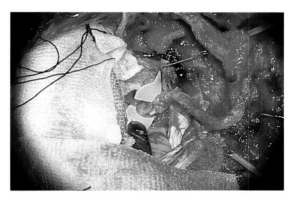

图 ⅡC-46　开放 OA 后

❹ 双侧大脑前动脉搭桥术（ACA–ACA bypass）

双侧大脑前动脉搭桥术（ACA–ACA bypass）通常情况下所指的是双侧 A3 的侧侧吻合术（A3–A3 side to side anastomosis），是颅内血管之间的颅内 – 颅内血管搭桥术（IC–IC bypass）。

单纯的双侧大脑前动脉搭桥术（ACA–ACA bypass）适用于单侧大脑前动脉的血流重建。而对于双侧大脑前动脉的血流重建则需要在双侧大脑前动脉侧侧吻合术（ACA side to side bypass）的基础之上追加由颞浅动脉（STA）供血的颅外 – 颅内血管搭桥术（EC–IC bypass）。

以颞浅动脉（STA）作为供血动脉的颅外 – 颅内血管搭桥术（EC–IC bypass）要求对颞浅动脉（STA）的额支进行充分的剥离直至其末梢，并将供体血管（donor）移动至大脑前动脉处，此操作有下述两种具体方法：① 对颞浅动脉（STA）顶支进行最大限度的剥离，然后将顶支切断后与额支进行端端吻合（end to end anastomosis），从而保证供体血管（donor）具有足够的长度；② 以桡动脉（RA）等移植血管（graft）作为中介，进行 STA–RA–ACA 搭桥术。在实际手术操作过程中采取上述两种方法中的何者，取决于患者颞浅动脉（STA）的发达程度，以及是否能够实现满足对颞浅动脉（STA）额支进行足够长度剥离的相应的完美的头皮切口设计。

另外，双侧 A3 的侧侧吻合术（A3–A3 side to side anastomosis）通常下情况选择在位于胼胝体正上方的胼周动脉（pericallosal artery），即大脑前动脉 A3 段进行操作，然而，如果患者左右两侧胼周动脉（pericallosal artery）发达程度并不对称时，可根据术中具体情况选择能够完成吻合操作的 A3 段动脉，即胼缘动脉（callosomarginal artery）、额前内侧动脉（anterior internal frontal artery）、额中内侧动脉（middle internal frontal artery）等大脑前动脉末梢分支动脉进行操作。在上述情况下，吻合操作实际上就成了 A3–A4 或 A4–A4 搭桥术。

手术适应证

双侧 A3 的侧侧吻合术（A3–A3 side to side anastomosis）最适于当夹闭体积较大的前交通动脉瘤时或内部有血栓形成的前交通动脉瘤时难以避免损伤一侧 A2 的患者。此时，在术中能够完整地保留对侧 A1–A2 的顺行性血流是进行搭桥术的前提条件。如果术前预测术中可能会出现双侧 A2 闭塞的情况发生时，应在开颅操作过程中预先在翻转皮瓣的阶段对作为供体血管的 STA 进行充分

的剥离，在双侧 A2 闭塞之前首先进行双侧 A3 的侧侧吻合术（A3–A3 side to side anastomosis）和 STA–ACA（或 STA–RA–ACA）搭桥术，然后再夹闭动脉瘤和双侧 A2。上述手术方案是基于避免对大脑前动脉供血区域脑组织造成缺血负荷损伤的考虑。

局部解剖

以伴有内部血栓形成的大脑前动脉巨大动脉瘤病例（图 IIC–47）为例对相关区域的局部解剖进行介绍。此病例 ACA 侧侧吻合术中使用的胼周动脉（pericallosal artery）是自胼胝体膝部前方朝向胼胝体体部正上方走行的部分。

在胼胝体膝部前方进行 A3–A3 侧侧吻合术时，只需要在冠矢缝交点（bregma）前方周围行跨越上矢状窦的双侧额部开颅即可获得充分的术野操作空间。而在胼胝体体部上方进行 A3–A3 侧侧吻合术或额前内侧动脉

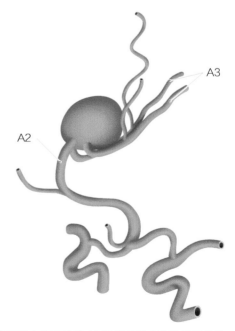

左右两侧大脑前动脉 A2 段相互形成共通管路的单一 A2（azygous A2）形态，在 A2–A3 分叉处存在伴有内部血栓形成的巨大动脉瘤，而双侧 A3 自动脉瘤发出。
在对伴有内部血栓形成的巨大动脉瘤进行手术治疗的过程中，通常情况下无法保留载瘤动脉，因此，为了对双侧 A3 远心端的大脑前动脉进行血流重建，术中采取了在 A3–A3 侧侧吻合术以及 STA–ACA 搭桥术的基础之上夹闭并切除动脉瘤的手术方案。

图 IIC–47　伴有内部血栓形成的大脑前动脉巨大动脉瘤

（anterior internal frontal artery）、额中内侧动脉（middle internal frontal artery）侧侧吻合术时，则需要进行适当暴露冠矢缝交点（bregma）后方部分范围的双侧额部开颅。开颅骨窗左右的范围只需要到达两侧颞线（linea temporalis）内侧即可满足手术操作要求。

根据具体手术操作对于术野空间范围的要求适当地调整骨窗大小，通常情况下，骨窗两侧的范围没有必要超过颞线（linea temporalis）外侧。

开颅

采取以冠矢缝交点（bregma）作为前后及左右骨窗边缘中点的跨越上矢状窦（superior sagittal sinus：SSS）的长方形双侧额顶部开颅骨窗，选取上矢状窦（SSS）左右两侧中无桥静脉遮挡手术操作的一侧作为进入侧，打开纵裂（interhemispheric fissure）。

控制胼周动脉（pericallosal artery）

在位于动脉瘤后方的胼胝体膝部的后方暴露双侧胼

周动脉（pericallosal artery）。将湿润硅胶片（silicon labber sheet）剪成楔形并插入双侧胼周动脉（pericallosal artery）下方，再在其深处垫入明胶海绵，将胼周动脉（pericallosal artery）尽量抬高至术野内较为表浅的位置（图 IIC-48）。

在双侧胼周动脉（pericallosal artery）进行左右对称的内侧凸起状的动脉切开（arteriostomy）标记。

双侧 A3 侧侧吻合（A3-A3 side to side anastomosis）

1. 切开动脉（arteriostomy）并将双侧深部血管壁缝合

对双侧胼周动脉（pericallosal artery）进行临时阻断后，将动脉壁切开，对双侧深部血管壁进行连续缝合（图 IIC-49）。

对于右利手的术者，应从左侧胼周动脉（pericallosal artery）的动脉切开（arteriostomy）前端的血管壁外膜侧进针，然后运针至右侧胼周动脉（pericallosal artery）的动脉切开（arteriostomy）前端的血管壁内膜侧，其次自左侧胼

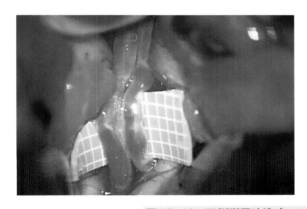
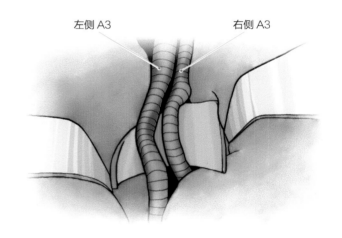

图 IIC-48　双侧胼周动脉（pericallosal artery）及湿润硅胶片的插入位置

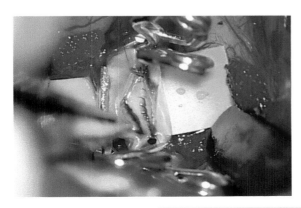
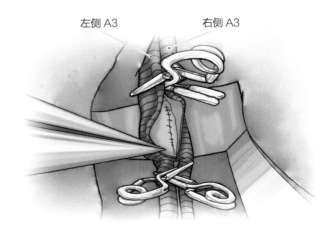

图 IIC-49　双侧胼周动脉（pericallosal artery）的切开及连续缝合

周动脉（pericallosal artery）的血管壁内膜侧出针，不断重复上述操作，朝向动脉切开（arteriostomy）后方缝合，最后，将缝合针自右侧胼周动脉（pericallosal artery）的动脉切开（arteriostomy）后端的血管壁外膜侧拔出，完成深部血管壁缝合操作。

2. 完成术者侧血管壁缝合

对于术者侧血管壁缝合操作，应采取间断缝合。在对动脉切开（arteriostomy）前端与后端进行缝合时，应与之前的下壁连续缝合的缝合线断端进行结扎。

完成缝合操作之后，自远心端解除临时阻断，观察确认吻合口处是否充分膨隆以及有无血液渗漏（图 IIC-50）。如果发现吻合处缝合间隙有血液渗漏，可追加缝合 1 针，使吻合处处于完全无渗漏的状态。

STA-ACA 吻合

1. 控制额前内侧动脉（anterior internal frontal artery）

此病例的右侧胼周动脉（pericallosal artery）自动脉瘤发出，右侧胼周动脉又发出朝向上方走行的右侧额前内侧动脉（anterior internal frontal artery），选择右侧额前内侧动脉发出分支动脉较少处，对其进行控制，在其下方插入湿润硅胶片（silicon labber sheet），为 STA-ACA

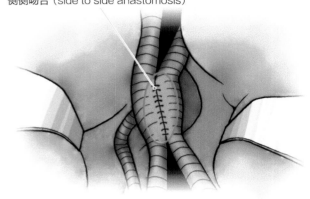
侧侧吻合（side to side anastomosis）

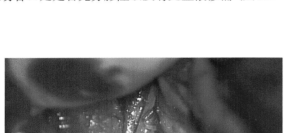

图 IIC-50　观察确认吻合完毕的双侧胼周动脉

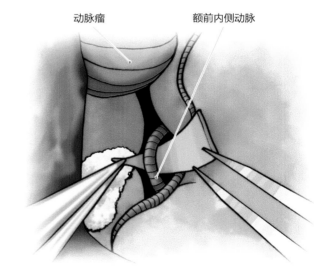
动脉瘤　　　额前内侧动脉

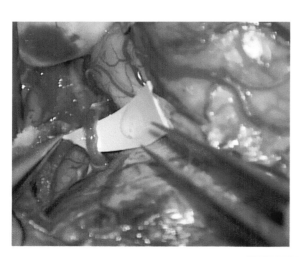

图 IIC-51　控制额前内侧动脉

搭桥术作准备。在湿润硅胶片（silicon labber sheet）下方与脑组织之间垫入明胶海绵，固定受体血管（recipient）（图ⅡC-51）。

2. 将 STA 移入颅内

将开颅操作过程中自皮瓣剥离下来的颞浅动脉额支移入颅内，进行 STA-ACA(此处指 ACA 的分支动脉——额前内侧动脉，anterior internal frontal artery）吻合操作。使用脑压板将此前插入的湿润硅胶片（silicon labber sheet）轻轻压迫固定，有利于缝合操作的顺利进行（图ⅡC-52）。

吻合操作本身与 STA-MCA 搭桥术完全相同，术野深度较双侧胼周动脉侧侧吻合术（pericallosal-pericallosal side to side anastomosis）更为表浅，操作更为简单。

3. 缝合血管

与 STA-MCA 搭桥术相同，将供体血管与受体血管的内膜对齐，并对其进行细致的缝合（图ⅡC-53）。

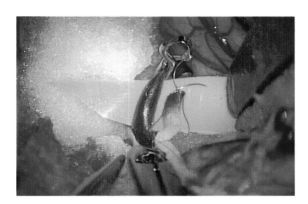
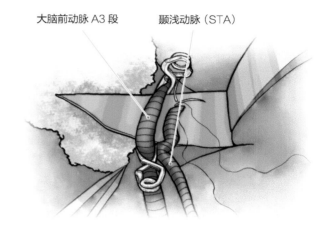

大脑前动脉 A3 段　颞浅动脉（STA）

图ⅡC-52 **将 STA 移入颅内**

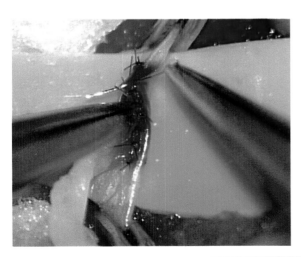
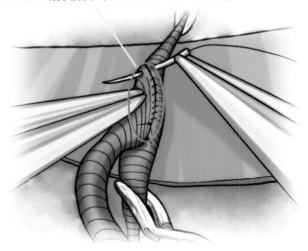

A3-STA 端侧吻合术（side to end anastomosis）

图ⅡC-53 **对供体血管与受体血管进行缝合**

4. 开放 STA-ACA 吻合

吻合操作完成后，解除临时阻断，开放自 STA 至大脑前动脉的血流。观察确认缝合处有无血液渗漏（图 IIC-54）。

切除动脉瘤

由于双侧大脑前动脉远心端的血流已被控制，因此，在动脉瘤的远近两端控制并阻断载瘤动脉后，将动脉瘤切除。

由于动脉瘤内有血栓形成并且隐藏于胼胝体内，将动脉瘤切割成两半（图 IIC-55）并分别将其从术野深处取出。

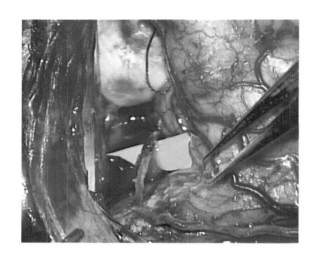

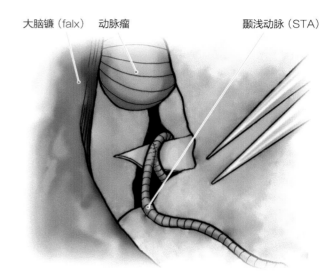

大脑镰（falx）　动脉瘤　　颞浅动脉（STA）

图 IIC-54　**将吻合血管的血流开放**

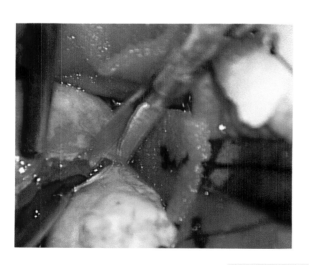

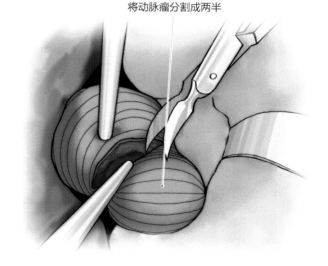

将动脉瘤分割成两半

图 IIC-55　**将动脉瘤切割成两半**

切除动脉瘤后对 A2-A3 进行血流重建

将动脉瘤自左右两侧 A3 切断，其次，将动脉瘤与A2 近心端连接处切断，然后，直接对左侧 A3 与 A2 进行端端吻合，从而完成血流重建（图 IIC-56）。上述对于 A2-A3 进行的血流重建只是选择性的操作，只要STA-ACA 吻合与 A3-A3 侧侧吻合处于开通状态，则A2-A3 吻合并非必不可少。

术后确认

术后复查 3D-CTA（图 IIC-57）。

移入颅内的颞浅动脉与右侧额前内侧动脉（anterior internal frontal artery）相互吻合，右侧胼周动脉（pericallosal artery）得到了顺行性血流。在其远心端可见A3-A3 侧侧吻合。

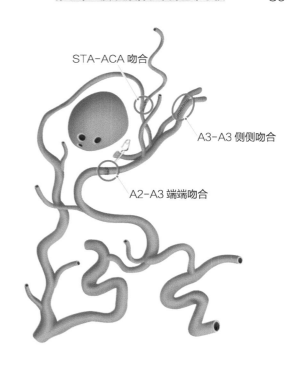

图 IIC-56　此病例的血流重建模式图

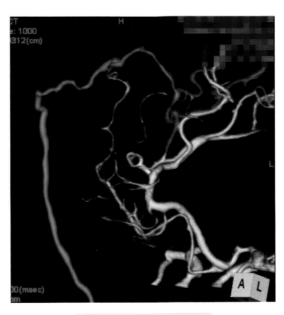

图 IIC-57　术后 3D-CTA

D 分离蛛网膜下腔

① 分离侧裂

时刻在头脑中模拟分离侧裂操作的过程以及打开侧裂之后的术野状态，并在术中将分离侧裂操作控制在手术操作所要求的最小限度对于动脉瘤手术的术者而言是最为基本的要求（图 IID-1）。然而，在有些手术中，根据侧裂静脉或动脉瘤的位置不同，也需要将侧裂静脉全部分离开，并朝向各个方向进行剥离以展开术野操作空间。

在分离侧裂的操作过程中，通常要求术者充分掌握剥离蛛网膜、分离静脉、巧妙地使用脑压板、对脑组织进行适度牵拉等神经外科显微镜下操作的所有技巧。

切开硬膜

以侧裂为中心呈 U 字形开颅并切开硬膜（图 IID-2A）。

在骨窗的凸面边缘侧扩大硬膜切口。使用弹力拉钩牵拉扩大切开的硬膜边缘，使其与颅骨边缘紧密接触，可达到辅助止血的效果（图 IID-2B）。

以侧裂为中心将硬膜完全切开。如图 IID-2C 所示，硬膜止血充分，达到完全无血液流入至硬膜内的状态方可满意。

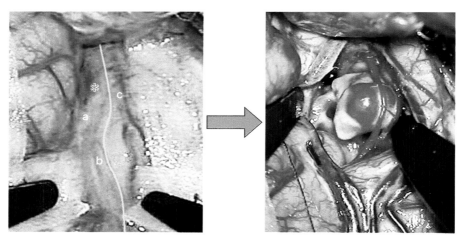

A：分离并打开侧裂静脉之前的术野　　　　**B：夹闭动脉瘤之前**

此病例为大脑中动脉动脉瘤，术中在侧裂静脉之间分离并打开侧裂。
A: 由于侧裂静脉 a 与 b 在图中 * 所示的部位汇合，判断在 a 与 b 之间分离无法获得充分的空间，因此，选择在 b 与 c 之间分离侧裂。
B: 分离并打开侧裂之后，获得了充分的术野操作空间。

图 IID-1　分离并打开侧裂

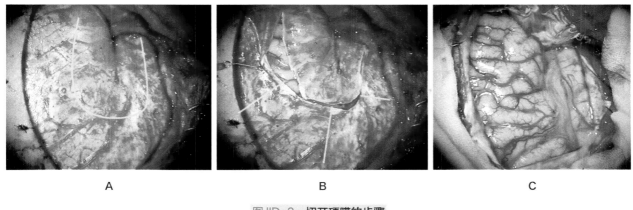

图 ⅡD-2　切开硬膜的步骤

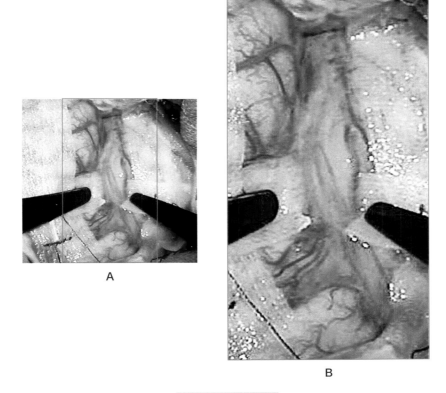

图 ⅡD-3　侧裂静脉

观察侧裂

仔细观察术野内的额叶、颞叶、侧裂静脉以及回流至侧裂静脉的皮质静脉等解剖结构（图 ⅡD-2C）。

使用脑棉片等覆盖操作术野之外的脑组织表面从而对其进行保护（图 ⅡD-3A）。仔细观察术野内的侧裂静脉，考虑最短且最佳的剥离路径。同时在头脑中模拟到达动脉瘤之后的最终术野状态（图 ⅡD-3B）。

模拟分离侧裂的路径

　　术者在头脑中模拟分离侧裂的进入路径（图 IID-4）。此病例主要有 3 条侧裂静脉（图 IID-4A，a、b、c），因此，可以有 4 种不同的分离路径（图 IID-4B ～ E）。

准备切开蛛网膜

　　使用显微镊子抓取并提起蛛网膜，使用针头或尖刀将蛛网膜切开小口。切开时必须避开侧裂静脉，在静脉之间进行切开。

　　将蛛网膜切开小口之后，使用显微剪刀扩大切口（图 IID-5）。

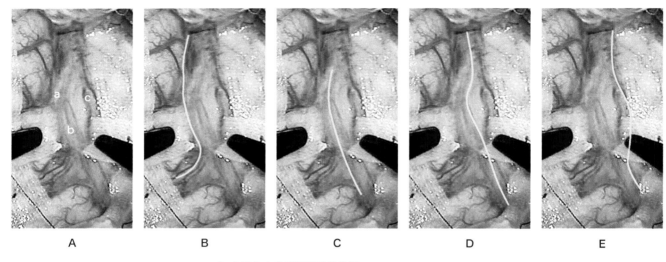

A　　　　　B　　　　　C　　　　　D　　　　　E

A: 术野中 3 条侧裂静脉的位置。
B: 在紧邻额叶侧，在脑组织与静脉之间分离侧裂。
C: 在额叶侧的 2 条静脉之间分离侧裂。
D: 在颞叶侧的 2 条静脉之间分离侧裂。
E: 在紧邻颞叶侧，在脑组织与静脉之间分离侧裂。

图 IID-4　侧裂静脉的位置与分离侧裂的模拟路径

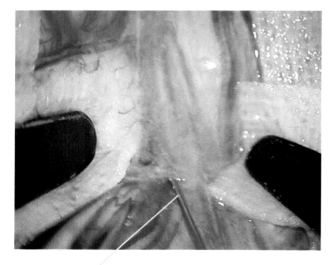
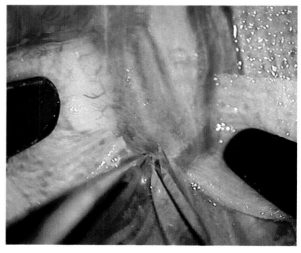

注射器针头

图 IID-5　将蛛网膜切开小口

锐性分离蛛网膜（使用显微剪刀分离蛛网膜）

将显微剪刀插入上述切开的蛛网膜小切口，扩深扩宽蛛网膜下腔内的空间（图 ⅡD-6A）。

利用扩深扩宽的蛛网膜下腔空间，避开侧裂静脉，以显微剪刀剪开侧裂（图 ⅡD-6B）。

使用脑压板展开侧裂

以适度的张力牵拉组织是分离及切开操作的基本手技。在分离侧裂的操作过程中，要求术者充分掌握使用脑压板牵拉的技巧。在牵拉过程中，应避免牵拉术野内的整体脑组织，而是仅用脑压板尖端对需要分离的部位进行高效牵拉（图 ⅡD-7）。

术者对于上述操作技巧的掌握程度在极大程度上影响手术的整体水平和时间。

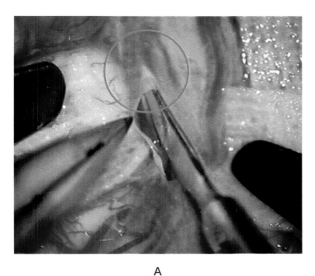
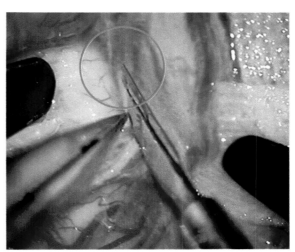

A　　　　　　　　　　　　　　　　　　B

图 ⅡD-6　**使用显微剪刀切开蛛网膜**

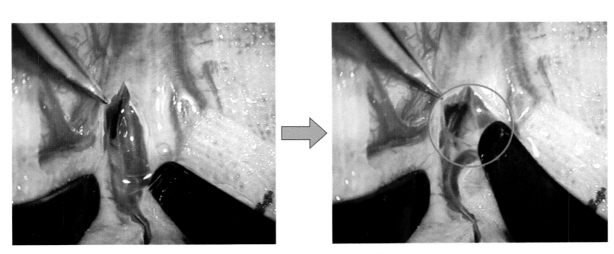

图 ⅡD-7　**使用脑压板的牵拉操作**

钝性分离蛛网膜（使用显微镊子分离蛛网膜）

使用显微镊子对左右两侧蛛网膜进行牵拉，施加适度的张力后即可以在不损伤侧裂静脉的前提下将蛛网膜分离开（图 IID-8）。

当然，在分离的过程中，要求以精确的 180° 角度呈相反（counter）方向进行牵拉。

对脑组织与静脉进行分离（锐性切开蛛网膜条索（trabecula））

进入侧裂深处之后，在脑组织、静脉、动脉之间或脑组织之间可见蛛网膜条索（arachnoid trabeculum），对于这些条索状组织，可使用显微镊子对其牵拉，或使用吸引器尖端对其进行压迫，然后使用显微剪刀将其切断（图 IID-9）。

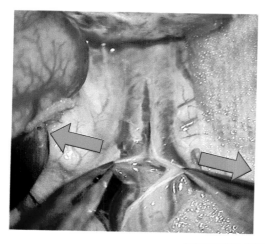 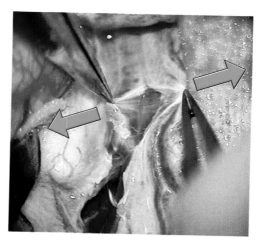

图 IID-8 　使用显微镊子分离蛛网膜

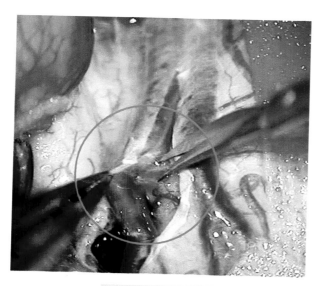

图 IID-9 　分离蛛网膜

分离侧裂的最后步骤

通过上述操作过程，动脉瘤手术所需要的侧裂分离基本完成（图 ⅡD-10A）。仅需要进一步对侧裂的近心端与远心端进行追加分离（图 ⅡD-10B，C）。最后，获得安全处理动脉瘤所需要的充分术野空间（图 ⅡD-10D）。

根据影像学资料模拟手术操作

根据术前影像学资料进行模拟手术操作有利于选择最佳的分离侧裂方案。图 ⅡD-11 所示为根据术前 3D-CT 进行的模拟操作。

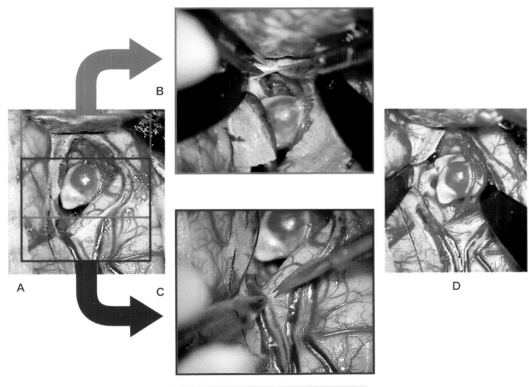

图 ⅡD-10 分离侧裂的近心端及远心端

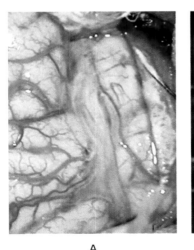

A

实际手术操作中分离侧裂之前的状态。

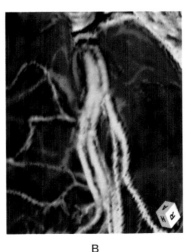

B

根据同一患者的术前 3D-CT 血管造影合成的影像。据此可以选择分离侧裂的适当路径。

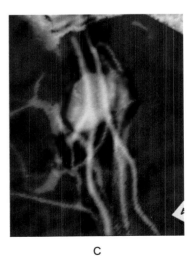

C

在 B 图影像的基础之上追加动脉瘤成像，据此可以进一步选择分离侧裂的最佳路径。

图 ⅡD-11 根据术前影像学资料模拟分离侧裂操作

分离侧裂与静脉的关系

此病例有 3 条主要的侧裂静脉。根据选择分离侧裂的路径不同，决定了是否可以保留侧裂静脉，以及是否

可以获得充分的操作术野空间（图 IID-12 ~ 14）。

在此病例中，术者选择在 2 条静脉之间分离侧裂（图 IID-15）。

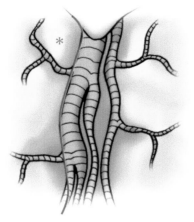
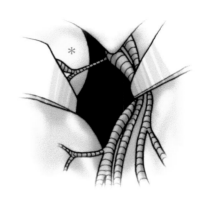

选择在紧邻额叶侧分离侧裂时，术者在操作过程中必然想要尽量保留图中 * 所示的静脉。
在这种状态下，将图中 * 所示的静脉自脑组织剥离，可以获得一定程度距离的空间。
然而，另一方面，此静脉的长度即决定了分离侧裂的最大限度。如果将此静脉电凝烧灼并切断之后，则可以将额叶朝向内侧与上方进行充分的牵拉，从而获得充分的术野操作空间。

图 IID-12　分离侧裂静脉（在额叶侧进行分离）

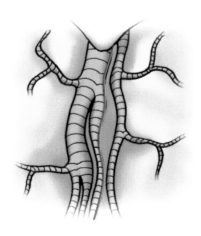
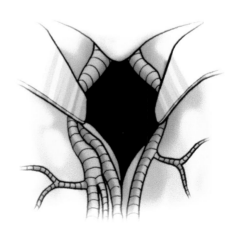

选择在 2 条静脉之间分离侧裂时，则可以在不牺牲任何皮质静脉的前提下进行操作。
然而，这种分离侧裂的路径也存在其自身的局限之处，对于额叶侧静脉牵拉移动的界限被限定在此静脉汇入蝶顶窦（spheno-parietal sinus）之处。

图 IID-13　分离侧裂静脉（在静脉之间进行分离）

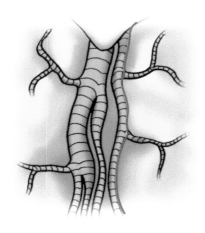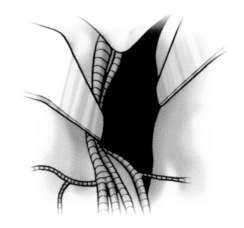

选择在紧邻颞叶侧分离侧裂时，则与前述的在紧邻额叶侧分离侧裂的方法相同，需要分离颞叶侧的皮质静脉。而在这种情况下，此静脉的长度也决定了分离侧裂的最大限度。

在有些情况下，如图中所示，可以牺牲此皮质静脉，从而进一步将颞叶朝向后方牵拉，可以实现颞前入路（anterior temporal approach）的术野操作空间。

图 ⅡD-14　分离侧裂静脉（在颞叶侧进行分离）

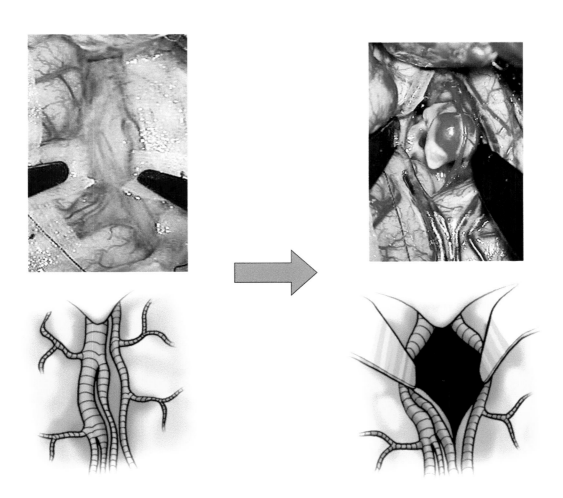

图 ⅡD-15　此病例采用对侧裂静脉的分离

② 分离纵裂

关于经纵裂入路的开颅操作，已经在本书第Ⅱ章A②以及第Ⅳ章A等部分中进行过详细介绍，请读者自行参阅。本节主要针对开颅操作完成之后分离纵裂（interhemispheric approach）的手术操作技巧进行说明。

如本书第Ⅱ章A②中所述，此入路适用于要求对双侧大脑半球之间的纵裂进行充分分离的手术，通常情况下，在纵裂内并不存在蛛网膜，双侧大脑半球表面的软脑膜直接相互邻接，因此分离操作并不简单。如果作为术者未充分掌握相关的分离技巧，或者在术中仅针对某一部位进行剥离操作，则无法达到充分显露术野的要求。很多时候，术者在手术操作过程中并未完全遵照解剖结构层次以及手术步骤进行操作，或对于分离操作的注意要点并未完全理解，往往会导致软脑膜破损，甚至对大脑半球内表面造成损伤。另一方面，如果无法充分分离并打开纵裂，则很难对动脉瘤进行准确处理。

分离纵裂操作的要点在于，在准确理解打开纵裂操作的步骤并了解打开纵裂的具体要部位的基础之上，掌握双侧大脑半球之间紧密粘连的部位。另外，在对上述紧密粘连部位进行剥离的过程中，要求术者耐心、细致、轻柔地进行操作。

纵裂内的连接结构

通常情况下，在纵裂内，左右两侧直回（rectal gyrus）及其正上方的脑回（gyrus）借由其表面的软脑膜相互之间紧密粘连（图ⅡD-16）。当然，在大脑镰处双侧大脑半球并无粘连，而对位于大脑镰正下方的双侧脑回之间的分离也较为容易，此部位最适于作为剥离操作的起始点（图ⅡD-17）。然而，术中如果仅针对某一部位过于深入地进行分离操作的话，则需要对于局部进行较强力的牵拉，这样容易对仅有软脑膜覆盖的大脑半球内表面造成损伤，另一方面也容易迷失对于中线的定位。

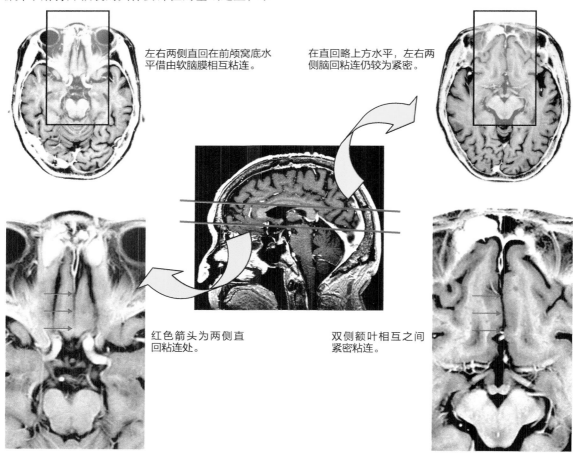

左右两侧直回在前颅窝底水平借由软脑膜相互粘连。

在直回略上方水平，左右两侧脑回粘连仍较为紧密。

红色箭头为两侧直回粘连处。

双侧额叶相互之间紧密粘连。

图ⅡD-16　纵裂内双侧大脑半球间的连接与粘连①

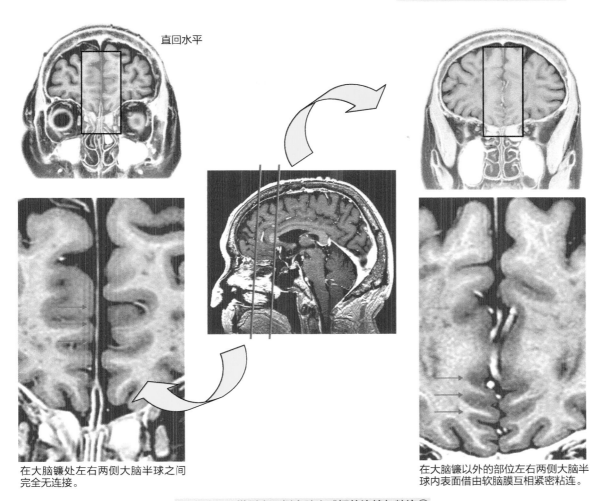

直回水平

在大脑镰处左右两侧大脑半球之间
完全无连接。

在大脑镰以外的部位左右两侧大脑半
球内表面借由软脑膜互相紧密粘连。

图 ⅡD-17 纵裂内双侧大脑半球间的连接与粘连②

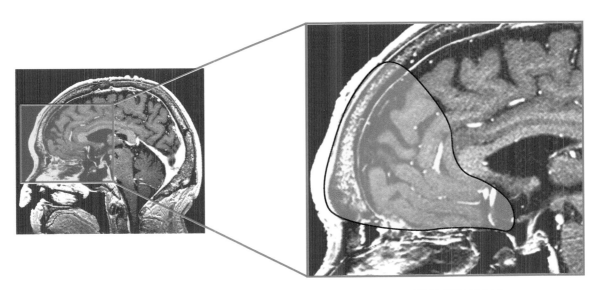

图 ⅡD-18 通常情况下，应安全处理前交通动脉瘤所要求的必要的纵裂分离范围

大范围地分离

如前所述，此入路最为关键的是广泛而充分地分离并打开纵裂。其实，分离及开放的范围越狭窄，反而越容易造成对脑组织的损伤（图 IID-18）。

为了广泛而充分地分离纵裂，术者在手术操作过程中需要适当变换显微镜的视轴角度与患者的头位（图 IID-19）。

术中在切断大脑镰前半部分之后，分离纵裂的操作步骤如下：

①分离并打开大脑镰正下方的纵裂（图 IID-20 ①）；

②剥离直回以保护嗅神经（图 IID-20 ②）；

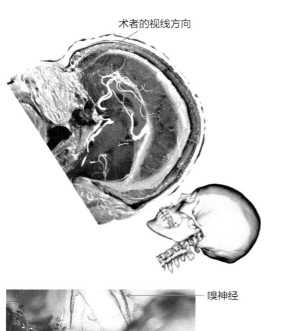

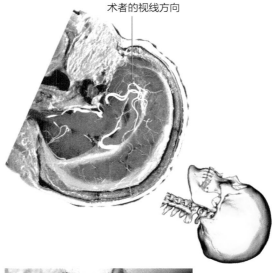

术者的视线方向

术者的视线方向

嗅神经

纵裂

抬高患者的头顶部（vertex up），同时减小显微镜的视轴角度（将显微镜由垂直向倾斜调整），有利于观察前颅窝底。在此处操作的过程中，首先应将嗅神经自额叶底面剥离。

降低患者的头顶部（vertex down），同时增大显微镜的视轴角度（将显微镜由倾斜向垂直调整），有利于对纵裂正面的观察。

图 IID-19　分离纵裂操作过程中术者视野的调整

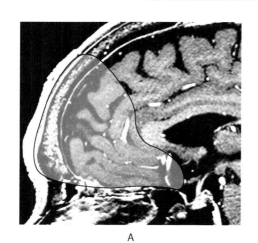

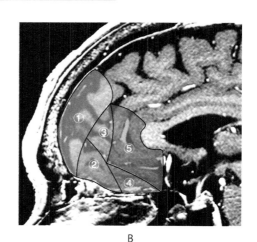

A

B

纵裂的剥离范围如图 A 所示。为了达到此剥离范围，需要如图 B 所示的步骤进行分离操作。

图 IID-20　纵裂分离的范围与操作步骤

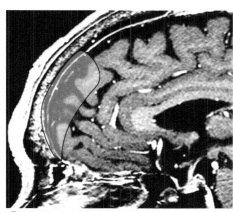

①在大脑镰处双侧大脑半球并无连接，此处无须剥离操作。

术者的视线方向

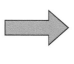

②首先，将显微镜由垂直向倾斜调整，观察确认并剥离嗅神经。

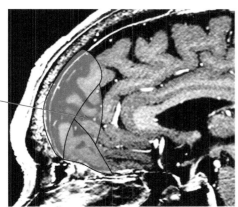

③对嗅神经剥离至一定程度后，在同样的术野深度将显微镜由倾斜向垂直调整，开始进行对左右两侧额叶内表面的剥离操作。不断重复上述操作，逐渐剥离左右两侧半球。

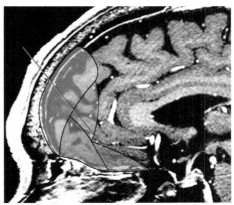

④通过不断重复步骤②③将左右半球剥离至一定程度之后，对左右两侧直回进行剥离直至到达视交叉前池（pre-chiasmatic cistern）。

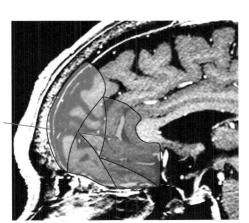

⑤对嗅神经剥离至一定程度后，在同样的术野深度将显微镜由倾斜向垂直调整，开始进行对左右两侧额叶内表面的剥离操作。不断重复上述操作，逐渐剥离左右两侧半球。

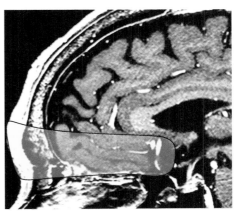

⑥如果在开颅过程中额部骨窗边缘较低，接近鼻根部，那么术者在手术操作过程中可以获得充分的自下方的视野，在这种情况下，甚至可以省略上述②~⑤的操作步骤（相当于前颅窝底入路，fronto-basal approach）。

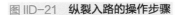

图ⅡD-21　纵裂入路的操作步骤

③扩大靠近术者侧的纵裂剥离范围（图IID-20 ③）；

④朝向深处继续剥离纵裂（图IID-20 ④）；

⑤分离并打开胼胝体下方的纵裂（图IID-20 ⑤）。

在上述操作步骤中，不断重复③~⑤的操作。

剥离操作的详细步骤在图IID-21中进行说明。

纵裂内的互锁结构（interlock structure）

在纵裂内，左右大脑半球内表面存在脑沟和脑回结构，此处的脑沟和脑回表面之间并无蛛网膜覆盖，而是借由软脑膜相互连接，这是较为特殊的解剖结构（图IID-22）。而一侧的脑回与对侧的脑沟相互接触时，便

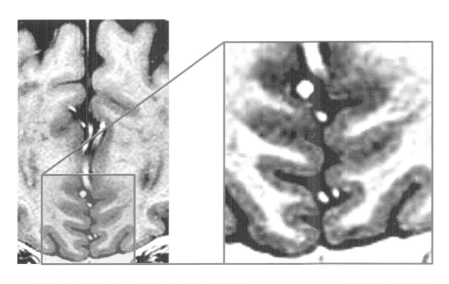

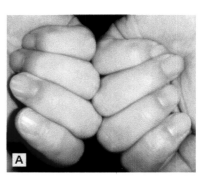

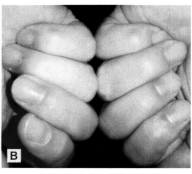

一侧脑沟与对侧脑回相互接触时形成互锁结构（interlock structure，如右图A所示的状态），而当双侧脑回相互接触时，则无上述结构存在（如右图B所示的状态）。当双侧大脑半球内表面的脑回借由软脑膜以互相紧密粘连的状态接触时，在剥离过程中，要求术者耐心细致地操作，由于脑回与脑沟之间并无紧密粘连，因此对这种双侧脑回之间紧密粘连的结构进行充分的剥离之后，即可将纵裂向左右分开。

图IID-22　纵裂内的结构（冠状位）

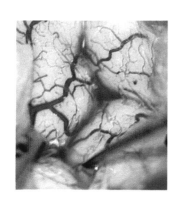

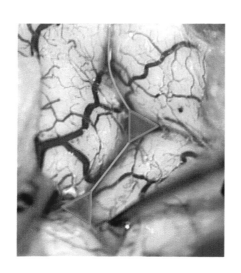

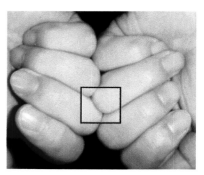

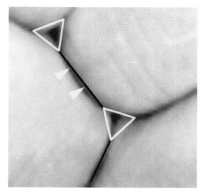

双手握拳对合后可以形成互锁结构（interlock structure）。在这种结构中，可以分为如右图中的黄色三角所示的间隙部位和黑色直线所示的粘连部位。在纵裂内，双侧大脑半球之间形成类似的结构，如中图所示，在纵裂内的术中实体照片中，蓝色三角所示的间隙部位和绿色直线所示的粘连部位分别与右图中的两种结构相对应，在实际手术剥离过程中，在对绿色直线所示的紧密粘连部位进行剥离时，要求术者耐心、细致、轻柔地操作。

图IID-23　纵裂内构造的实体照片及分离操作的要点

形成了三角形结构，这种结构易于剥离（图ⅡD-23）。另一方面，在脑回与脑回直接接触的部位则粘连较为紧密，在剥离过程中，要求术者耐心、细致、轻柔地进行操作。

球而造成其损伤。

保护嗅神经

在经纵裂入路中，保护嗅神经是非常重要的。这是由于经纵裂入路损伤嗅神经的风险较高。嗅神经附着于额叶下表面（图ⅡD-24，25）。嗅球固定于筛板处无法剥离，而嗅束则可以自额叶下表面充分剥离。而向后剥离嗅束的界限为嗅三角部。因此，只要对嗅束进行充分剥离即可避免在操作过程中由于牵拉固定于筛板处的嗅

嗅神经

所谓"嗅神经"的名称实际上并不正确。神经外科医生在临床中所提到的嗅神经，实际上准确的解剖学名称应该是"嗅叶"，这是由于嗅神经实际上是由嗅球、嗅束、嗅三角这3个解剖结构组成的脑叶结构。嗅神经是非常脆弱（fragile）的组织。嗅球自筛板处发出，而筛板位于盲孔（内有回流静脉通过）与鸡冠的后方。

嗅叶起始于前颅窝底接近正中处，略呈斜向朝后方走行，分为外侧嗅条与内侧嗅条，并在此部位形成嗅三角。在剥离操作中，尽量对额叶下表面与嗅叶之间进行较长距离的剥离。

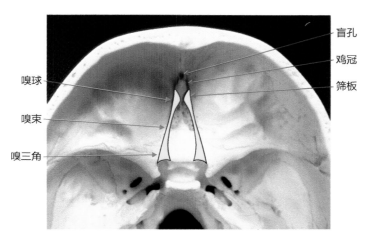

图 ⅡD-24　**嗅神经的位置与范围**

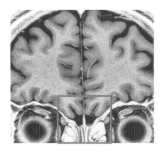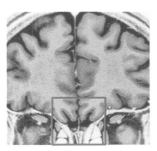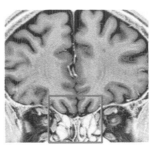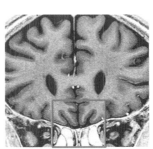

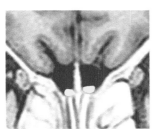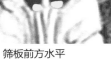

筛板前方水平

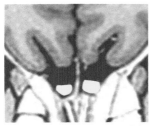

在筛板后方水平，嗅叶最为粗大。在整体上呈椭圆形

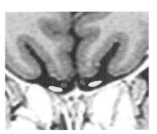

嗅束水平。嗅叶变为扁平形

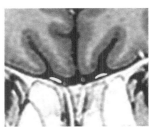

在嗅三角部附近，嗅叶的幅度开始变宽

图中黄色所示为嗅神经（嗅叶）。红色所示为伴行静脉。在图中可以观察到嗅叶沿直回与眶上回之间的脑沟走行。

图 ⅡD-25　**嗅神经（嗅叶）的走行方式**

E 处理动脉瘤

① 剥离动脉瘤

剥离动脉瘤的基本操作

术野的准备及到达动脉瘤

对于剥离动脉瘤的操作技术而言，首先需要介绍的是在什么样的术野环境下进行操作。

最先要强调的是准备广阔的术野。关于广阔的术野对于动脉瘤手术的意义将在本章中"②夹闭动脉瘤"一节中进行详细介绍。总体而言，在动脉瘤手术中，在保证载瘤动脉发出的穿通支动脉的安全的前提下，确切而充分地夹闭动脉瘤要求足够广阔范围的术野。

然而，有些术者并未完全理解广阔术野的真正含义，例如，如果在手术操作过程中对于脑裂（fissue）的剥离不充分而使用脑压板对于局部脑组织进行牵拉，则会对脑组织造成较大的压力，并且无法获得充分的广阔的术野操作空间。因此，必须朝向远心端对脑裂进行充分分离。另外，尽量朝向远心端进行充分剥离穿通支血管对于手术安全而言也是非常重要的。上述操作的目的在于，使动脉瘤具有更好的可移动性、防止穿通支血管的扭曲（kinking）、避免夹闭动脉瘤操作时撕裂瘤颈（neck）。

在分离脑裂的过程中，应遵循自远心端朝向近心端操作的基本原则。而在剥离动脉瘤及血管的过程中，应遵循载瘤动脉近心端、远心端分支动脉、动脉瘤的操作顺序。尤其对于破裂动脉瘤的手术而言，为了安全地获得操作术野，需要严格遵循许多操作顺序。

关于动脉瘤手术的各种经典入路中分离脑裂的具体操作方法及注意要点已经在本书中之前的章节中进行过介绍，请读者自行参阅。在本节中，笔者以破裂动脉瘤手术为例对剥离动脉瘤操作的步骤进行简单的介绍。

颈内动脉破裂动脉瘤（左侧颈内动脉—后交通动脉分叉处）

首先从侧裂的远心端开始进行分离，暴露大脑中动脉 M2 段的各分支。其次，在到达大脑中动脉 M1 段近心端的同时，将侧裂沟（sylvian vallecula）朝向深处分离，进一步到达大脑中动脉 M1 段的上表面及内侧面，上述操作顺序有利于保障手术安全。

在有些动脉瘤病例中，动脉瘤与颞叶紧密粘连，在这种情况下，应该避免对颞叶进行过度分离。使用脑压板对颞叶进行牵拉，分离深度仅需到达岛回表面的水平即可（图 IIE-1）。

动脉瘤朝向颈内动脉的后方或外侧，在术野内观察确认颈内动脉的终末段后，朝向颈内动脉上内侧面进行剥离。剥离操作以额叶为主，同时不断对颈内动脉与视神经之间进行分离，越过动脉瘤的某一高度之后到达载瘤动脉近心端处。此时已经在一定程度上控制了载瘤动脉，只需要将颈内动脉朝向外侧硬膜壁压迫即可阻断动脉瘤的血流（图 IIE-2）。

然后，在颈内动脉的后交通动脉（Pcom）近心端处对颈内动脉外侧面进行剥离后即可完全控制载瘤动脉。需要注意的是，在上述操作过程中，不要对颈内动脉壁施加朝向内侧牵拉的张力。

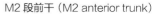

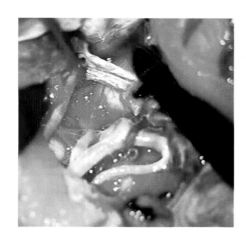

M2 段后干（M2 posterior trunk）
M2 段前干（M2 anterior trunk）

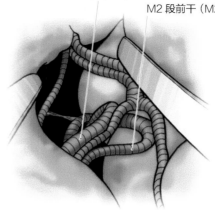

图 IIE-1　分离并打开侧裂远心端

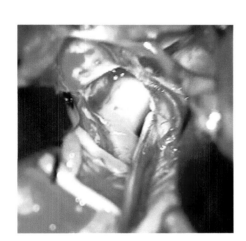

颈内动脉 C2 段
internal cartoid artery（C2）

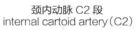

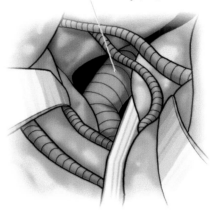

图 IIE-2　在术野内观察确认颈内动脉上表面并对其内侧面进行控制

此时，术者可以在一定程度上辨别动脉瘤的朝向以及动脉瘤与颞叶之间的空间位置关系。如果动脉瘤与颞叶之间的粘连并不紧密，则即使对于破裂动脉瘤，也应积极地对动脉瘤与颞叶进行剥离。根据具体手术需要，可以将额叶及颞叶的各动脉分支自颞叶表面剥离。上述操作可以在图 IIE-2 所示的操作之前完成（图 IIE-3）。

当控制载瘤动脉并获得充分的操作术野空间之后，开始进行控制动脉瘤瘤颈（neck）的操作。首先到达颈内动脉远心端，观察并确认脉络膜前动脉，优先控制动脉瘤远心端瘤颈（图 IIE-4）。

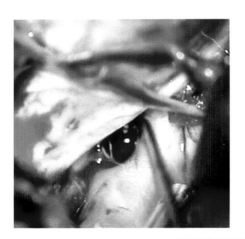

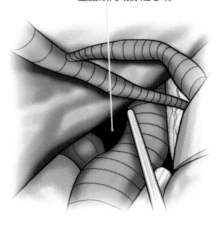

显露颈内动脉近心端

图 IIE-3　剥离颈内动脉近心端外侧面

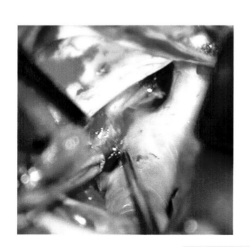

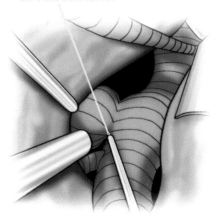

剥离动脉瘤远端瘤颈

图 IIE-4　显露动脉瘤瘤颈（远心端）

其次，显露动脉瘤近心端瘤颈。此时，自颈内动脉近心端返回，首先观察确认后交通动脉（Pcom）的颅底侧边缘部。最后，显露动脉瘤近心端瘤颈（Pcom与动脉瘤壁之间的部位）。按照上述顺序进行操作的理由是，对此部位进行观察时动脉瘤所受到的牵拉张力最大（图 IIE-5）。

手术操作至此，术野内的准备已经处于最成熟（matured）的状态，终于可以开始进行真正的夹闭动脉瘤的操作（图 IIE-6）。

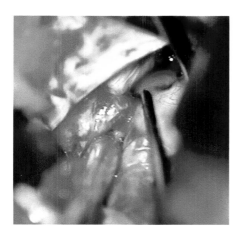

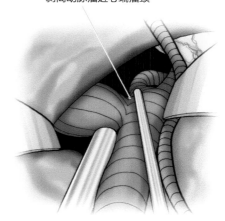

剥离动脉瘤近心端瘤颈

图 IIE-5 显露动脉瘤瘤颈（近心端）

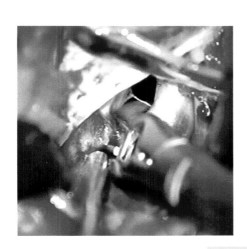

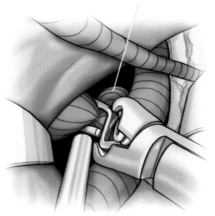

后交通动脉（Pcom）

图 IIE-6 夹闭动脉瘤瘤颈

大脑中动脉动脉瘤（右侧 M1-M2 分叉处）

首先，分离并打开侧裂远心端，暴露大脑中动脉 M2 段前干的远心端分支。此时，通过术野内的空隙可以在一定程度上观察到部分大脑中动脉 M2 段后干的远心端，但不要进一步朝向近心端追踪分离。这是因为，大脑中动脉动脉瘤常朝向颞叶侧突出并与其紧密粘连，术中如果要暴露 M2 段后干则往往需要对动脉瘤进行较为强力的牵拉（图 IIE-7）。

不断剥离朝向 M2 段前干的近心端，同时将动脉瘤朝向颞叶侧压迫，对大脑中动脉与额叶之间进行剥离并不断接近侧裂底部，可以安全地通过动脉瘤的基底部并控制大脑中动脉 M1 段。根据动脉瘤的朝向及其与 M1、M2 走行方式之间的关系的不同，M1 可能如图 IIE-8 所示位于两支 M2 之间，或位于 M2 前干的内侧靠近颅底一侧。在此处过程中，尽量朝向近心端对 M2 前干的内侧（额叶侧）进行剥离可以保障手术的安全。

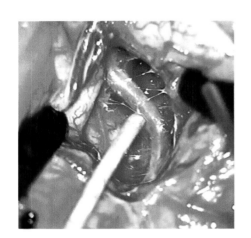
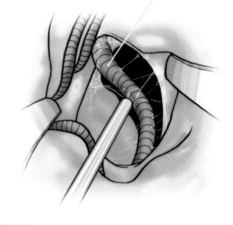

图 IIE-7　剥离侧裂远心端

M2 前干（M2 anterior trunk）

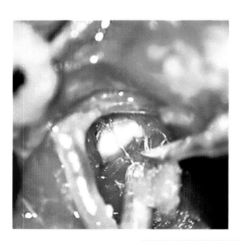
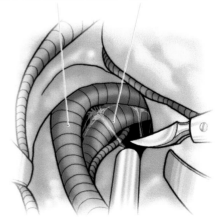

M2 前干（M2 anterior trunk）　M1

图 IIE-8　朝向 M2 前干近心端追踪剥离及控制 M1

控制 M1 之后，在动脉瘤粘连在颞叶的状态下充分分离侧裂，从而暴露 M2 后干。将 M2 后干剥离至近心端，在剥离操作过程中，注意避免对动脉瘤过度牵拉（图 ⅡE-9）。

在保证手术安全的前提下追踪到达至动脉瘤瘤颈，开始进入夹闭动脉瘤的阶段（图 ⅡE-10）。

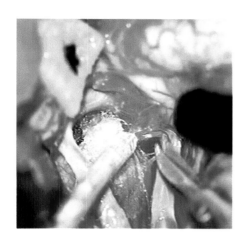

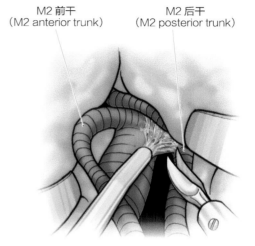

M2 前干
（M2 anterior trunk）

M2 后干
（M2 posterior trunk）

图 ⅡE-9　剥离 M2 后干

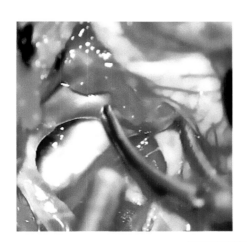

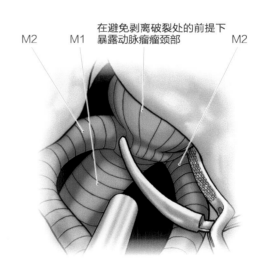

M2　　M1

在避免剥离破裂处的前提下
暴露动脉瘤瘤颈部

M2

图 ⅡE-10　暴露并夹闭动脉瘤瘤颈

控制动脉瘤瘤颈

控制动脉瘤瘤颈的操作主要分为 2 个阶段。

首先，尝试试验性（tentative）夹闭动脉瘤，将动脉瘤夹的叶片（clip blade）插入，大致控制动脉瘤瘤颈的空隙（第一阶段）。其次，相对于瘤顶部（dome）的体积瘤颈部（neck）较为狭窄的动脉瘤往往其动脉瘤基底部附近的瘤壁与分支血管起始部的血管壁之间粘连较为紧密，对于此处进行仔细剥离，从而暴露动脉瘤真正的瘤颈（第二阶段）。

在上述操作过程中，对于破裂动脉瘤与未破裂动脉瘤，在操作顺序方面有若干不同点，需要术者留意。首先，在第一阶段的操作中，对于破裂动脉瘤，要保持动脉瘤破裂点与其周围的粘连状态。使用呈 45° 角弯曲的 11 号 Rothon 棒状显微剥离子有利于剥离操作的顺利进行。将上述显微剥离子插入动脉瘤瘤颈处并扩大此处的

空隙，为动脉瘤夹叶片（clip blade）的插入制造充分的操作空间。控制破裂动脉瘤瘤颈的操作过程如图 IIE-11 所示。

控制动脉瘤瘤颈部的操作要点

在控制瘤颈时，绝对禁止为了观察术野内的空隙而对瘤颈附近处的载瘤动脉（或分支血管）管壁进行压迫牵拉。这是因为上述操作可能会牵拉动脉瘤瘤体造成其与粘连处分离。同样的道理，在操作过程中应同时尽量避免从侧方挤压瘤颈附近的动脉瘤瘤壁。

术者在操作过程中应时刻注意检查确认破裂点周围的愈合部位附近的动脉瘤壁是否受到牵拉张力、动脉瘤壁是否因受到牵拉而出现过度移动等情况。在操作时应尽量使血管壁及瘤壁的位置保持在原位，将显微剥离子呈垂直插入瘤颈部的空隙内并以旋转运动扩大空隙的空间。将动脉瘤瘤体朝向破裂点方向挤压的动作并不会对手术安全造成过大的影响。

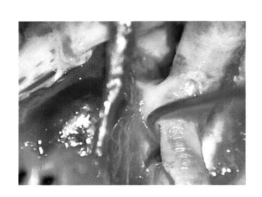
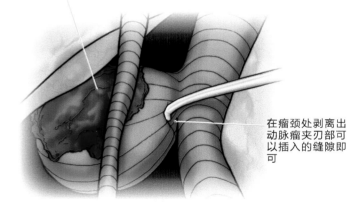

在剥离瘤颈操作过程中，注意不要对动脉瘤破裂处过度牵拉

在瘤颈处剥离出动脉瘤夹刃部可以插入的缝隙即可

图 IIE-11 使用 Rothon 显微剥离子控制破裂动脉瘤的瘤颈

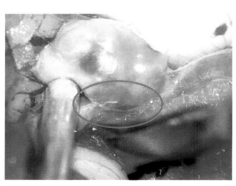
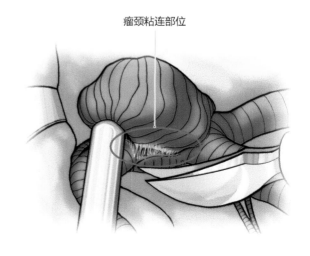

瘤颈粘连部位

此病例为经纵裂入路（interhemispheric approach）夹闭前交通动脉动脉瘤的手术。
左侧瘤颈部与周围紧密粘连。

图 IIE-12 对动脉瘤瘤颈粘连处进行剥离的示例①

对于未破裂动脉瘤，如果瘤顶部与脑组织等结构紧密粘连，在进行第一阶段的操作过程中也要考虑到上述同样的问题。需要注意的是，根据动脉瘤及分支血管的朝向，可以先在一定程度上大致找寻到瘤颈的位置，然后在术中情况允许的前提下，预先对瘤顶部与其周围进行剥离操作。另外，如果动脉瘤与周围组织并无明显粘连而是以相对游离的状态存在于脑裂内部时，则在控制术野内部时，动脉瘤瘤颈已经大致暴露于术野之内。

第二阶段的操作实际上是第一阶段操作的延伸。通常情况下，首先将插入瘤颈空隙处的 11 号 Rothon 显微剥离子朝向真正的瘤颈方向滑动，然后再将其逐渐提至动脉瘤壁粘连处，而除此之外，尚有下述几种其他的操作方法（图 ⅡE-12 ~ 15）。

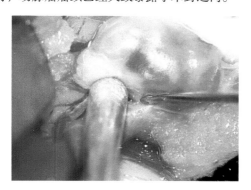

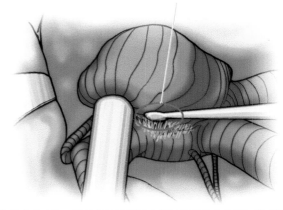

将板形显微剥离子不断旋转的同时利用剥离子的边缘切削动脉瘤壁

使用菲薄扁平型显微剥离子的侧面不断压迫血管壁或动脉瘤壁，不断旋转显微剥离子并使用其边缘部切削瘤颈部，或者通过抽拉显微剥离子切削瘤颈部。上述操作也可以通过使用（延崎·上山式）IK-230 号塑料片手术刀型剥离板（IK 手术刀）来实现。

图 ⅡE-13　对动脉瘤瘤颈粘连处进行剥离的示例②

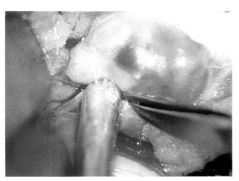

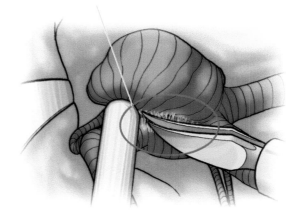

使用显微剪刀对显微剥离子切削残留的坚韧的纤维结缔组织进行剪切分离

对于较为坚韧的结缔组织，使用显微剪刀进行切断分离的方式更为有效。

图 ⅡE-14　对动脉瘤瘤颈粘连处进行剥离的示例③

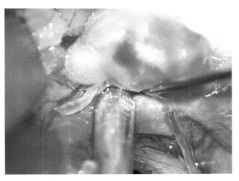

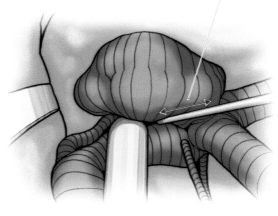

真正的瘤颈部

反复重复图 ⅡE-12,14 的操作过程，直至控制真正的动脉瘤瘤颈。

图 ⅡE-15　被控制之后的动脉瘤瘤颈

在上述操作过程中，使用左手的吸引器抵住动脉瘤壁或其分支血管壁，同时对其施加适度的张力（tension），然后进行剥离。同时用右手的显微剥离子对动脉瘤的另一侧瘤壁施加支撑力会有利于上述操作的顺利进行。

在探查动脉瘤瘤颈部的操作过程中，手术器械的尖端部应避免过度进入瘤颈的裂隙内。在操作过程中，作为术者应该谨记，尽量对动脉瘤粘连处进行最大限度的剥离，剥离越是接近动脉瘤真正的瘤颈部，则在夹闭动脉瘤时造成分支动脉扭转（kinking）的危险性就越小。

对于未破裂动脉瘤，在第二阶段的操作过程中，将动脉瘤瘤体与其周围的粘连组织完全剥离，使动脉瘤处于可以自由移动的状态之后再对其进行夹闭操作。

而对于破裂动脉瘤，第二阶段的操作应遵循第一阶段同样的原则，注意避免对动脉瘤破裂点施加过度的力量。试验性夹闭动脉瘤瘤顶部之后，再对动脉瘤瘤体部进行剥离操作。

将动脉瘤瘤体与其周围组织剥离

动脉瘤常与其邻近的脑组织相互紧密粘连。对于未破裂动脉瘤而言，术中应遵循将动脉瘤及分支动脉充分剥离达到可以完全移动状态之后再夹闭动脉瘤的手术原则。术中对包括背侧在内的动脉瘤全貌进行构筑的观察确认之后再进行下一步操作是极为重要的，只有同时不断调整动脉瘤钳和动脉瘤的位置才能实现最为理想的动脉瘤夹闭效果。

此时，术者应注意极力保护粘连部位的脑表面软脑膜。即使对于非功能区，也应尽力避免吸引脑组织。如果软脑膜或脑实质受到损伤，则脑压板无法实现有效的牵拉，而且无法保证术野的清晰。所以，在手术操作中应尽最大努力保护软脑膜的完整性。

下面以右侧大脑中动脉动脉瘤作为示例，介绍手术操作技巧。

对动脉瘤与脑组织表面之间的粘连进行剥离

使用脑压板略微牵拉脑组织展开术野，注意避免对动脉瘤粘连处施加过度的牵拉张力。脑压板不要距离动脉瘤粘连处过近。过度粗暴地牵拉会降低分离部位的活动性以及手术的可操作性。预先将穿通支动脉剥离至其远心端，使穿通支动脉游离。首先对动脉瘤粘连处的两端 [图 IIE-16 中所示的前端（蓝色箭头所示）或后端（红色箭头所示），也就是空隙处] 进行剥离，使其成为剥离操作的突破口。

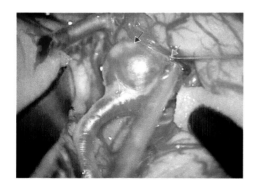

脑组织（软脑膜）与动脉瘤之间形成粘连部位

朝向动脉瘤侧施加轻微的张力，同时使用显微剥离子朝向相反的方向轻柔地进行剥离

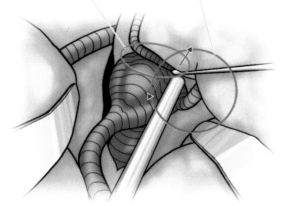

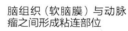

图 IIE-16　对动脉瘤与软脑膜粘连处进行剥离①

如果动脉瘤与脑组织粘连紧密，则使用 11 号 Rothon 显微剥离子或 IK 尖刀对粘连处进行摩擦，采取半钝性分离的方式对粘连部位进行切削并将其完全剥离。此时，动脉瘤壁已经游离，左手使用吸引器支撑动脉瘤壁，右手使用显微剥离子对脑表逐渐施加牵拉张力使二者进一步分离，根据术者的操作习惯，也可以采取相反的操作方式。在使用显微剥离子移动动脉瘤壁时，如果剥离子较为尖锐，在操作过程中应注意避免剥离子尖端刺向动脉瘤造成其破裂，或者选择使用尖端幅度较

宽呈板状的剥离子进行操作（图 ⅡE-17）。

在上述操作过程中，有时在术野内会遭遇较为坚韧且具有一定张力的纤维状结缔组织，或者坚韧的膜状结缔组织致密地覆盖在术野操作处表面，此时应使用显微剪刀将上述结缔组织切断。在使用显微剪刀进行剥离操作时，可以将剪刀叶片固定在咬合途中，然后将其朝向侧方横向滑动，将剥离面不断扩展的同时对其进行切削剥离（图 ⅡE-18）。

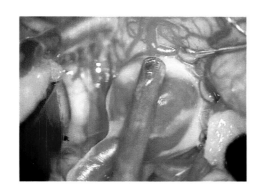
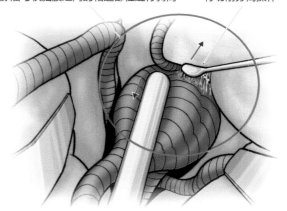

使用吸引器与显微剥离子呈对立方向对动脉瘤与软脑膜之间的粘连部位进行剥离　使用板状显微剥离子进行切削分离操作

图 ⅡE-17　对动脉瘤与软脑膜粘连处进行剥离②

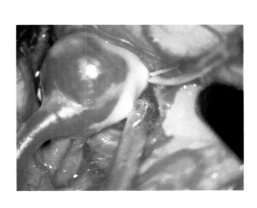
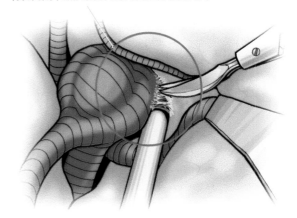

使用显微剪刀时，将其朝向侧方横向滑动，将剥离面不断扩展的同时对其进行切削剥离

图 ⅡE-18　对动脉瘤与软脑膜粘连处进行剥离③

随着剥离面逐渐朝向粘连中央部位进展，脑表面及动脉瘤壁的活动性进一步增加。此时，略微增加脑压板的牵拉张力，可以逐渐将动脉瘤整体游离，剥离操作变得越来越顺利（图 IIE-19）。

如果剥离操作较为艰难，则选择粘连处的另一侧作为突破口重复进行同样的剥离操作（图 IIE-20），直至动脉瘤被完全剥离。

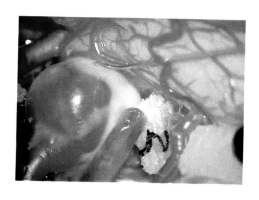
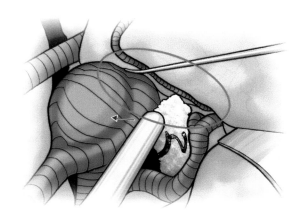

随着剥离操作的不断进行，动脉瘤的活动性逐渐增加，从而出现更多新的剥离操作空间。

图 IIE-19　对动脉瘤与软脑膜粘连处进行剥离④

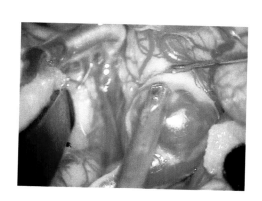

自粘连的对侧开始剥离

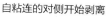
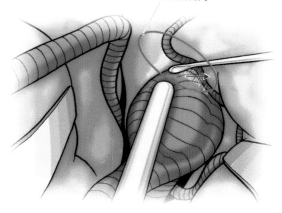

图 IIE-20　转换剥离方向

对动脉瘤与颅神经之间的粘连进行剥离

如果动脉瘤与视神经或动眼神经之间紧密粘连时，在剥离操作过程中，应尽量避免对神经牵拉或压迫，以动脉瘤壁一侧作为剥离面逐渐扩展分离（压迫动脉瘤壁使其凹陷）。保持神经的位置固定不变，将牵拉或压迫的张力施加于动脉瘤壁。图ⅡE-21所示为右侧颈内动脉－后交通动脉分叉处动脉瘤手术的示例。

对动脉瘤与硬膜之间的粘连进行剥离

在颈内动脉－后交通动脉分叉处动脉瘤中，有一部分动脉瘤的特点为：动眼神经受动脉瘤压迫将朝向下方移位，动脉瘤隐藏于小脑幕下方。对于这种动脉瘤，动脉瘤壁与小脑幕硬膜之间存在蛛网膜层，在剥离操作过程中，将这层蛛网膜保留在动脉瘤壁表面可以保证手术的安全。图ⅡE-22所示为右侧颈内动脉－后交通动脉分叉处动脉瘤手术的示例。

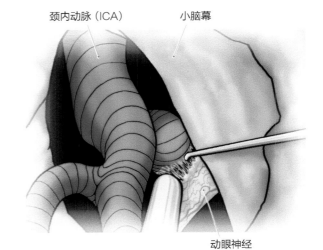

颈内动脉（ICA）　　小脑幕

动眼神经

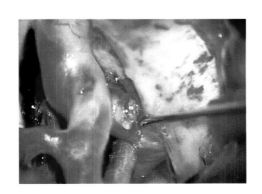

图ⅡE-21　对动脉瘤与动眼神经之间的粘连进行剥离

在对动脉瘤壁与小脑幕之间的粘连进行剥离操作时，沿着蛛网膜与硬膜之间的层次进行剥离可以保证手术的安全

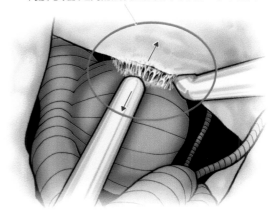

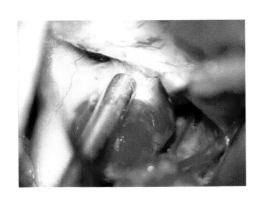

图ⅡE-22　对动脉瘤与硬膜之间的粘连进行剥离

对动脉瘤壁与分支血管之间的粘连进行剥离

　　与动脉瘤壁粘连的分支动脉，其表面两侧被呈"火山脚形"坚韧的膜状结缔组织覆盖，但直接与动脉瘤壁相邻的膜性结缔组织则较为疏松（图 IIE-23）。在对其进行剥离时，应遵循呈平行线形将其两侧的膜状结缔组织切开分离的原则进行操作。通常情况下，应找寻分支动脉远心端的游离端，并以此作为突破口开始剥离操作。将分支动脉远心端自动脉瘤壁表面轻轻提起，同时将动脉瘤壁略微朝向下方压迫，使用显微剥离子将覆盖在分支动脉两侧的"火山脚形"膜状结缔组织不断切削剥离（图 IIE-24）。在上述剥离操作时，可以选择使用 11 号 Rothon 显微剥离子，但此时选择使用细型 IK 尖刀

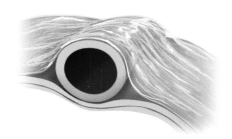

图 IIE-23　与动脉瘤紧密粘连的血管的示意图

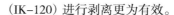
（IK-120）进行剥离更为有效。

　　上述膜状结缔组织通常呈数层重叠的状态与分支动脉壁或动脉瘤壁外膜之间互相移行。根据术中具体情况不同，有时选择分支动脉壁的外膜作为剥离层面，而有时则选择动脉瘤壁的外膜作为剥离层面，这需要术者自行评估判断。以分支动脉壁外膜与动脉瘤壁外膜之间的层面作为剥离层面当然是最为理想的选择。然而，当此分支动脉是必须保护的穿通支血管时，如果粘连部位与动脉瘤瘤颈相互远离，那么即使动脉瘤壁表面存在裂隙，也仅需夹闭瘤颈即可完成手术，因此，在剥离操作中应该选择保留动脉瘤壁表面的外膜组织。相反，如果粘连部位位于动脉瘤瘤颈附近，则更应绝对避免损伤动脉瘤外膜。

　　对于此处的"火山脚形"膜状结缔组织，在分支动脉壁与动脉瘤壁二者之间进行均等的剥离操作是安全的（图 IIE-25A）。然而，这种膜状结缔组织往往在走行过程中完全偏向于二者之间的某一方或完全消失于某一方（图 IIE-25B）。在这种情况下，膜状结缔组织会在偏向一方的壁表面形成更深入的层次进入其外膜内（图 IIE-26），因此，如果果术者没有注意到上述走行层次深度的改变而一味地进行剥离，则会损伤动脉壁或动脉瘤壁。为了避免上述损伤的发生，如果发现膜状结缔组织形成

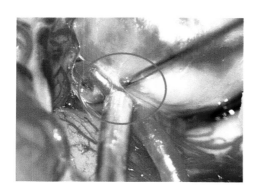
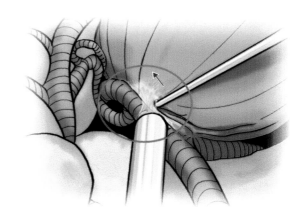

图 IIE-24　对动脉瘤壁与分支动脉之间的粘连进行剥离①

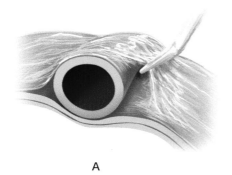

A

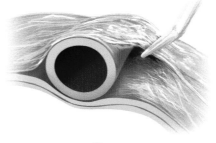

B

图 IIE-25　对"火山脚形"膜状结缔组织进行均等剥离（A）及偏向剥离（B）

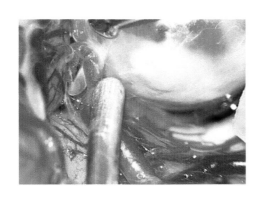

剥离的结缔组织层逐渐深入偏向
动脉瘤壁外膜

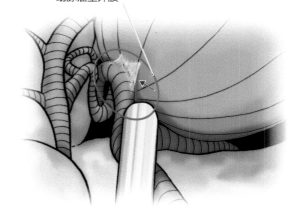

图 ⅡE-26 剥离的膜状结缔组织层的偏移

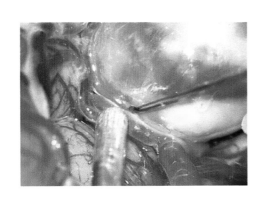

改为朝向相反的方向进行剥离

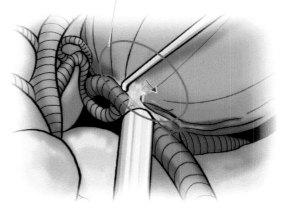

图 ⅡE-27 对动脉瘤壁与分支动脉之间的粘连进行剥离②

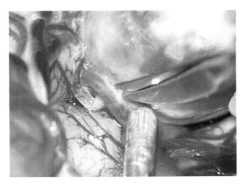

使用显微剪刀切断坚韧的纤维性粘连。

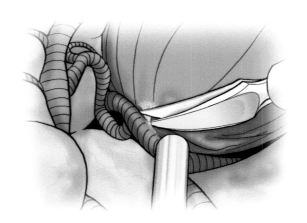

图 ⅡE-28 对动脉瘤壁与分支动脉之间的粘连进行剥离③

束状结构，则应反向剥离（图 IIE-27）。

或者将钝性分离至一定程度的细小束状坚韧膜状结缔组织，在适当的时机用显微剪刀切断（图 IIE-28）。

静脉粘连部位的剥离基本与动脉粘连相同。但与动脉相比，静脉壁较为菲薄，并且受动脉瘤压迫之后其管腔变得扁平，所以在剥离时尽量少用显微剪刀进行锐性剥离，而应该多用剥离子（IK 尖刀）等器械进行钝性剥离（图 IIE-29）。

阻断载瘤动脉

为了保证动脉瘤手术的安全，术中应尽量对动脉瘤的载瘤动脉进行临时阻断。阻断载瘤动脉之后，对动脉瘤的剥离操作变得相对轻松，有利于手术的快速进展。需要注意的是，如果术者过于在意阻断时间的长短，则会使手术操作变得粗糙。从这个角度考虑，放弃阻断载瘤动脉而花费时间从容细致地剥离动脉瘤的做法应提倡。而术者根据动脉瘤粘连疏松部位和粘连紧密部位的不同，对是否阻断载瘤动脉进行判断选择和随时切换对于保证手术操作的安全和顺利进行则是更为重要的。

在对动脉瘤与动眼神经、视神经等粘连处进行剥离操作时，为了保护神经不受损伤，应该积极阻断载瘤动脉。尤其是在颈内动脉 – 后交通动脉分叉处动脉瘤的手术中，当动眼神经受动脉瘤朝向下方压迫时（如前所述图 IIE-12 所示的病例），或者颈内动脉 – 眼动脉分叉处动脉瘤等病例中视神经受动脉瘤挤压时，术中几乎必须对载瘤动脉进行临时阻断（图 IIE-30，31）。此外，还可以选择另一种方法：首先对瘤颈附近的动脉瘤壁进行剥离，使其获得一定程度的活动性，然后在试验性夹闭瘤顶部（tentative dome clipping）之后，再对动脉瘤整体进行剥离，或将瘤顶部切断。

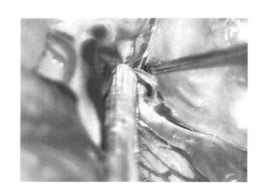 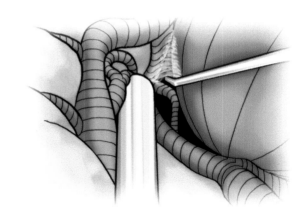

图 IIE-29　对动脉瘤与分支静脉之间的粘连进行剥离

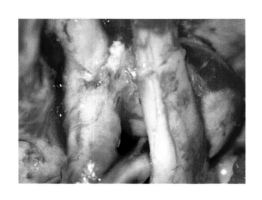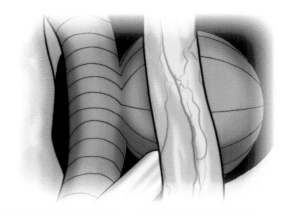

在对动脉瘤与视神经之间的粘连进行剥离操作时，必须打开视神经管和视神经鞘，使视神经获得充分的活动性。

图 ⅡE-30　对动脉瘤与视神经之间的粘连进行剥离①

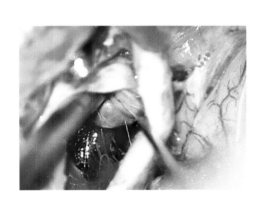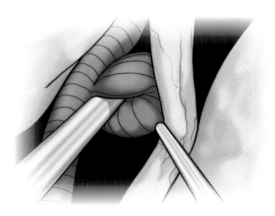

对载瘤动脉进行临时阻断，使动脉瘤塌陷（collapse），这样可以在不损伤视神经的前提下剥离动脉瘤。

图 ⅡE-31　对动脉瘤与视神经之间的粘连进行剥离②

对破裂动脉瘤的完整剥离

在破裂动脉瘤手术中，避免剥离动脉瘤的破裂点，在保持其破裂点与周围组织粘连的状态下对瘤颈进行夹闭是必须遵循的原则。

但对于绝大多数破裂动脉瘤而言，在破裂点外侧附着着纤维血栓止血，周围则被血肿层所包围。在夹闭瘤颈之前，术者应集中全部注意力，将上述纤维血栓的外周作为剥离层面进行分离操作，这样可以使破裂点外侧在保持纤维血栓附着的状态之下将破裂动脉瘤完整剥离，达到与未破裂动脉瘤同样的程度（图 IIE-32）。

具体细节在此省略，在剥离操作之前，需要预先对瘤颈进行控制，达到随时可以插入动脉瘤夹的程度，即

所谓的"成熟（matured）"状态是剥离动脉瘤的必要条件。

将动脉瘤完整剥离之后，可以随时在没有阻碍的状态下对动脉瘤进行试验性夹闭（tentative clip）或临时阻断，与未破裂动脉瘤一样，观察动脉瘤的整体形态并寻找追踪瘤颈，自由选择夹闭线，这对于动脉瘤手术而言是极为有利的（请参照本节中的②夹闭动脉瘤）。另外，一旦将破裂动脉瘤完整剥离之后，其破裂点不受任何张力牵拉，因此在其后的夹闭动脉瘤的操作过程中动脉瘤破裂出血的风险反而会降低。

在此，笔者着重强调，上述手术理念与操作方法并不是动脉瘤手术的绝对原则，读者并不需要一定要遵从笔者的手术方案。

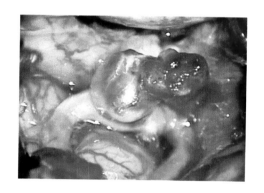
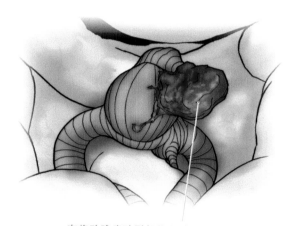

在将动脉瘤破裂部位血肿附着于原位的状态下对其进行剥离，可以将其剥离至与未破裂动脉瘤相同的程度。

图 IIE-32　对破裂动脉瘤与周围组织之间的粘连进行剥离

致谢

在本节中"剥离动脉瘤的基本操作"与"对破裂动脉瘤的完整剥离"两部分的编写过程中，得到了北海道大学神经外科学教研室杉山拓医生的大力协助，在此表示诚挚的谢意。

对与动脉瘤粘连的小动脉的剥离

在剥离动脉瘤瘤颈的操作过程中，对于与动脉瘤瘤顶部粘连的小动脉的剥离是最艰难的操作步骤之一。此时，锐性剥离并不能保证安全。

此处剥离操作的特点：

●在动脉瘤瘤顶部越菲薄处粘连越紧密，剥离操作也越困难；

●在动脉瘤瘤颈周围反而粘连较为疏松，有些部位甚至完全没有粘连存在。

在剥离过程中，应该自操作相对简单处开始逐渐朝向操作艰难处进行，并不需要将小动脉与动脉瘤瘤顶部完全剥离，只需剥离至有充分的空间将动脉瘤夹放置于瘤颈部即可（图ⅡE-33 ~ 43）。

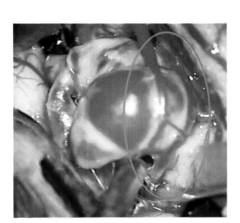

术野内可见数支细小动脉与动脉瘤紧密粘连。

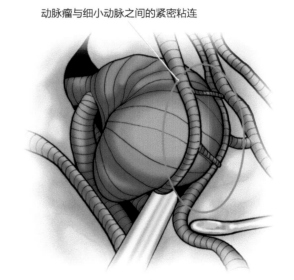

动脉瘤与细小动脉之间的紧密粘连

图ⅡE-33 动脉瘤与小动脉之间的粘连①

动脉瘤与细小动脉之间的另一处粘连

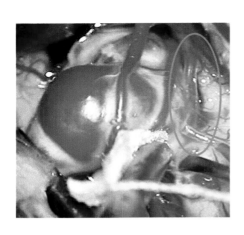
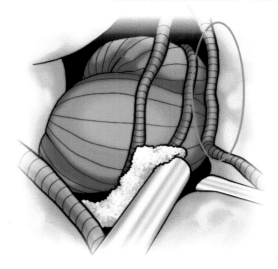

图 IIE-34　动脉瘤与小动脉之间的粘连②

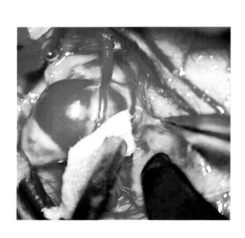
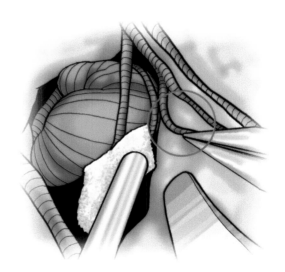

图 IIE-35　对动脉瘤与小动脉之间的粘连进行钝性剥离（0 号显微镊子）

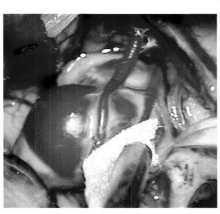

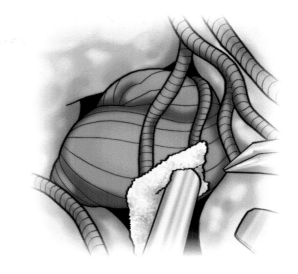

使用显微剪刀将动脉瘤自脑组织及细小动脉
剥离。

图 ⅡE-36　对动脉瘤与小动脉之间的粘连进行锐性剥离

在 A 面（瘤颈附近处）动脉瘤与细小动脉之
间几乎不存在紧密粘连

在 B 面（瘤颈稍远处）动脉瘤与细小动脉之间也几
乎不存在紧密粘连

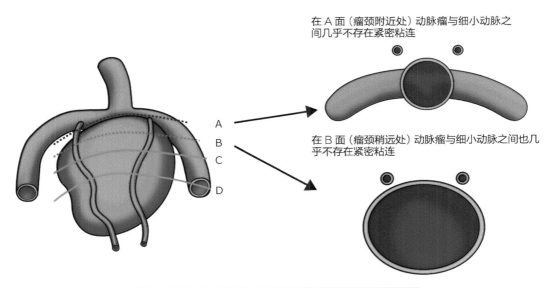

图 ⅡE-37　动脉瘤与小动脉之间粘连处不同部位的特征①

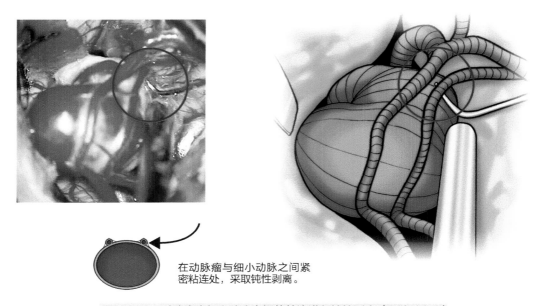

在动脉瘤与细小动脉之间紧密粘连处，采取钝性剥离。

图 IIE-38   对动脉瘤与小动脉之间的粘连进行钝性剥离（显微剥离子）

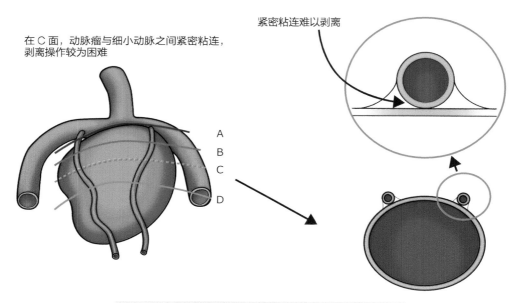

在 C 面，动脉瘤与细小动脉之间紧密粘连，剥离操作较为困难

紧密粘连难以剥离

图 IIE-39   动脉瘤与小动脉之间粘连处不同部位的特征②

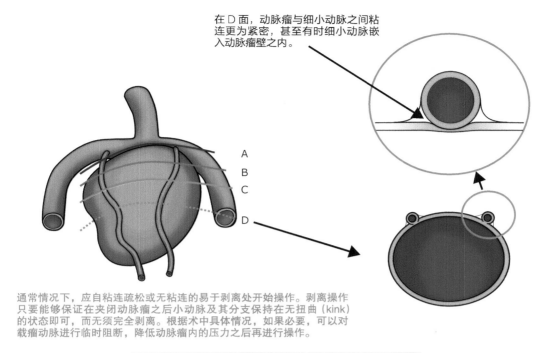

在 D 面，动脉瘤与细小动脉之间粘连更为紧密，甚至有时细小动脉嵌入动脉瘤壁之内。

通常情况下，应自粘连疏松或无粘连的易于剥离处开始操作。剥离操作只要能够保证在夹闭动脉瘤之后小动脉及其分支保持在无扭曲（kink）的状态即可，而无须完全剥离。根据术中具体情况，如果必要，可以对载瘤动脉进行临时阻断，降低动脉瘤内的压力之后再进行操作。

图 IIE-40　**动脉瘤与小动脉之间粘连处不同部位的特征③**

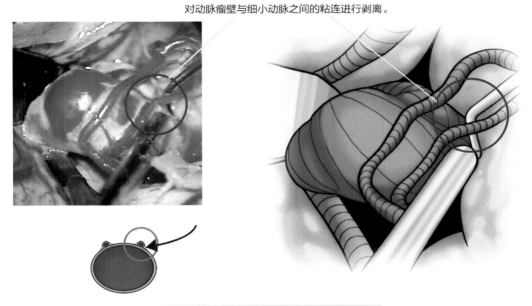

对动脉瘤壁与细小动脉之间的粘连进行剥离。

图 IIE-41　**对动脉瘤瘤颈附近进行钝性剥离**

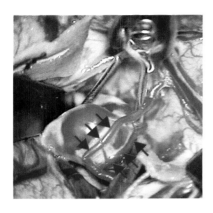

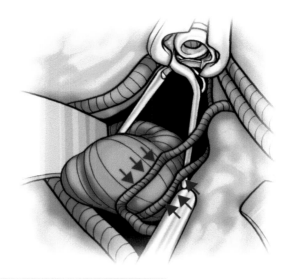

在动脉瘤瘤颈周围剥离后获得的空间插入
动脉瘤夹的叶片。而对于图中蓝色箭头指
示处则无须勉强地进行剥离。

图 IIE-42　对与小动脉紧密粘连的动脉瘤进行瘤颈夹闭①

保留了 2 条小动脉

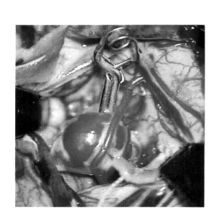

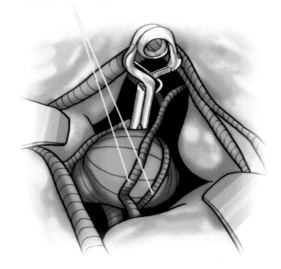

图 IIE-43　对与小动脉紧密粘连的动脉瘤进行瘤颈夹闭②

② 夹闭动脉瘤

作为动脉瘤手术策略原则的夹闭线（closure line）

在夹闭动脉瘤时，理想的目标是在最大的限度上消除动脉瘤瘤体的膨隆、菲薄的瘤壁等成分。同时术中又需要避免夹闭操作造成载瘤动脉或分支动脉的狭窄，保持其正常的管径。因此，选择何种动脉瘤夹以何种形式夹闭动脉瘤对于动脉瘤手术而言至关重要。

所谓夹闭（clipping）动脉瘤，实际上就是通过闭锁动脉瘤夹叶片（clip blade），使动脉瘤从三维立体结构改变为二维的曲线状结构。更准确地说，就是将近似于圆形的动脉瘤入口（瘤颈）闭合成线形。这种夹闭后形成的曲线被称为夹闭线（closure line）。然而，虽然动脉瘤的入口呈近似圆形，但其并非二维平面上的圆形，而是三维立体结构。因此，术者必须考虑如何在三维立体空间做成理想的夹闭线。对于夹闭线的准确理解，必须建立在解决下述问题的基础之上：在何种方向上做成什么样形状的曲线最为理想；对于每个病例，在动脉瘤形成之前，载瘤动脉呈什么样的形状和状态；动脉瘤是以怎样的过程逐渐形成并发展的。通常情况下，理想的夹闭线呈曲线状。这就决定了在手术中多采用弯曲型（curve）动脉瘤夹夹闭动脉瘤，然而，为了实现任意曲率的曲线状夹闭线，则往往采用多个动脉瘤夹对动脉瘤进行夹闭。

在实际手术中，对于每例动脉瘤，术者所预计做成的夹闭线可以有各种不同的方向。为了实现所有的夹闭线方向，术中应尽量尝试自所有的方向插入动脉瘤夹的持夹钳。实际上，在手术中，术者身体的姿势和角度、手臂与手腕的活动度等因素对于做成理想的动脉瘤夹闭线而言都是极为重要的。另外，使用旋转型（rotation）持夹钳可以完成普通持夹钳无法实现的插入角度。

为了满足上述动脉瘤夹各种插入方向的要求，充分广阔的术野是最基本的前提。这就要求动脉瘤手术的骨窗范围必须达到一定的范围，并且要充分地分离并打开脑裂（fissure）。只有满足上述要求，才能保证在持夹钳插入线轴与术者视线轴不同时，在充分观察动脉瘤整体形态的基础之上轻松地夹闭动脉瘤。

在实际手术中和夹闭动脉瘤之后，对动脉瘤夹的夹闭线进行细微调整也是保证手术成功的重要因素。无论对于破裂动脉瘤还是未破裂动脉瘤而言，手术的最终目标都是一样的。二者的不同之处在于，在破裂动脉瘤手术中，通常情况下应在不显露破裂点的状态下对动脉瘤进行最初的夹闭。在尽量保证动脉瘤处于不受牵拉的静止状态并且在不剥离其破裂点的操作下夹闭动脉瘤。在此基础之上，进一步剥离动脉瘤并对其整体形态进行充分细致的观察，不断改变动脉瘤夹夹闭的角度和部位，直至达到最为理想的夹闭线为止。

动脉瘤的分类与夹闭线

根据推测的动脉瘤形成过程可以大致将动脉瘤分为分叉型（bifurcation type）和主干型（trunk type）两大类。除此之外，尚有含有多个膨隆成分的复合型动脉瘤。对于体积巨大的动脉瘤，往往难以推测其形成初期的状态。对于不同类型的动脉瘤，应分别具体设计其最为理想的夹闭线。

分叉型（bifurcation type）动脉瘤

很多时候，在开颅手术中，可以在血管分叉处不经意间发现纵向龟裂样的动脉瘤初期病变（图 IIE-44）。

通常情况下，血管分叉处会随着年龄的增加出现动脉硬化性改变并且其分叉角度逐渐增大。在此过程中，血流冲击又会加重对分叉处血管内壁的物理压力，可以想象这些因素均会造成血管分叉处纵向龟裂的形成。在此部位血管壁平滑肌的环状纤维样排列便会逐渐崩解，足以造成血管壁中膜缺损。

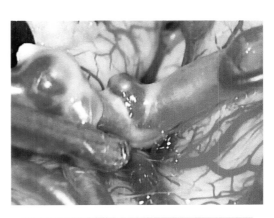

图 IIE-44　动脉分叉处产生的纵向龟裂发展为动脉瘤初期病变

另外，随着动脉分叉处的角度不断增大，纵向龟裂也不断扩展，可以推测其间的动脉壁产生膨隆样改变（图 IIE-45A）。

在上述病理过程下形成的动脉瘤称为分叉型动脉瘤。大约 80% 的动脉瘤属于此类。

分叉型动脉瘤的理想夹闭线的设计

分叉型动脉瘤主要的特点在于，动脉瘤壁的火山丘状隆起突出的部分或动脉瘤壁的菲薄红色部分将动脉分叉处包绕，即动脉瘤壁涉及载瘤动脉本身。

设想将动脉瘤整体切下，则切口应为两个半圆弧形呈 V 字状展开。而在夹闭动脉瘤时，最为理想的夹闭结果应想象为将这两个半圆弧形如蝴蝶的双翅般立起并闭合起来。在上述这种动脉瘤夹闭的过程中，并非将类似于圆形的瘤颈消除于单一的二维平面上，而是将瘤颈在三维立体空间内折叠后将其消除。

此时，分叉后的两条动脉也互相靠近从而使分叉角度变小。这样形成的夹闭线与分叉血管呈垂直相交，并且围绕血管分叉处，呈弧形曲线，即所谓的垂直夹闭线（perpendicular closure line）。而夹闭动脉瘤之后载瘤动脉分叉处又恢复了动脉瘤形成初期的纵向龟裂的状态（图 IIE-45B）。在这种状态下，既在最大限度上闭锁了涉及载瘤动脉壁的动脉瘤壁，又保持了载瘤动脉分支血管的

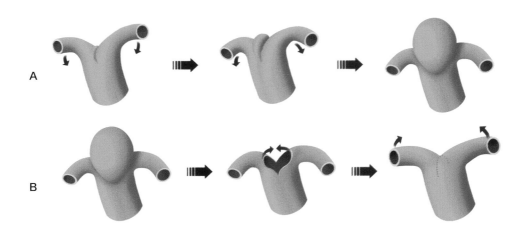

图 IIE-45　分叉型（bifurcation type）动脉瘤的形成（A）及夹闭线（closure line）（B）

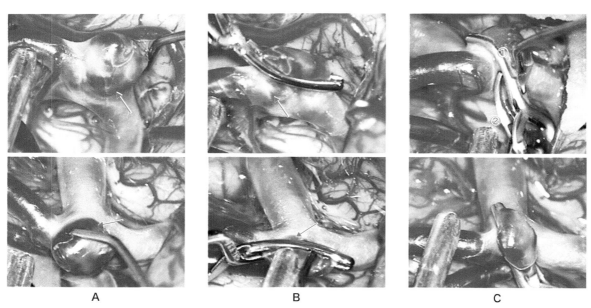

膨隆的动脉瘤壁涉及载瘤动脉本身（A）。如果沿着分叉血管呈平行（parallel）方向夹闭动脉瘤，则动脉瘤壁有残留（B）。因此，应对分叉处呈垂直（perpendicular）方向放置第 1 把弯曲（curve）动脉瘤夹，首先完全消除一侧的动脉瘤壁膨隆，这次夹闭同时又可以对动脉分叉处施加向上方牵拉的张力（C①）。此时，在另一侧会出现残留的动脉瘤壁，这时再追加第 2 把动脉瘤夹，这两把动脉瘤夹围绕动脉分叉处形成一条曲线（C②）。此时，在术野内可以观察到，两条分支血管相互靠近，而分叉角度也随之减小。

图 IIE-46　典型分叉型动脉瘤病例——左侧大脑中动脉动脉瘤

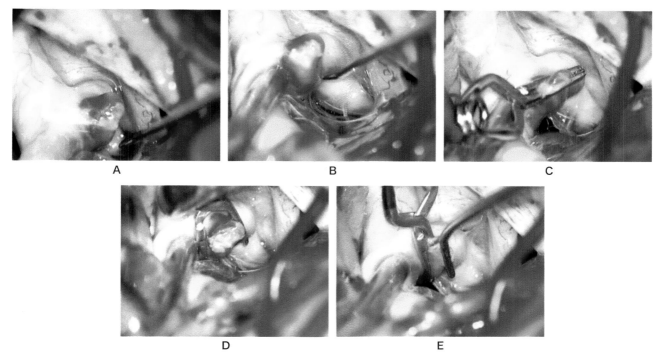

后交通动脉分叉处可见动脉瘤瘤壁呈龟裂状嵌入动脉壁（A，B）。如果沿颈内动脉外侧壁 – 后交通动脉一线呈平行（parallel）方向夹闭动脉瘤，则会在其夹闭线正下方阴影处产生残存的动脉瘤瘤壁，这种夹闭动脉瘤的方式是毫无意义的（C）。而只有沿着与分叉处垂直（perpendicular）的方向逐渐放置动脉瘤夹，使后交通动脉分叉的角度逐渐减小并最终闭合动脉瘤夹（D），才能在保证既无瘤颈残存又不缩窄管径的状态之下将动脉瘤夹闭（E）。

图 ⅡE-47　右侧颈内动脉 – 后交通动脉分叉处动脉瘤

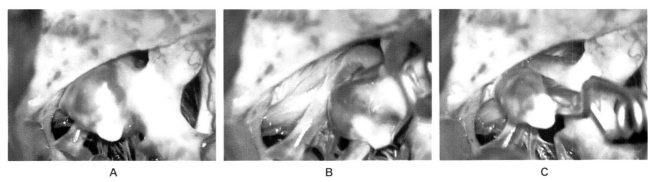

虽然此例动脉瘤瘤颈较宽体积较大，但可以将其看作是后交通动脉的分叉角度较大同时瘤颈幅度较宽的分叉型（bifurcation type）动脉瘤（A）。沿着与后交通动脉分叉处垂直（perpendicular）的方向并且将分叉处环抱在内的形态，逐渐将后交通动脉的角度不断牵拉返回的同时将动脉瘤夹闭（B），这样即可以在不缩窄后交通动脉管径的前提下，包括颈内动脉内侧面的部分在内，近乎完全地将动脉瘤夹闭（C）。这种夹闭方式可以将包括侵入至颈内动脉内侧面的动脉瘤壁成分在内的动脉瘤瘤颈完全夹闭，是非常理想的。

图 ⅡE-48　左侧颈内动脉 – 后交通动脉分叉处动脉瘤

管径。另一方面，这种夹闭方式又减小了载瘤动脉的分叉角度，这也就意味着使动脉分叉部位返回到年轻的状态，同时也减轻了血管壁所承受的血流动力学压力。

现将几例典型的分叉型动脉瘤病例：左侧大脑中动

脉动脉瘤、右侧颈内动脉 – 后交通动脉分叉处动脉瘤、左侧颈内动脉 – 后交通动脉分叉处动脉瘤的手术夹闭过程介绍如下（图 IIE-46 ~ 48）。

尚有其他的动脉瘤手术病例，在图 IIE-49 ~ 53 中

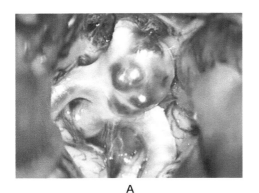 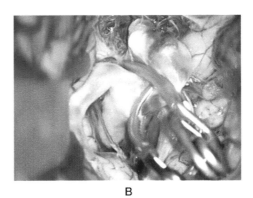

A　　　　　　　　　　　　　　　　　B

经纵裂入路（interhemispheric approach）夹闭前交通动脉动脉瘤（A）。首先使用弯曲型动脉瘤夹呈环抱状将动脉瘤的颅底侧紧密（tight）的夹闭，而对于残留的动脉瘤成分则使用第 2 把动脉瘤夹进行夹闭，使用 2 把动脉瘤夹实现了与 A2 分叉处呈垂直方向的垂直夹闭线（B）。

图 IIE-49　分叉型动脉瘤的垂直夹闭线①

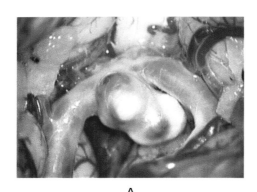 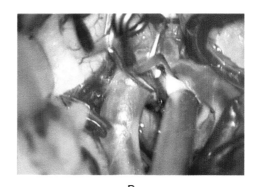

A　　　　　　　　　　　　　　　　　B

经纵裂入路（interhemispheric approach）夹闭前交通动脉动脉瘤（A）。与图 IIE-49 所示的病例一样，使用 2 把动脉瘤夹实现了与分叉血管呈垂直方向的垂直夹闭线（B）。

图 IIE-50　分叉型动脉瘤的垂直夹闭线②

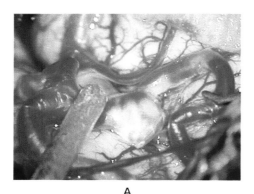 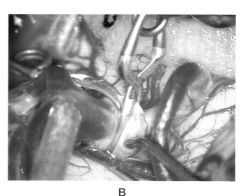

A　　　　　　　　　　　　　　　　　B

右侧大脑中动脉动脉瘤夹闭术（A）。在此病例手术中，在放置第 2 把动脉瘤夹时，使用可旋转型（rotation）持夹钳逆向环抱状夹闭残余瘤颈，在最大限度上实现了最理想的夹闭线（B）。

图 IIE-51　分叉型动脉瘤的垂直夹闭线③

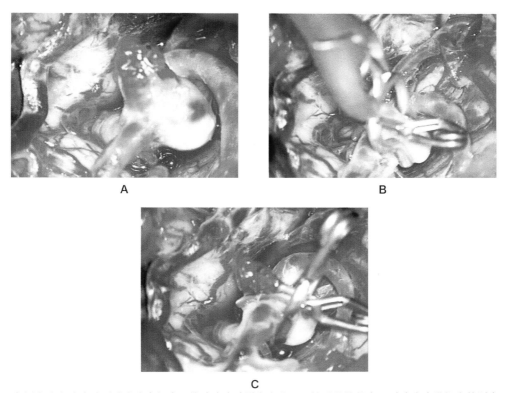

右侧大脑中动脉破裂动脉瘤夹闭术，使动脉瘤破裂点在止血血栓附着的状态下对动脉瘤进行完整剥离（A）。第 2 把动脉瘤夹选择使用有窗动脉瘤夹，最终实现了与分支血管呈垂直方向的夹闭线（B，C）。

图 IIE-52　分叉型动脉瘤的垂直夹闭线④

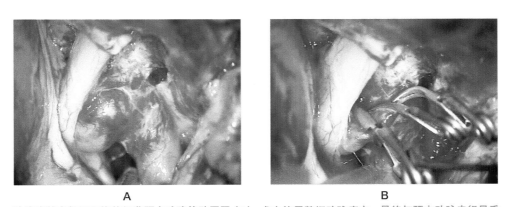

动脉瘤基底部呈环绕状侵袭颈内动脉管壁周围（A）。术中使用数把动脉瘤夹，最终与颈内动脉走行呈垂直方向沿其管壁周围形成曲线状的夹闭线（B）。

图 IIE-53　颈内动脉－眼动脉分叉处动脉瘤的垂直夹闭线

分别介绍。在这些手术中，分别使用 1 把或数把动脉瘤夹以垂直（perpendicular）于分叉血管的方向实现了理想的夹闭线。

另外，当术中使用 2 枚动脉瘤夹对动脉瘤进行夹闭时，建议第 2 把动脉瘤夹使用有窗动脉瘤夹。

主干型（trunk type）动脉瘤

推测的动脉瘤另外一种形成模式为，沿着血管走行方向，血管壁局部出现脆弱的部分，并在脆弱部位产生膨隆（图 IIE-54A）。而这种膨隆样病变发生的部位往往偏向于某一侧分支血管。这种类型的动脉瘤称为主干型动脉瘤。从主干型动脉瘤起源部位的角度考虑，动脉瘤瘤壁成分环绕侵袭载瘤动脉管壁的概率较低。

主干型动脉瘤的理想夹闭线的设计

设想将动脉瘤整体切下，则切口应为长轴沿载瘤动脉走行方向的椭圆形。这样，只需要沿着这个长轴，也就是沿着载瘤动脉的走行方向将上述椭圆形消除即可（图 IIE-54B）。这就是所谓的平行夹闭线（parallel closure line）。

在不同的动脉瘤中，这种平行线有时为与血管走行曲线（curve）一致的曲度较为舒缓的曲线，有时也呈直线状。而与分叉型动脉瘤相比，对主干型动脉瘤瘤颈的夹闭更为接近于二维平面上的操作。

主干型动脉瘤的夹闭手术的实际病例

现将一例典型的主干型动脉瘤病例——右侧大脑中动脉动脉瘤展示如下（图 IIE-55A）。动脉瘤的位置偏向位于一侧的分支血管。

在夹闭动脉瘤时，沿载瘤动脉走行对动脉瘤进行夹闭，重建动脉瘤起源的载瘤动脉的原始形态（图 IIE-55B）。

另一例主干型动脉瘤病例为前交通动脉瘤，动脉瘤

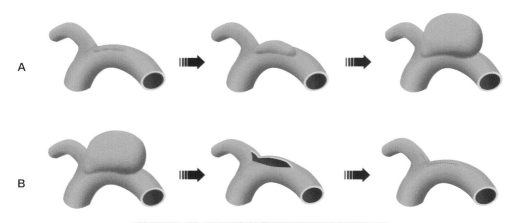

图 IIE-54　主干型动脉瘤的形成（A）及夹闭线（B）

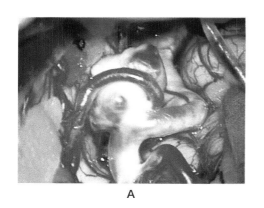
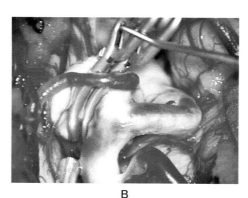

A　　　　　　　　B

图 IIE-55　主干型动脉瘤的平行夹闭线（parallel closure line）①

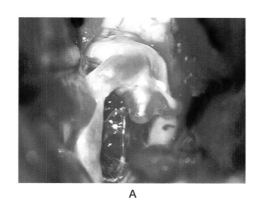
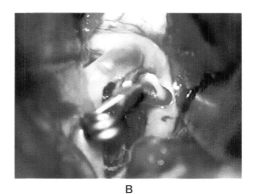

图 ⅡE-56　主干型动脉瘤的平行夹闭线（parallel closure line）②

偏向位于一侧的 A2（图 ⅡE-56A）。沿 A2 走行方向平行夹闭（parallel clipping）动脉瘤（图 ⅡE-56B）。

复合型（combined type）动脉瘤

除了典型的分叉型动脉瘤与主干型动脉瘤之外，尚有一类动脉瘤兼而具有二者的特征。这类动脉瘤不但在载瘤动脉的长轴上具有一定幅度的动脉瘤起源部位的成分，而且在血管分叉处具有纵向环抱的动脉瘤瘤壁成分。这类动脉瘤称为复合型（combined type）动脉瘤。通常情况下，体积较大的动脉瘤往往倾向属于这类动脉瘤。

现展示一例属于复合型的前交通动脉瘤（图 ⅡE-57A）。此病例为破裂动脉瘤，将动脉瘤的破裂点在止血纤维性血栓附着的状态下完整剥离后，对其进行夹闭。

对于复合型动脉瘤进行夹闭操作时，其夹闭线兼而具有平行夹闭线与垂直夹闭线二者的形态特点，夹闭线呈斜向环抱血管分叉处，形态呈斜披裂裟状。由于主干型动脉瘤偏向位于某一侧的分支血管，因此，在夹闭动脉瘤时，首先使用弯曲型（curve）动脉瘤夹（clip）的尖端部位大致沿血管走行平行的方向略微倾斜地对动脉瘤严重涉及载瘤动脉的瘤壁部分进行夹闭（图 ⅡE-57B）。

当然，在上述夹闭操作之后，在许多部位会不可避免地出现残留的动脉瘤瘤壁成分。术者在上述夹闭操作过程中，应综合考虑将上述残留的动脉瘤瘤壁成分限制在最小限度的状态下，选取最大公约数的夹闭线后对动脉瘤进行夹闭操作。

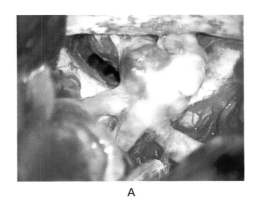
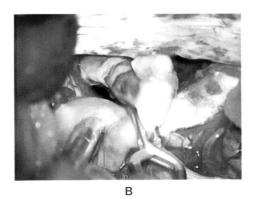

图 ⅡE-57　复合型动脉瘤的斜披裂裟形夹闭线（parallel closure line）

扭曲的夹闭线

如前所述的数例动脉瘤夹闭手术病例，使用数枚动脉瘤夹综合夹闭动脉瘤可以做成任意曲度的夹闭线。例如，亚萨基尔（Yasargil）弯曲型动脉瘤夹的曲度基本上只分为弱弯型与强弯型两种类型，然而，如果采取数枚动脉瘤夹共同夹闭动脉瘤就可以做成各种曲度的夹闭线，甚至可以做成非对称型曲线（curve）。

另外，采取数枚动脉瘤夹综合夹闭动脉瘤还可以做成扭曲的夹闭线。前文中关于分叉型的部分中曾经提到C字形夹闭线，然而，这种描述方法的前提是单纯地将夹闭线设想为存在于二维平面之上。而当涉及载瘤动脉的动脉瘤瘤壁成分位于略微偏离血管分叉点时，则理想的夹闭线就会脱离单纯的二维平面，变成扭曲的三维曲线。在这种情况下，必须根据具体情况逐渐对动脉瘤夹的角度与位置进行细微的调整，才能够满足这种扭曲的三维立体夹闭线的要求（图 IIE-58）。

巨大动脉瘤的夹闭线

对于体积巨大的动脉瘤而言，往往无法判断动脉瘤起源初期属于哪种具体的类型，并且也难以准确分辨动脉瘤瘤壁与载瘤动脉壁之间的界限。因此，在绝大多数情况下，对于巨大动脉瘤而言，往往只能将重建载瘤动脉的轮廓线作为动脉瘤的夹闭线。此时，通过使用数枚动脉瘤夹共同夹闭动脉瘤，将夹闭后的一条自由的曲线作为动脉瘤的夹闭线（图 IIE-59）。

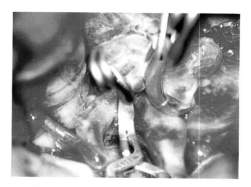

图 IIE-58　**按照扭曲的夹闭线夹闭动脉瘤**

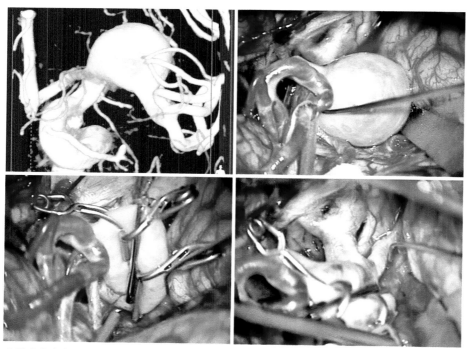

此例动脉瘤夹闭手术中，在完成 STA-MCA（M2）搭桥术后，对动脉瘤进行阻断，然后在穿刺动脉瘤抽吸的过程中，同时逐渐完成夹闭操作。

图 IIE-59　**巨大动脉瘤的平行夹闭线**

动脉瘤夹闭的操作技巧

动脉瘤夹闭操作的模拟过程

在动脉瘤手术进行至夹闭操作时，术者应预先在头脑中模拟采取何种夹闭线对动脉瘤进行夹闭。至少应该在解决下述问题之后再进行夹闭操作。

①选择几把什么样型号的动脉瘤夹；

②动脉瘤夹的插入方向；

③动脉瘤夹的双刃（blade）应各自放置在术野内的什么位置；

④动脉瘤夹闭锁之后分支动脉变为何种走行方式。

在实际手术中夹闭操作时，术者双手的配合方式为，右手持持夹钳（对持夹钳施加压力后动脉瘤夹的双刃张开），左手持吸引器。左手持吸引器并不仅仅吸引术野内动脉瘤周围，而且同时将吸引器尖端置于血管或动脉瘤瘤壁上进行相应的操作。另一方面，右手持持夹钳也不仅仅闭合动脉瘤夹，而是在不断细微调整动脉瘤

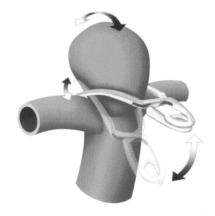

图 IIE-60　将动脉瘤夹立起或放平的操作

夹叶片（clip blade）的位置与角度的同时，在左手吸引器操作的辅助下共同完成夹闭动脉瘤的操作。

首先，插入张开的动脉瘤夹，按照预先设计的夹闭线大致将动脉瘤含于双刃之内，而此后在闭合动脉瘤夹之前的细微调整操作才是最关键的。术者应时刻牢记，有时甚至比动脉瘤夹叶片（clip blade）的粗细更为细微的位置调整，也会在很大程度上关乎载瘤动脉的狭窄或对动脉瘤瘤壁的消灭程度。

闭合动脉瘤夹时的微调整

请读者阅读此处内容时，在头脑中模拟一例分叉型（bifurcation type）动脉瘤的夹闭手术中的操作，对于呈左右分叉的血管分叉点，将弯曲型（curve）动脉瘤夹自术者侧呈垂直（perpendicular）方向呈环抱状将动脉瘤夹闭。闭合动脉瘤夹时的微调整操作有下述3种。

首先，第1种微调整操作是对动脉瘤夹朝向立起或放平方向的微调整（图 IIE-60）。此时要求持持夹钳的右手做出自颅底侧立起或朝向术者侧方放平的动作。或者使右手的位置保持不变，而左手持吸引器抵于动脉瘤瘤壁，将动脉瘤送入（图 IIE-61）或拉出动脉瘤夹叶片（clip blade）的同时，进行使动脉瘤旋转的微调整操作。

以动脉瘤夹叶片（clip blade）的何部位作为支点进行微调整操作也是十分重要的。如果以动脉瘤夹叶片（clip blade）的尖端作为支点将动脉瘤夹立起的话，则在血管分叉点的顶部，动脉瘤夹叶片（clip blade）的中腹部会略微高出动脉瘤瘤颈。而另一方面，由于动脉瘤夹叶片（clip blade）的中腹部与动脉瘤颈部紧密接触，以此处作为支点将动脉瘤夹立起的话，则会使动脉瘤夹叶片（clip blade）的尖端朝向紧密靠近载瘤动脉的方向移动。

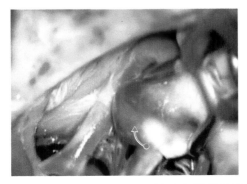
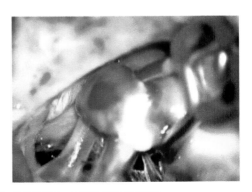

图 IIE-61　通过使用吸引器将动脉瘤抬起从而对夹闭进行微调整

第 2 种微调整操作是对动脉瘤夹进行旋转方向的微调整（图 IIE-62）。持持夹钳的右手手腕做向外或向内旋转的动作。此时，以动脉瘤夹左侧或右侧叶片作为支点，呈顺时针或逆时针进行旋转，具有完全不同的意义。例如，以动脉瘤夹的右侧叶片作为支点呈顺时针进行旋转时，左侧叶片的位置会变得高于动脉瘤瘤颈，朝向远离血管分叉点的方向移动；而如果以右侧叶片作为支点将动脉瘤夹呈逆时针旋转时，则左侧叶片则会朝向更为紧密的环抱夹闭动脉瘤的方向移动。

在上述微调整的过程中，仍然是以左右两手相互配合共同操作。例如，在上述状况下，进行顺时针旋转动脉瘤夹叶片（clip blade）时，不仅仅以右手向外旋转持夹钳，而是同时以左手持吸引器将左侧的分支血管壁朝向外侧牵拉（图 IIE-63）。相反，进行逆时针旋转时，在右手向内侧旋转的同时，左手吸引器将动脉瘤的左侧壁朝向动脉瘤夹双刃根部提拉（图 IIE-64）。需要注意的是，上述操作容易将动脉瘤瘤颈撕裂，必须谨慎操作。

第 3 种微调整操作是在水平面上调整动脉瘤夹的插入方向（图 IIE-65）。右手的动作以动脉瘤（动脉瘤夹）作为支点，在水平面上呈扇形朝左右方向摆动，这种操作具有较高的难度。另外，在将动脉瘤夹叶片张开将动脉瘤含住的状态下进行上述左右摆动的操作时，即使以左手的吸引器抵住动脉瘤，也难以避免动脉瘤随着动脉瘤夹一并活动，因此，很难改变动脉瘤夹的插入方向。所以，如果想要改变动脉瘤夹的插入方向，应该尽量将动脉瘤夹暂时撤出，然后再以另外的角度重新插入。

对于上述 3 种微调整而言，一旦将动脉瘤夹闭合并撤除（release）持夹钳之后，如果需要进行上述第 1 种和第 2 种微调整，即使是极为细微的调整，也要避免完全松开并撤除动脉瘤夹，而是要尽量在动脉瘤夹双刃略微半张开的状态之下进行调整操作。需要注意的是，如果对动脉瘤夹双刃松缓的程度不够，则会造成对动脉瘤瘤壁过于强烈的牵拉张力，从而导致动脉瘤破裂的风险增高。

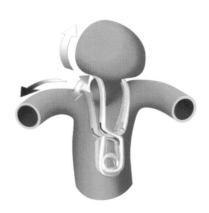

图 IIE-62　旋转动脉瘤夹的操作

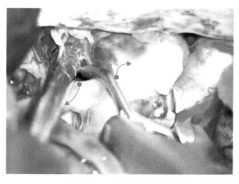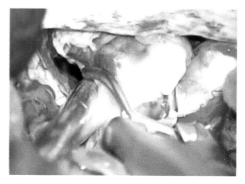

图 IIE-63　使用吸引器朝向外侧牵拉动脉瘤同时旋转动脉瘤夹微调整操作

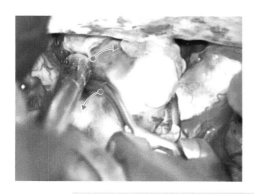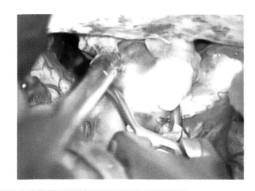

图 IIE-64　使用吸引器朝向内侧推入动脉瘤同时旋转动脉瘤夹微调整操作

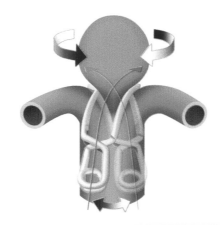

图 IIE-65　改变动脉瘤夹插入方向的微调整操作

闭合动脉瘤夹时的临时阻断

　　即使在充分而完整地剥离动脉瘤之后，也要尽量利用临时阻断载瘤动脉。虽然在闭合动脉瘤夹时并不是必须进行临时阻断，然而，对于幅度较宽的动脉瘤，当闭合动脉瘤夹时动脉瘤瘤壁的活动幅度较大，此时，临时阻断对于保证手术安全而言具有很大的意义，因此，术者应该根据具体情况进行准确的判断。临时阻断载瘤动脉可以降低动脉瘤内部的压力，从而在很大程度上降低动脉瘤瘤壁在活动时受到的牵拉张力，避免撕裂瘤壁，还可以在一定程度上减小由于动脉瘤内部压力而导致的动脉瘤夹叶片偏离预定夹闭部位的风险。

　　需要注意的是，如果过度降低动脉瘤内部的压力，分支动脉的管壁也会由于张力过度降低而变得松弛，从而导致动脉瘤夹闭合完成后的形态或夹闭线（closure line）的形状变得难以掌握。术者应在充分把握上述情况下完成最精准的操作。

多重夹闭（multiple clipping）

　　在使用数枚动脉瘤夹塑造夹闭线时，第 1 把动脉瘤夹的夹闭方向在极大程度上影响和制约其后动脉瘤夹的夹闭方向，因此，在放置第 1 把动脉瘤夹时，尤其要在充分地考虑夹闭之后动脉瘤形态的基础之上再进行操作。在之前关于夹闭线的内容之中曾经介绍过塑造在三维空间中呈扭曲状的夹闭线，而这种扭曲状的夹闭线是具有一定程度的界限的。术者在完成第 1 把动脉瘤夹的夹闭操作之后，应该充分观察动脉瘤的形态并根据自己的判断尽量进行前述的微调整操作，从而为其后的夹闭操作打下最好的基础。

　　有时，在完成所有动脉瘤夹的夹闭操作之后，术者可能会反而想改变第 1 把动脉瘤夹的夹闭位置。在这种情况下，即使术者对于除第 1 把动脉瘤夹之外的其他动脉瘤夹的位置较为满意，也应该按照逆向时间的顺序，从最后 1 把动脉瘤夹开始，依次撤除所有的动脉瘤夹之后，再对最初的动脉瘤夹的位置进行相应的调整。而如果保留上述其他的动脉瘤夹而仅仅撤除第 1 把动脉瘤夹，则保持在闭合状态的其他动脉瘤夹会呈咬合状态嵌入膨隆的动脉瘤瘤壁内，这是极为危险的。

夹闭破裂动脉瘤

对于破裂动脉瘤而言，夹闭操作的基本概念以及最终的目标与未破裂动脉瘤没有任何差别。而不同之处在于，在破裂动脉瘤夹闭手术操作过程中，术者必须在避免剥离动脉瘤破裂点周围的前提下进行最初的夹闭操作，而为了完成最终理想的夹闭，需要完成下述步骤。

在破裂动脉瘤的手术中，当获得动脉瘤瘤颈周围的空隙时，必然要将动脉瘤夹的双刃近乎直接插入上述空隙之中。这就是说，在手术的最初阶段就已经决定了动脉瘤夹闭的基本方向（图 IIE-66）。

在这种情况下，术野内深处的状况是较为不确定的。而作为术者主要应该考虑下述两个问题：第一，动脉瘤瘤壁的边界位于何处，也就是说，动脉瘤夹叶片的尖端是否可以到达动脉瘤深处瘤壁的边界。第二，夹闭动脉瘤时是否会夹闭到在术野深处走行的穿通支动脉。为了避免夹闭到在术野深处走行的穿通支动脉，可以使用弯曲型（curve）动脉瘤夹朝向远离载瘤动脉的方向夹闭动脉瘤，然而，这种方向的夹闭会远离在术野深处的动脉瘤瘤顶部分，也就是说，存在动脉瘤夹的叶片无法完整涵盖瘤壁从而造成夹闭不完全的危险。而另一方面，如果将弯曲型（curve）动脉瘤夹以环抱状夹闭动脉瘤的话，则虽然可以更为确切地夹闭瘤颈，但同时又相应地增加了夹闭在术野深处走行的穿通支动脉甚至载瘤动脉的风险。如果选择直线型动脉瘤夹的话，那么上述充分

夹闭瘤颈与误夹闭穿通支动脉的两方面获益与风险的程度则会维持在二者之间的水平。因此，术者应根据术中具体情况判断选择第 1 把动脉瘤夹的类型与夹闭方式。

当动脉瘤的形状相对比较单纯而规则时，即使在不剥离破裂点的状态之下也可以大致地把握动脉瘤整体的形态。也就是说，术者可以充分地预测模拟最终理想的动脉瘤夹闭线的形态，此时只要保证能够按照最终理想形态的方向插入动脉瘤夹，就可以在夹闭操作之前决定动脉瘤夹的方向与位置。将动脉瘤夹夹闭瘤颈之后，在充分完整地剥离动脉瘤，确认夹闭是否确切以及有否误夹闭穿通支动脉即可完成手术。

然而，并非在所有的动脉瘤手术中，最初的夹闭都等同于最终理想状态的夹闭（图 IIE-67A），因此，术者往往是在剥离动脉瘤之后，在充分斟酌考虑的基础之上，反复调整动脉瘤夹的方向与位置。在此过程中，往往在第 1 把动脉瘤夹夹闭的基础之上，再追加其他的动脉瘤夹（作为中介作用的动脉瘤夹）（图 IIE-67B），然后再将最初的动脉瘤夹撤除（图 IIE-67C），最后按照最终理想的夹闭线（closure line）重新调整夹闭的方向与角度（图 IIE-67D）。

另外，也可以选择首先进行试验性夹闭（tentative clip），对动脉瘤瘤顶部进行大致的夹闭，从而在控制破裂点的基础之上，对动脉瘤进行充分完整的剥离，然后充分反复斟酌考虑最为理想的夹闭线之后，再将夹闭的方向与角度调整至最佳状态。

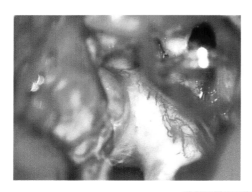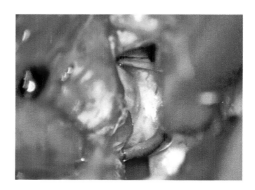

图 IIE-66　夹闭破裂动脉瘤

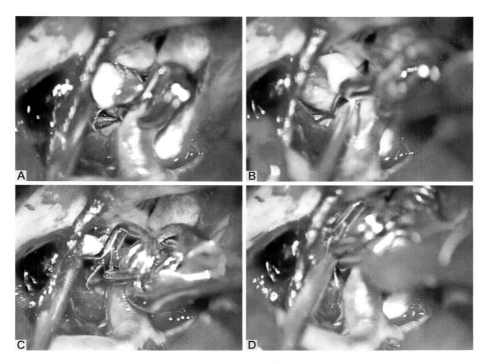

图 IIE-67　夹闭破裂动脉瘤的手术步骤示例

对载瘤动脉进行临时阻断

对载瘤动脉的临时阻断应该根据术中具体情况进行选择。对于瘤颈较宽者、体积较大者、载瘤动脉管壁较硬且动脉瘤壁菲薄撕裂风险较高者或瘤颈附近的动脉瘤壁较硬缺乏顺应性者，在最初插入动脉瘤夹时最好对载瘤动脉进行临时阻断。另外，在更换中介动脉瘤夹的操作过程之中，为了防止中介动脉瘤夹不敌内压导致反弹，也应对载瘤动脉进行临时阻断。

夹闭动脉瘤操作过程中的注意点

中介动脉瘤夹放置的方向与角度受到最初动脉瘤夹的位置的限制。而动脉瘤的最终夹闭形态也必然受到最初动脉瘤夹的位置的制约。当动脉瘤瘤壁尚有足够的残余空间时，通过多次重复不断地调整中介动脉瘤夹的角度，有可能进而逐渐将最终的夹闭形态改变至与最初夹闭形态完全不同的状态，但这种尝试常常也会以失败而告终。如果术者对最初的夹闭完全无法满意，必须对其进行重大的调整，那么只能对载瘤动脉进行阻断之后撤除动脉瘤夹再重新进行夹闭。

显微镜视线轴、术者操作轴及术野之间的关系

持夹钳的插入轴（操作轴）

在动脉瘤手术中，术者为了实现术前计划的理想的夹闭线，必须按照设计的方向插入持夹钳。如果持夹钳的插入方向与预计的不同，只能选择退而求其次，尽量做成照理想夹闭线稍差者。而为了实现在任何方向均能够做成理想的夹闭线，术者需要掌握在开颅术野360°范围内以任何角度都能够准确地插入持夹钳的能力。

在手术操作中，术者握持手术器械的双手通常呈八字形，自靠近自身一侧进入术野之内。如果将开颅术野设想成钟表盘面的话，对于右手持持夹钳的术者而言，当然绝大多数人都会自然而然地习惯在3—5点的范围内插入持夹钳。

而对于在1—3点的范围内插入持夹钳的要求，只要术者将腕部伸至对侧并将持夹钳立起，然后旋转腕部使持夹钳的正面朝向自己，也是完全可以实现的。如果进一步伸长手臂并充分发挥腕部的柔韧性，术者以右手也可以完成在1—12点范围，甚至可以达到在11点附近范围插入持夹钳的操作（图 IIE-68）。

如果术者觉得上述手臂伸长或腕部旋转的动作难以完成，也可以通过移动座椅位置来辅助实现上述要求，尽量保持座位正对脑裂不变，充分发挥手臂和腕部广泛的活动空间范围，从而利用连贯的动作完成操作对于手术的顺利进行更为有利。另外，在操作过程中通过腕部和手形的调整以避免手部或持夹钳遮挡光线，这是需要刻苦的练习才能掌握的技巧。

而对于8—11点范围附近的操作，则往往只能通过左手来实现，改为右手持吸引器。在动脉瘤夹闭手术中，自左右两侧插入持夹钳的概率近乎相同，因此，作为术者应练习以非利侧手熟练使用持夹钳的操作。然而，对于有些微妙的操作而言，无论如何只能通过利侧手才能更为精确地完成，此时，只能通过利侧手持吸引器对非利侧手的操作进行细微的调整。

在术野内持夹钳插入的角度范围中，难度最高的操作位于靠近术者的5—8点的范围附近。在这个范围附近插入持夹钳时，术者的双手总会处于极为别扭的姿势。在7—8点的范围附近插入持夹钳时，握持夹钳的右手手腕内旋屈曲，同时抬高肘部，使手臂呈反向伸入术野内。而在5—7点的范围附近插入持夹钳时，则只有通过将座位略微朝向左侧移动，或者将上半身朝向左侧扭转，才能辅助实现插入角度的要求。

在动脉瘤夹闭手术中，对于各种各样夹闭线要求，不能仅仅通过调整持夹钳插入的角度来实现，而是应该根据具体情况适当地选择使用可旋转（rotation）型持夹钳辅助完成插入角度的要求。使用可旋转型持夹钳可以将动脉瘤夹在水平的状态下送入术野内（图 IIE-69），有时甚至可以在与夹闭方向完全相反的方向送入。

如前所述，在夹闭动脉瘤时，持夹钳插入的角度对于手术的成败而言是极为重要的，而动脉瘤的可动性与角度也是同样重要的。在决定持夹钳插入的角度之后，通过左手的吸引器移动动脉瘤的朝向角度，进而配合插入术野内的动脉瘤夹，共同实现最初设计的理想的夹闭线。通常情况下，可以通过移动分支血管进而改变动脉瘤的朝向角度。在这种情况下，不仅充分完整地剥离动脉瘤本身，还要对分支血管进行较长距离的剥离。

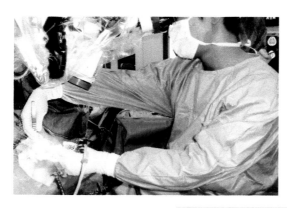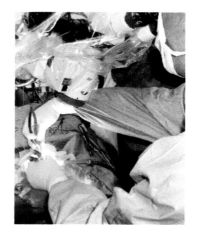

图 IIE-68　**持夹钳的操作**

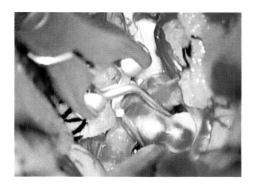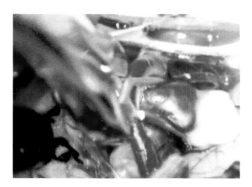

图 IIE-69　使用可旋转型（rotation）持夹钳夹闭动脉瘤的操作示例

无法实现的持夹钳插入方向

　　需要注意的是，将动脉瘤夹朝向完全水平方向的夹闭线（closure line）是无法实现的。这是因为实现这种旋转方向的持夹钳本身并不存在，并且，完全水平的持夹钳是无法插入术野内的。虽然有叶片朝向水平方向弯曲类型的动脉瘤夹，但是由于这种动脉瘤夹的叶片完全呈直线，无法做出理想的夹闭线。

显微镜的视线轴

　　在夹闭动脉瘤时，最理想的操作方式是，尽量注视动脉瘤整体状况，同时注视动脉瘤夹叶片的全长。也就是说，在实时观察夹闭动脉瘤以及夹闭线的基础之上闭合动脉瘤夹。为了达到上述要求，术者保持从正面观察动脉瘤夹（图 IIE-70）的姿势是最为有利的。而如果术者的姿势是呈切线方向（tangent）观察动脉瘤夹叶片的话，则往往难以准确把握夹闭线的状态，并且容易使动脉瘤夹尖端成为视线盲区。

　　为了实现术者从正面观察夹闭动脉瘤的操作，显微镜的视线轴必须与持夹钳的插入轴呈完全不同的方向。如果术者持持夹钳从靠近自身一侧插入术野，那么就需

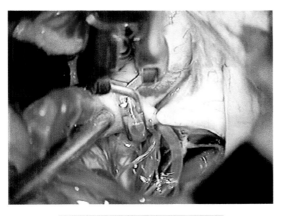

图 IIE-70　从正面观察动脉瘤夹

要将显微镜的视线轴调整至从颅底侧俯视的方向（图 IIE-71A）。而如果术者持持夹钳从颅底侧插入术野，那么就需要将显微镜的视线轴调整至从靠近术者自身一侧呈仰视的方向（图 IIE-71B）。如果持夹钳从左侧插入术野，那么术者需要将颈部朝向右侧倾斜并将显微镜的视线轴调整至从右侧进入术野方向（图 IIE-71C）。综上所述，显微镜的视线轴需要与持夹钳插入的方向呈完全对立相反的方向。上述操作轴与视线轴之间的关系对于动脉瘤夹闭手术而言是非常重要的，不仅可以保证实现理想的动脉瘤夹闭线，而且也是避免分支血管的狭窄与扭曲、防止术野深部穿通支动脉被误夹闭等手术安全的保障。

在夹闭动脉瘤操作中，当动脉瘤夹呈横向水平时，也就是动脉瘤夹的一侧叶片横向位于动脉瘤背侧而另一侧叶片横断于动脉瘤表面时，术者不可能同时观察到动脉瘤夹的双刃，此时术者应保持在可以充分观察到横断于动脉瘤表面的一侧叶片的坐姿进行手术操作。

术野

为了提高持夹钳插入角度的可活动空间范围，需要广阔的术野范围作为保证。另外，在夹闭动脉瘤操作时，视线轴与操作轴必须呈对立相反的方向，这也要求广阔的术野空间范围。

而为了保证广阔的术野空间范围，首先要求开颅骨窗必须达到一定的幅度。另外，对于脑裂的分离也要求充分朝向远心端进行较长距离的剥离，这样可以充分牵拉脑组织从而展开广阔的术野空间范围。

动脉瘤夹闭手术的广阔术野空间范围形似较大的"碗"状术野，这种手术理念与锁孔手术（key-hole surgery）的理念是完全相反的。锁孔手术的理念在于，虽然骨窗范围较小，但是术者以骨窗作为支点，可以通过各种不同角度的变换进而在术野深处较为广阔的范围内进行手术操作。而上述手术理念的前提设定是，在不断变换角度进行手术操作的过程中，术者的操作轴始终与显微镜视线轴保持在近似的角度方向上。也就是说，术者在手术操作过程中始终以切线方向（tangent）观察手术器械。在脑肿瘤切除术等手术中，术者以切线方向观察双击电凝或显微剪刀等手术器械是完全可以的，这样的手术适合于锁孔手术。然而，锁孔手术的手术理念却无法照搬至动脉瘤夹闭手术之中。为了实现确切而安全的夹闭操作，动脉瘤夹闭手术要求广阔的术野空间范围。

所谓广阔的术野空间范围，不仅仅是指术野表层的入口范围广阔。对于术野动脉瘤周围同样要求术者努力创造广阔的操作空间。广阔的术野深部空间可以保障动脉瘤的可动范围，对动脉瘤周围结构的充分观察，移动持夹钳或动脉瘤夹头部（clip head）的操作空间。

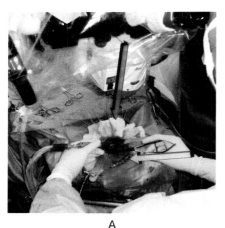 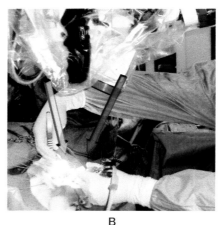 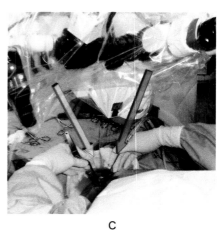

A　　　　　　　　　　B　　　　　　　　　　C

黄色箭头：持夹钳插入轴；红色箭头：视线轴

图 IIE-71　视线轴与持夹钳插入轴之间的关系

致谢

本书中关于动脉瘤"夹闭线（closure line）"的概念，是笔者与恩师——秋田县脑血管病研究中心神经外科的石川达哉老师共同提出的手术理论。而这个手术理论的创作背景是从旭川红十字医院神经外科的上山博康医生的手术操作技巧与手术理念中得来的。除此之外，笔者还从网走神经外科康复医院的谷川绿野医生和藤田保健卫生大学名誉教授（神经外科）佐野公俊教授的手术方法中获得了许多宝贵的提示。在此向各位老师致以最诚挚的谢意。

❸ 吸引与减压（suction and decompression）

吸引与减压是指将流入动脉瘤的动脉血流阻断，对载瘤动脉的小分支动脉进行插管（cannulation），在不切开动脉瘤瘤体的前提下对其内部的血液进行吸引从而对动脉瘤进行减压使其体积缩小的操作技术（图ⅡE-72）。

由于此操作并不切开动脉瘤瘤体，因此可以反复进行操作。吸引与减压操作有时用于夹闭动脉瘤的过程之中，但更多用于剥离动脉瘤与视神经等颅神经或与动脉瘤粘连的动脉。此操作常见于如图ⅡE-72所示的巨大颈内动脉动脉瘤夹闭手术之中。吸引操作时选择的抽吸动脉通常为甲状腺上动脉。

甲状腺上动脉插管操作的概述

在颈部控制颈内动脉及甲状腺上动脉。对甲状腺上动脉插管时选择阻断法（cut-down），将插入的导管（catheter）牢固地固定在动脉内。最后，将颈外动脉、颈总动脉、颈内动脉颅内段阻断，然后吸引动脉瘤内部的血液。当存在优势供血的后交通动脉时，吸引血量会较多，在吸引减压的动脉背侧可以观察到后交通动脉。另外，术中无法完全阻断眼动脉流向动脉瘤的血流，但由于颈外动脉已经被阻断，所以吸引的血液可以实现对动脉瘤的减压目的。

术中并不一定要执着于控制甲状腺上动脉，也可以控制颈内动脉并从颈内动脉进行穿刺吸引。如果穿刺颈内动脉，在拔出针头之后，应缝合1针或者在穿刺点涂以纤维蛋白胶以封闭穿刺孔。

现将相关操作步骤描述如下。

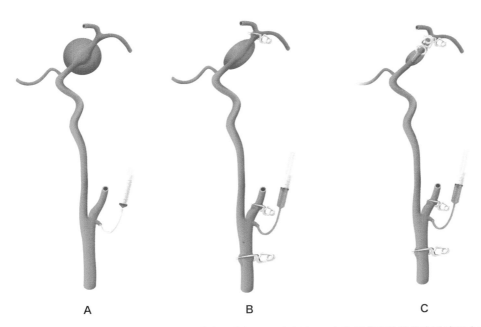

A
控制甲状腺上动脉

B
自甲状腺上动脉吸引（suction）血液

C
自使用有窗动脉瘤夹对减压（decompression）后的动脉瘤进行夹闭

图ⅡE-72 吸引与减压操作的要点

切开颈部皮肤显露颈部动脉

在颈动脉分叉水平高度沿皮肤纹理行长度约为 7cm 的切口（图 IIE-73）。切开颈阔肌，按照颈动脉内膜剥脱术的操作方法进入并到达颈动脉。暴露颈总动脉（common carotid artery：CCA）、颈外动脉（external carotid artery：ECA）、颈内动脉（internal carotid artery：ICA）（图 IIE-74）。对颈总动脉与颈内动脉的管壁全周进行充分的剥离。对甲状腺上动脉进行较长距离的游离。

颈阔肌

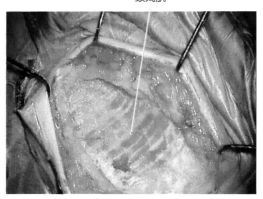

图 IIE-73　颈部皮切口

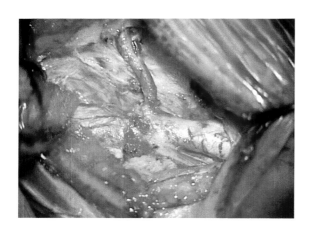

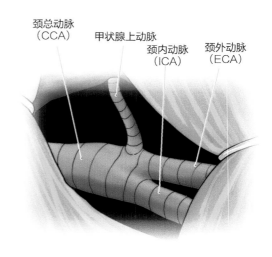

颈总动脉（CCA）　甲状腺上动脉　颈内动脉（ICA）　颈外动脉（ECA）

图 IIE-74　显露颈部动脉

切开甲状腺上动脉

　　将动脉止血带穿过颈总动脉。尽量在甲状腺上动脉的远心端对其进行结扎，并将结扎线悬吊固定。以动脉瘤夹夹闭甲状腺上动脉的起始部。在甲状腺上动脉中段预定切开的部位进行约 5mm 的切开标记（图ⅡE-75）。

　　纵行切开标记部位，应避免动脉壁发生解离（图ⅡE-76）。

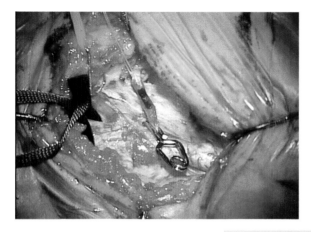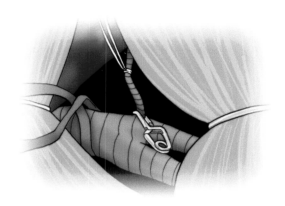

图ⅡE-75　甲状腺上动脉切开的准备

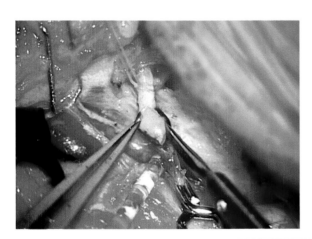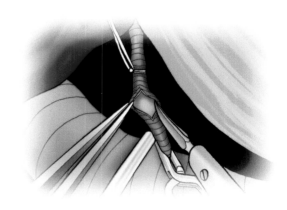

图ⅡE-76　切开甲状腺上动脉

将导管插入甲状腺上动脉

将 5F 导管确切地插入甲状腺上动脉管腔内（图 IIE-77）。如果导管过细，则无法达到要求的血液吸引速度；如果导管过粗，则难以插入动脉管腔内。将导管插

入至动脉瘤夹阻断处（图 IIE-78）。以镊子在甲状腺上动脉管壁外夹持导管插入处，同时令助手撤除动脉瘤夹，防止切口缝隙处出血。然后，将导管朝向颈总动脉侧进一步插入 1～2cm。在插入导管时，以动脉瘤夹夹闭颈外动脉可以防止导管误插入颈外动脉。

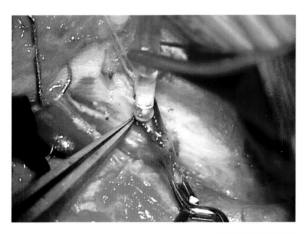
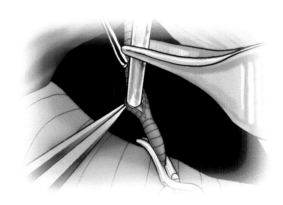

图 IIE-77　甲状腺上动脉将导管插入①

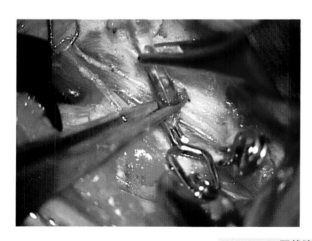
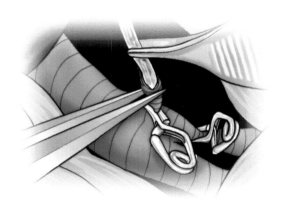

图 IIE-78　甲状腺上动脉将导管插入②

固定导管及准备阻断

以动脉瘤夹夹闭甲状腺上动脉起始部，将甲状腺上动脉鞘状部分结扎以防止导管滑脱（图 IIE-79）。

撤除甲状腺上动脉起始部的动脉瘤夹，准备下一步操作（图 IIE-80）。如果术中不进行 STA-MCA 搭桥术等操作，为了达到迅速阻断的目的，可将颈外动脉保持动脉瘤夹夹闭的状态。

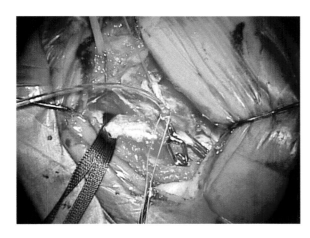
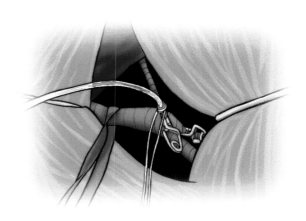

图 IIE-79 固定导管

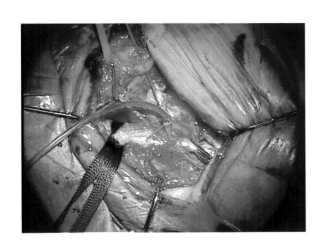
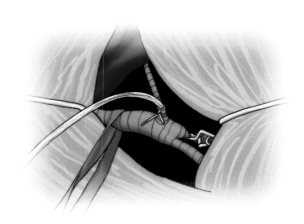

图 IIE-80 准备阻断

阻断颈动脉

通常情况下，并不对颈内动脉直接进行阻断，而是以动脉瘤夹和血管钳分别对颈外动脉和颈总动脉进行阻断。通过牵拉抽提止血带进而将颈总动脉完全阻断（图 IIE-81）。此时，应注意阻断部位必须位于导管尖端的近心端。

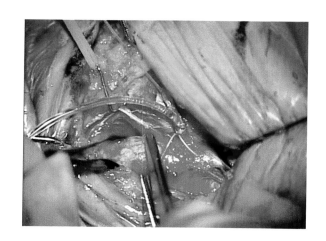 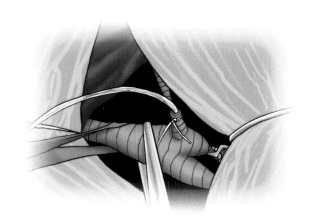

图 IIE-81　牵拉抽提止血带阻断颈总动脉

冲洗蛛网膜下腔

F

对于蛛网膜下腔出血的患者，术中在夹闭动脉瘤的同时，应该积极冲洗蛛网膜下腔，从而达到预防脑血管痉挛的目的。

目前为止，脑血管痉挛的发病机制尚未完全明确，但可以确定其病因与流入蛛网膜下腔内的血肿相关。人们曾尝试使用各种方法对脑血管痉挛进行预防，但就治疗效果而言，关键仍在于能够充分清除蛛网膜下腔内的血肿。

在手术过程中积极清除血肿的治疗方法可能会由于清除血肿操作本身对脑组织造成医源性损伤。另外，这种操作会破坏蛛网膜原有构造而造成脑脊液循环障碍，从而导致稀释清除血肿的延迟而加重脑血管痉挛，因

此，目前学术界对手术清除血肿操作预防脑血管痉挛的方法多持否定的态度。

采取上山式（上山博康是日本著名神经外科医生，本书作者之一，在动脉瘤手术治疗领域具有极高的造诣，在日本被尊称为"神之手"，许多动脉瘤手术的操作方法或器械均以上山医生的名字命名——译者注）灌洗吸引装置（irrigation suction）可以在不损伤软脑膜的前提下清洗并排出蛛网膜下腔的血肿（反之，如果不采取上山式灌洗吸引装置，则难以充分清洗并排出蛛网膜下腔的血肿，关于此操作方法中使用的具体手术器械，在本书第Ⅷ章中有详细介绍，请读者自行参阅）。对于蛛网膜结构的破坏可以采用蛛网膜成形术（arachnoid

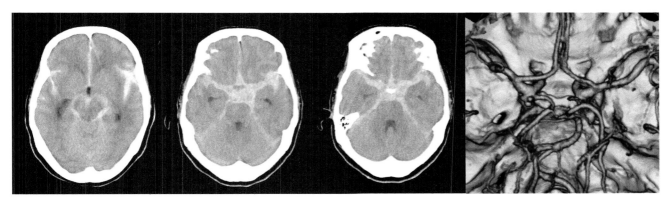

WFNS grade Ⅲ，Fighter group 3。以基底池为中心可见弥散性蛛网膜下腔出血。发病当日（day 0）行动脉瘤夹闭术。

图 ⅡF-1　术前 CT 及 3D-CTA（64 岁女患，左侧颈内动脉 - 后交通动脉分叉处破裂动脉瘤）

在冲洗蛛网膜下腔血肿时，通常使用上山式灌洗吸引液，即在500mL 生理盐水中加入 6000 单位的尿激酶（不属于医保范围之内）。

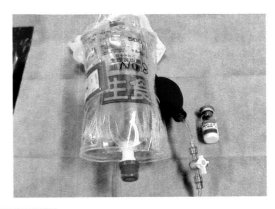

图 ⅡF-2　冲洗蛛网膜下腔的准备

plasty）对其进行重建。

以下病例为采取蛛网膜下腔冲洗法治疗蛛网膜下腔出血的病例（图 IIF-1，2）。

切开硬膜之后

图 IIF-3 所示为切开硬膜之后的脑表。由于蛛网膜下腔内血肿的影响，在脑表难以辨别动静脉结构。

分离侧裂

左手持上山式灌洗吸引装置，右手持福岛（福岛孝德，日本著名神经外科医生——译者注）式吸引器（6S）（双侧吸引法，double suction）。如果血肿质地较为坚韧，则将右手的吸引器更换为 4mm 的 Fliger 吸引器（图 IIF-4）。

上山式灌洗吸引法以使用含有尿激酶的灌洗液对软脑膜与血肿之间进行冲洗吹打作为主要的操作（伴有同时进行的吸引操作），而吸引清除血肿则主要以术者右手所持的吸引器为主。在进行吸引操作的过程中，术者需要注意在吸引器尖端与脑组织之间放置脑棉片等进行遮挡，从而避免由于血肿遮挡视线造成对血管或脑组织的损伤（吸引器将血管或脑组织吸入后无法吐出）。而上山式灌洗吸引装置即使在吸引操作过程出现误吸也可以利用正压将组织吐出，因此其尖端不需要放置脑棉片进行保护。

将血肿清洗除去之后，术野之内的蛛网膜、动脉、静脉等解剖结构逐渐变得清晰可见（图 IIF-5）。

通过清除血肿提高术野内的解剖结构辨识度后，使用显微剪刀分离侧裂内的蛛网膜可以达到与未破裂动脉瘤手术同样安全的程度（图 IIF-6）。

通过不断重复上述操作过程，逐渐完成冲洗清除蛛网膜下腔内血肿和分离蛛网膜的操作。

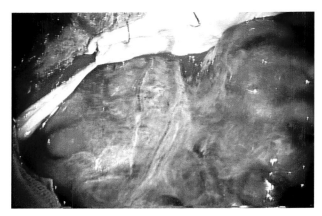

图 IIF-3　切开硬膜之后的脑表状态

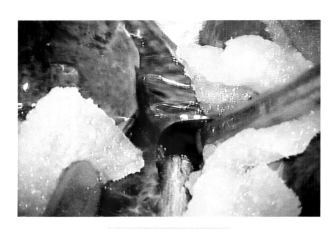

图 IIF-4　吸引器的操作

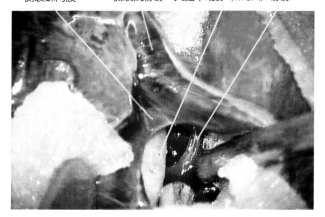

侧裂蛛网膜　　侧裂浅静脉　大脑中动脉（MCA）静脉

图 IIF-5　在一定程度上清除蛛网膜下腔内血肿之后的侧裂

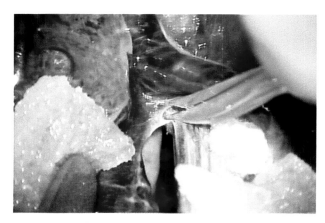

图 IIF-6　使用显微剪刀分离侧裂

在进入术野的过程中，以冲洗除去蛛网膜下腔内的血肿作为操作的重点，从侧裂远心端开始尽可能地冲洗清除血肿，并不断朝向侧裂近心端前进（图 IIF-7）。

在操作的最初阶段，由于血肿质地较为坚韧，有时难以清除，此时不要勉强地对其进行吸引。粗暴的操作极有可能对血管或脑组织造成损伤。在手术操作的最初阶段将含有尿激酶的灌洗液浸润渗透至血肿周围，在夹闭动脉瘤操作完成之后时，血肿会变得质地较为松软，可以用吸引器较为轻松地将其吸除。

图 IIF-8 所示为术中最大限度清洗蛛网膜下腔内血肿。在术野内可以观察到大脑中动脉（M2、M3 段）、岛叶表面、细小的静脉等解剖结构。对于残留在蛛网膜下腔内的血肿，如前所述，可以在夹闭动脉瘤之后再次对其进行冲洗和清除。

使用显微剪刀操作过程中的冲洗

如图 IIF-9 所示，到达颈内动脉处，对颈内动脉进行剥离从而控制动脉瘤近心端的血流。

在动脉瘤破裂蛛网膜下腔出血的手术中，术者基本上以左手持上山式灌洗吸引装置，右手持上山式显微剪刀对蛛网膜进行剥离操作。

如图 IIF-10 所示，灌洗液冲洗术野。在使用显微剪刀进行剥离操作的过程中，左手应始终持上山式灌洗吸引装置反复对血肿进行冲洗与吸引。

将血肿清洗并除去后，术野的解剖构造辨识度增高，可以使用显微剪刀对蛛网膜进行剥离与切断（图 IIF-11）。

岛叶皮质　大脑中动脉（MCA）

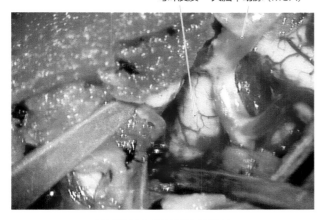

图 IIF-7　吸引血肿的操作

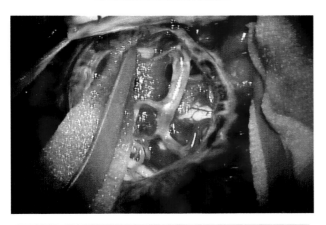

图 IIF-8　在完成第一阶段冲洗清除血肿之后侧裂内的状态

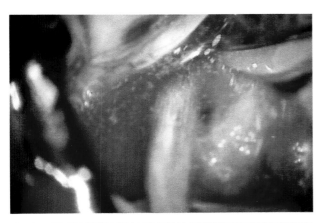

图 IIF-10　剥离操作过程中对蛛网膜下腔内的血肿进行冲洗

颈内动脉（ICA）

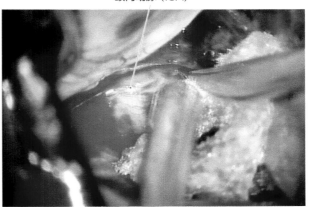

图 IIF-9　为了控制动脉瘤近心端血流而对颈内动脉周围进行剥离操作

颈内动脉（ICA）

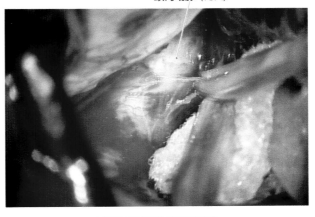

图 IIF-11　切断蛛网膜

冲洗清除蛛网膜下腔内的血肿有利于保障进入动脉瘤过程中操作的安全，是动脉瘤手术中必须掌握的手术操作技巧。

冲洗对侧血肿

夹闭动脉瘤之后，应尽可能对对侧的血肿进行冲洗。将手术床朝向对侧倾斜旋转，使用脑压板牵拉额叶，将显微镜的视轴从外侧进入术野（图 IIF-12）。

将视交叉前池和对侧视神经周围的蛛网膜切开，同时对其内的血肿进行尽可能的冲洗（图 IIF-13）。

切开终板

切开终板，打通脑脊液循环通路（图 IIF-14）。

在四脑室内存在血肿铸型等情况下，切开终板，打通脑脊液循环通路，有利于缓解梗阻性脑积水。

冲洗后颅窝血肿

从颈内动脉内侧间隙与外侧间隙进入，切开 Liliequist 膜，尽可能冲洗后颅窝内的血肿。

如图 IIF-15 所示，冲洗清除基底动脉周围的血肿，在此处操作过程中，应避免损伤基底动脉的穿通支动脉。

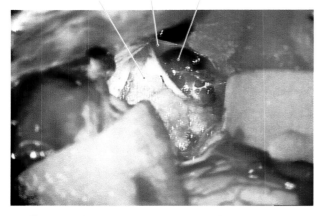

左侧视神经　蛛网膜　视交叉前池

图 IIF-12　**使用脑压板牵拉额叶冲洗并清除对侧的血肿**

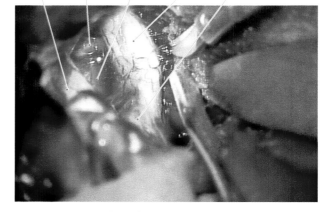

右侧眼动脉　右侧视神经
左侧视神经　右侧颈内动脉　视交叉

图 IIF-13　**切开蛛网膜**

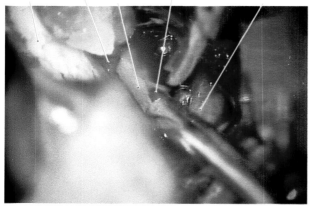

左侧视神经　视交叉　终板　开放的第三脑室　大脑前动脉（ACA）

图 IIF-14　**切开终板**

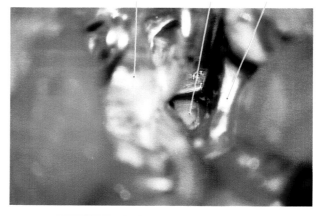

颈内动脉（ICA）基底动脉（BA）视神经

图 IIF-15　**冲洗清除基底动脉周围的血肿**

术野的最终状态

　　冲洗清除蛛网膜下腔内血肿完成之后的最终状态如图 ⅡF-16 所示。术野内岛叶表面的血肿也被冲洗干净。

　　在桥前池内留置脑池内引流管，撤除脑压板和脑棉片等（图 ⅡF-17）。与手术开始阶段刚刚打开硬膜时（图 ⅡF-3）相比较，额叶、颞叶脑表的动脉及静脉等解剖结构清晰可见。

蛛网膜成形术（arachonoid plasty）

　　使用纤维蛋白胶及明胶海绵对蛛网膜进行重建（图 ⅡF-18）。自脑池引流管注入生理盐水，当脑脊液无渗漏时，可见脑表蛛网膜下腔逐渐隆起。

术后的确认

　　术后复查颅脑 CT 可见在入路侧的侧裂与基底池内，蛛网膜下腔的血肿被清除（图 ⅡF-19）。

大脑中动脉（MCA）颈内动脉（ICA）动脉瘤夹　岛叶皮质

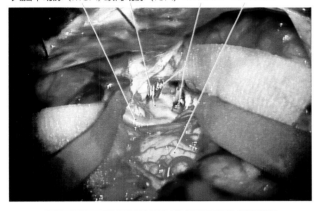

图 ⅡF-16　冲洗清除血肿后蛛网膜下腔的状态

岛叶皮质　　侧裂浅静脉　　大脑中动脉（MCA）　脑池引流管

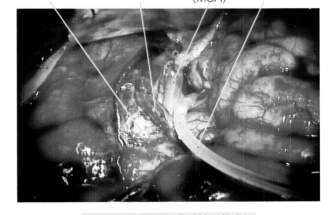

图 ⅡF-17　撤除手术器械后的术野

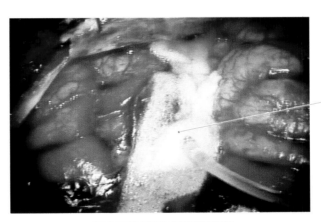

纤维蛋白胶和明胶海绵

图 ⅡF-18　重建蛛网膜下腔

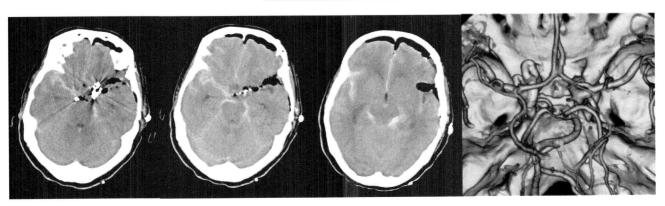

图 ⅡF-19　术后复查 CT 及 3D-CTA

第 III 章

颈内动脉动脉瘤

§A   海绵窦段动脉瘤 ——————

§B   前床突旁动脉瘤 ——————

§C   颈内动脉 – 后交通动脉动脉瘤 ——————

§D   颈内动脉 – 脉络膜前动脉动脉瘤 ——————

§E   颈内动脉尖端部动脉瘤 ——————

§F   颈内动脉背侧动脉瘤 ——————

A

海绵窦段动脉瘤

手术治疗的目的

通常情况下，海绵窦段动脉瘤并不适于开颅直接夹闭手术治疗。在过去曾经主张对海绵窦段动脉瘤应积极进行开颅夹闭手术治疗，然而，术后死亡率（mortality）和致残率（morbidity）均较高，如果再把术中动脉瘤破裂的风险考虑在内，对于海绵窦段动脉瘤而言，进行开颅直接夹闭手术治疗并不合理。另一方面，巨大的海绵窦段动脉瘤破裂风险较高，可以造成动眼神经和展神经功能障碍从而导致眼外肌麻痹，或者压迫三叉神经从而造成面部感觉障碍或疼痛等症状，当颈内动脉海绵窦段动脉瘤患者出现上述症状时，应考虑具有开颅夹闭手术的适应证。

近年来，在颈内动脉海绵窦段动脉瘤手术治疗的术式方面，颈内动脉阻断术和血管搭桥术血流重建术正逐渐取代开颅直接夹闭手术。对于海绵窦段动脉瘤而言，基本上可以通过上述的阻断载瘤动脉近心端并进行血流重建的手术方式进行治疗。至于动脉瘤的占位效应导致的神经功能障碍，只要症状不是长期持续，通常情况下均可恢复。

需要注意的是，曾有报道提到在极少的病例中，颈内动脉阻断及血流重建手术导致动脉瘤内血栓形成从而加重神经症状，或可能由于颈内动脉发出的分支供血动脉血流障碍的原因造成动眼神经和展神经等海绵窦内颅神经功能障碍加重的情况。此外，尚有报道在极为罕见的病例中，由于逆行血流导致动脉瘤残留甚至破裂的情况发生。

通常情况下，海绵窦段动脉瘤的手术治疗包括下述基本要点：

①在颈部阻断颈内动脉；

②颈内动脉颅内段（眼动脉分支近心端）不需要阻断；

③血流重建术通常情况下为使用桡动脉（RA）等移植血管进行的高流量（high flow）血管搭桥术（ECA-RA-M2 bypass）。

仅通过术前检查很难预测患者是否可以单纯凭借

STA-MCA搭桥术即可达到血流重建的目的。另外，如果不进行血流重建术，在对侧颈内动脉、前交通动脉或椎动脉长期地血流冲击下有可能出现动脉瘤复发或新发动脉瘤的风险。

本章针对使用RA移植血管的高流量（high flow）血管搭桥术进行介绍，关于此手术具体操作过程已经在第Ⅱ章C②中进行过详细介绍，请读者自行参阅。

手术操作要点与注意事项

通常情况下，考虑到STA-MCA搭桥术操作以及高流量血管搭桥术的搭桥术部位，术中需要充分地解剖分离侧裂。STA-MCA搭桥术的目的不仅仅是为了补充高流量血管搭桥术的血流供给，阻断颈内动脉后，高流量血管搭桥术血流开通时需要对患侧大脑半球的灌注压进行监测，此时可以通过未进行搭桥术的另一侧STA进行监测。

高流量血管搭桥术首先在颅内进行手术操作。由于搭桥术血管的管径相对较为粗大，因此搭桥术手术操作本身相对较为简单。需要注意的是，如果术者计划将颈内动脉完全阻断并瞬间切开MCA，那么万一MCA背侧有分支血管或者在颈内动脉阻断不完全的情况下，术中出血将极为凶猛，不像STA-MCA那样可以简单地进行控制。上述情况可能会导致阻断时间延长，甚至造成二次血管损伤或脑损伤。

对于血管搭桥术而言，最重要的原则是充分的准备。阻断颈内动脉可以使用临时阻断夹（temporary clip），也可以使用亚萨基尔迷你动脉瘤夹（Yasargil mini clip）。

颈部血管搭桥术操作相对较为简单，因为搭桥术的血管管径较粗。需要注意的是，对于有些病例而言，颈外动脉会有动脉硬化，必须严格将血管壁对合之后再进行搭桥术操作。对于术者而言，需要明确地认识到，高流量血管搭桥术中，吻合口闭塞的最主要原因之一就是颈部的不恰当吻合。

分离侧裂及控制受体血管（recipient）

病例的术前影像学资料如图 ⅢA-1 所示。

充分分离并打开侧裂，选择 MCA 的 M2 段较粗大的血管，或 M3、M4 作为受体血管（recipient），并对其进行控制（图 ⅢA-2）。

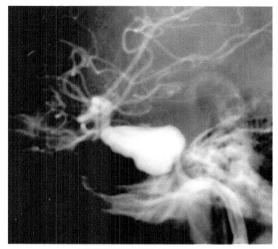

图 ⅢA-1　术前血管造影

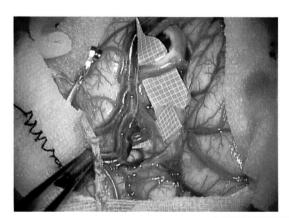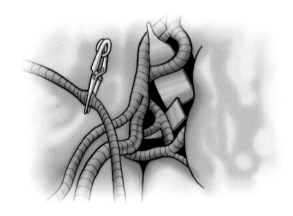

图 ⅢA-2　打开侧裂并控制受体血管

STA-MCA 搭桥术（辅助搭桥术）

将 STA 与 M3 或 M4 顺行性搭桥术（图 ⅢA-3）。

STA 的另一条分支动脉用于动脉压力监测。 STA-MCA 搭桥术除了作为高流量血管搭桥术的辅助搭桥术之外，尚可用于 MCA 的动脉压力监测。

桡动脉移植血管搭桥术（RA graft bypass）

将 RA 穿通过颈部之后，将其与 M2 进行逆行性搭桥术（图 ⅢA-4）。使用 8-0 号缝合线进行连续缝合。

其次，将 ECA 与 RA 进行搭桥术后将颈外动脉的阻断解除，RA 仍保持在夹闭状态，向 RA 内部注满肝素和白蛋白溶液（图 ⅢA-5）。

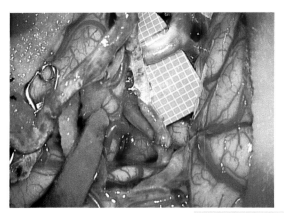

图ⅢA-3　朝向 MCA 远心端的辅助搭桥术

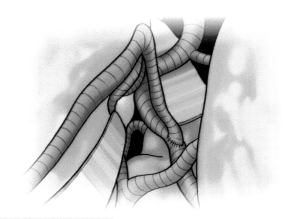

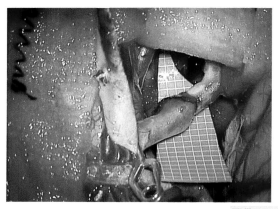

图ⅢA-4　RA-M2 搭桥术

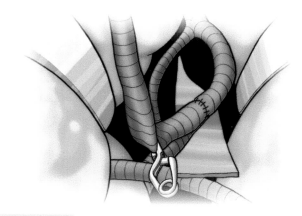

持续吸引管

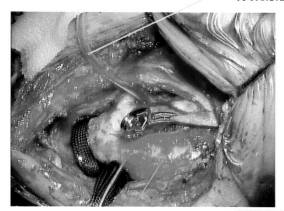
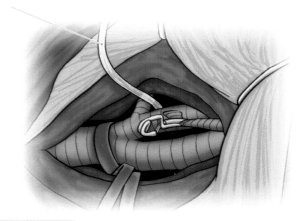

图ⅢA-5　ECA-RA 搭桥术

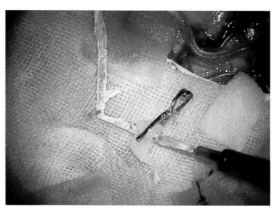

图ⅢA-6　MCA 压力监测

MCA 压力监测

　　将 20G 左右的留置针头插入 STA 的另一条分支内，在血管管壁外包绕明胶海绵后用动脉瘤夹固定（图ⅢA-6）。将针头末端连接于压力传感器（transducer），将 STA 主干阻断后即可监测 MCA 压力。

将颈内动脉临时阻断

使用阻断钳将颈内动脉临时阻断（图ⅢA-7）。

解除 RA 移植血管的阻断

将颈部及颅内的 RA 阻断解除，使移植血管处于开通状态（图ⅢA-8）。

此时，确认搭桥术血管开通、血管内压力和脑血流灌注等指标有多种方法：①术中血管造影；② ICG 血管造影；③多普勒血流仪；④ STA 压力传感器；⑤ MEP 等电生理监测。

当主要使用 STA 压力评估上述指标从而判定搭桥术是否成功时，应以阻断之前压力值的 80% 作为标准，同时综合其他的指标进行判定。

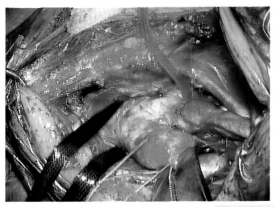
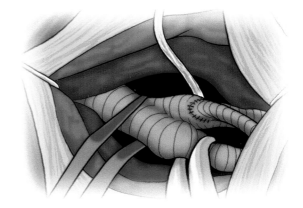

图ⅢA-7　颈内动脉临时阻断

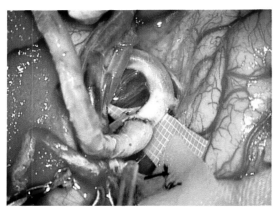
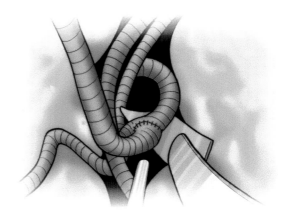

图ⅢA-8　解除 RA 移植血管的阻断

B 前床突旁动脉瘤

手术要点

颈内动脉前床突旁动脉瘤的手术要点如下：

①切除前床突；

②在颈部控制颈内动脉（视具体手术需要决定）；

③使视神经处于可移动的状态（打开视神经管）；

④控制 Dolenc 三角（切除视神经管下壁）；

⑤保护视神经、剥离动脉瘤（临时阻断夹的使用）；

⑥保留眼动脉；

⑦确认后交通动脉、脉络膜前动脉；

⑧对巨大动脉瘤进行必要的减压（临时阻断、吸引及内减压）；

⑨缝合硬膜。

对于颈内动脉前床突旁（paraclinoid）动脉瘤而言，术中必须要切除前床突（图ⅢB-1）。术中在打开硬膜后仍可以切除前床突，但是完全将前床突切除仍需要在硬膜外操作（Dolenc法）。在硬膜内切除前床突的操作方法适用于动脉瘤体积较小可以在硬膜内操作，或作为硬膜外切除前床突的追加操作。

关于切除前床突的操作技巧，已经在本书第Ⅱ章

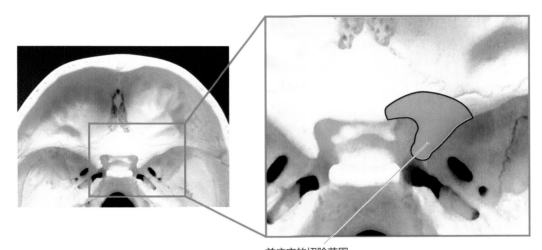

前床突的切除范围

图ⅢB-1　前床突的切除范围

B ①中进行过详细介绍，请读者自行参阅。操作要点主要在于将下述构成和支撑前床突的 3 个骨性结构：

①眶上壁；

②前床突主体和眶上裂外侧；

③视神经管下壁（optic strut）。

依次切除（图 ⅢB-2）。

而切除前床突的目的在于：

①确保术中视神经的可移动性；

②切开颈动脉的硬膜环，在 Dolenc 三角部控制颈动脉（图 ⅢB-3）。

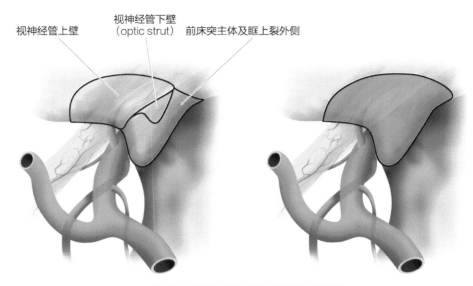

视神经管上壁　　视神经管下壁（optic strut）　前床突主体及眶上裂外侧

图ⅢB-2　支撑前床突的 3 个骨性结构

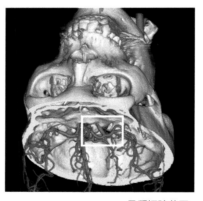

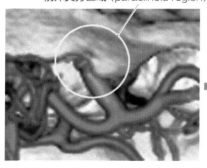
前床突旁区域（paraclinoid region）

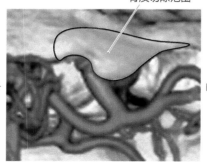
骨质切除范围

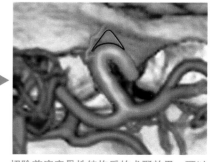

切除前床突骨性结构后的术野效果，可以观察并确认眼动脉、视神经、硬膜环、Dolenc 三角的重要的解剖结构。

图ⅢB-3　切除前床突后的效果

病例摘要及切开硬膜之前的操作

此病例为典型的颈内动脉前床突旁动脉瘤（paraclinoid aneurysm）（图ⅢB-4）。动脉瘤体积较大，术中必须切除前床突。如图ⅢB-5所示的形状切除前床突，沿侧裂打开硬膜。

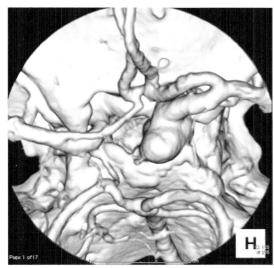
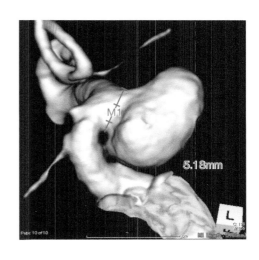

图ⅢB-4　术前3D-CTA

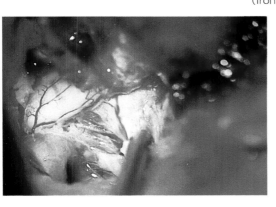

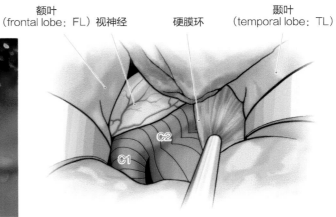

打开硬膜，略微打开侧裂深部后，仅需略微牵拉额叶即可观察到颈内动脉C1及C2段，凭借硬膜的连续性追踪后可见硬膜环远心端。为了处理动脉瘤，将硬膜环切开，进而在海绵窦内控制颈内动脉。

图ⅢB-5　打开硬膜①

在硬膜环远心端处将其剪开，直至近心端处（图ⅢB-6）。在此过程中，会有来自海绵窦的出血，使用止血材料进行填塞止血。通过上述操作可以控制颈内动脉（图ⅢB-7）。可以不必在颈部控制颈内动脉。

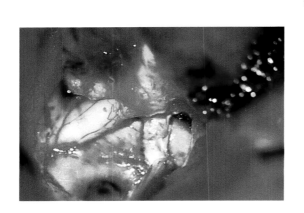
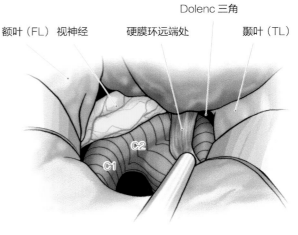

额叶（FL）　视神经　　硬膜环远端处　　颞叶（TL）

Dolenc 三角

C1　C2

打开硬膜环。最后处理远心端处。如果操作过程中有来自海绵窦的出血，可以使用止血材料进行填塞止血。

图ⅢB-6　打开硬膜②

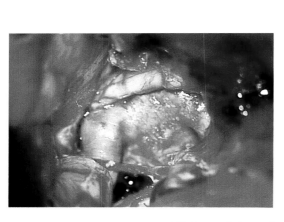
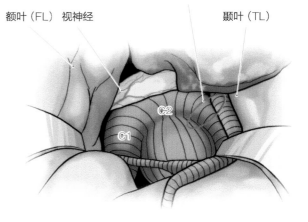

可以在此处控制颈内动脉

额叶（FL）　视神经　　　颞叶（TL）

C1　C2

可以控制颈内动脉，图中红色圆圈○指示放置临时阻断夹（temporary clip）的位置。

图ⅢB-7　硬膜环开放完毕

确认颈内动脉及确保术野操作空间

其次，观察并确认颈内动脉 C2 及 C1 段、后交通动脉及脉络膜前动脉。如果动脉瘤体积较小，可观察到垂体上动脉及垂体下动脉（图ⅢB-8）。

再次，根据视神经与动脉瘤的接触程度及动脉瘤的大小对视神经及动脉瘤进行不同程度的剥离操作。使用有窗动脉瘤夹对动脉瘤进行夹闭。此时，动脉瘤夹的一侧叶片（blade）会位于视神经的下方，对视神经造成挤压，这是不可避免的。因此，需要在颈内动脉 C3 段放置临时阻断夹，对动脉瘤进行减压后再进行剥离，使剥离操作变得相对容易。

对颈内动脉的临时阻断应控制在短时间内（图ⅢB-9）。如果根据术前的影像学检查预计即使短时间阻断颈内动脉也会造成缺血性损伤，则应在术中行血管搭桥术进行血流重建。

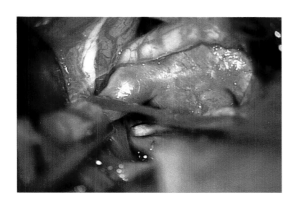
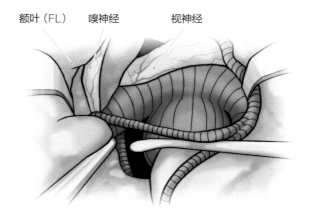

此病例在术中未观察到后交通动脉，但可以观察确认脉络膜前动脉。将动脉瘤与脉络膜前动脉剥离。

图ⅢB-8 观察并确认脉络膜前动脉

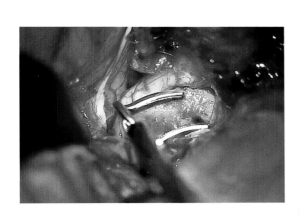
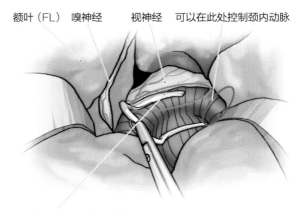

在视神经与动脉瘤之间制造手术操作空间

使用有窗动脉瘤夹夹闭动脉瘤可以清晰地分辨夹闭操作与夹闭操作后的术野。在图中红色圆圈○指示的部位对颈内动脉进行短时间的阻断控制，降低动脉瘤内的压力，用动脉瘤夹不断地压向动脉瘤从而逐渐获得手术操作空间。尤其需要注意的是，在分离动脉瘤与视神经时（图中蓝色圆圈所示处），获得充分的术野操作空间是非常重要的。

图ⅢB-9 术中确保操作术野空间

夹闭动脉瘤

　　夹闭动脉瘤时，动脉瘤夹必须穿过眼动脉下方。这需要对动脉瘤与视神经进行充分剥离（图ⅢB-10）。最后，确认颈内动脉有无狭窄处（图ⅢB-11）。

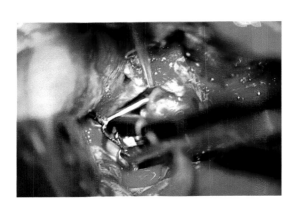
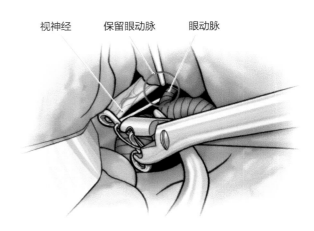

视神经　　保留眼动脉　　眼动脉

在颈内动脉 C1 处放置临时阻断夹（temporary clip），使动脉瘤压力不断下降，同时将之前的操作中获得的动脉瘤与视神经之间的操作空间进一步扩大，观察并确认眼动脉，将动脉瘤夹的叶片（blade）插入眼动脉下方。

图ⅢB-10　插入动脉瘤夹

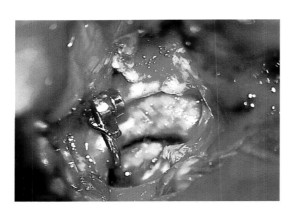
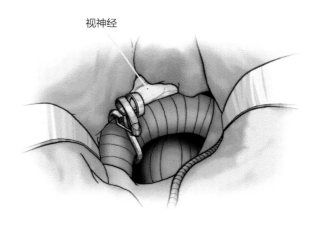

视神经

有窗动脉瘤夹夹闭后的状态。夹闭动脉瘤之后，确认脉络膜前动脉、眼动脉，观察并确认视神经是否处于正常状态。利用 ICG 或术中血管造影确认动脉瘤被完全夹闭无残留。

图ⅢB-11　夹闭操作完成

C | 颈内动脉 – 后交通动脉动脉瘤

在脑动脉瘤中，颈内动脉 – 后交通动脉分叉处动脉瘤（IC-PC AN）约占全体动脉瘤的 30%，是极为常见的动脉瘤。颈内动脉 – 后交通动脉动脉瘤定位较为容易，然而，此处动脉瘤一旦破裂，出血极为凶猛。另外，对于颈内动脉 – 后交通动脉动脉瘤的处理要求主治医生掌握。此处动脉瘤如果发生载瘤动脉闭塞或穿通支动脉闭塞会造成极为严重的症状及后果，因此，术中要求术者对上述动脉进行切实可靠的保护。

基于上述特点，IC-PC 动脉瘤对于神经外科年轻医生而言，作为术者进行夹闭手术操作的机会相对较多，并且此处动脉瘤的手术涵盖了脑动脉瘤手术的所有基本手术技巧。

后交通动脉

后交通动脉（posterior communicating artery：Pcom）位于颈内动脉池（carotid cistern）内，穿过间脑膜（diencephalic membrane），进入脚间池（interpeduncular cistern）内。根据后交通动脉的直径（0.4 ~ 4.0mm：平均 1.4mm）将其分为下述 3 种类型：

①正常型（normal type，54%）：直径大于 1mm，且较 P1 更细；

②发育不全型（hypoplastic type，24%）：直径小于 1mm；

③胎儿型（fetal configuration，18%）：直径大于 1mm，且较 P1 更粗大。

后交通动脉长 5.0 ~ 18.0mm（平均 12.6mm）。无论粗细如何，后交通动脉均发出一定数量的穿通支动脉。

每侧后交通动脉平均发出 8.5 条穿通支动脉，直径平均 0.26mm，这些穿通支动脉自后交通动脉的上表面和上外侧发出，朝向后上方走行。其中，自后交通动脉前半部（近心端部）平均发出 5.4 条穿通支动脉（乳头体前动脉或丘脑前穿支动脉；pre-mamillary artery or anterior thalamo-perforating artery），分布于灰白隆起、丘脑、丘脑下部等区域，而自后交通动脉后半部（远心端部）平均发出 3.1 条穿通支动脉，分布于后穿质、脚间窝等区域。

后交通动脉

通常情况下，后交通动脉位于动脉瘤瘤颈部的近心端侧。后交通动脉或其发出的穿通支动脉的闭塞会直接造成严重并发症导致患者预后不良，因此，在术中一定要注意对其进行保留。在实际操作中，掌握后交通动脉与颈内动脉之间的位置关系，也就是在何处控制后交通动脉的血流，是极为关键的。

对于位于内侧走行的后交通动脉而言，可以在视神经 – 颈内动脉间隙（opticocarotid space）控制后交通动脉，由于后交通动脉的穿通支朝向后上方走行，因此，在剥离或夹闭动脉瘤的操作过程中，后交通动脉并不会遮挡妨碍手术操作。

与此相对，位于外侧走行的后交通动脉需要在颈内动脉外侧间隙（retrocarotid space）对其进行控制，如果不对动脉瘤的远心端瘤颈侧进行充分的剥离，则无法明确地观察后交通动脉的走行方式，这样在夹闭动脉瘤的操作过程中极容易同时将后交通动脉或其发出的穿通支动脉一并夹闭。虽然后交通动脉的具体走行方式类型可以通过术前的全脑血管造影在一定程度上进行预测，但往往只有在实际手术操作中才能真正明确。

病例

直径 12mm 宽颈（broad base）未破裂动脉瘤。动脉瘤表面有突起（bleb），后交通动脉为粗大的胎儿型（fetal configuration，图 ⅢC-1）。

开颅

行额颞开颅翼点入路，额叶（frontal lobe）与颞叶（temporal lobe）显露范围大致相同（图 ⅢC-2）。此病例也可行额下入路（subfrontal approach）进行手术，但对于朝向后方的动脉瘤则无法处理。

对于朝向后方的 IC-PC 动脉瘤，手术中要利用颈内动脉外侧间隙（retrocarotid space）进行操作，因此需要将颞极 [与颞前入路（anterior temporal approach）相同] 朝向后方牵拉，从而获得充分的颞侧（temporal side）术野。

IC-PC 动脉瘤的两种类型

IC-PC 动脉瘤分为两种类型：①动脉瘤朝向外侧与颞叶（temporal lobe）接触；②动脉瘤朝向后下方隐藏于天幕（tent）下方。对于第①种的 IC-PC 动脉瘤而言，术中如果不经意间对颞叶进行牵拉（retraction）可能会造成动脉瘤的破裂。

术者在手术操作过程中可能希望对动脉瘤近心端的颈内动脉进行控制，然而在手术初始阶段对此处进行操作时极易造成动脉瘤的破裂，因此，作者对于颈内动脉 – 后交通动脉分叉处动脉瘤的开颅手术并不建议控制动脉瘤近心端的颈内动脉的操作。

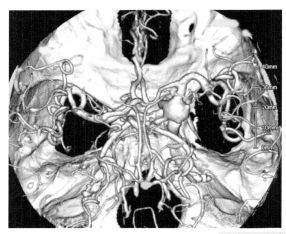
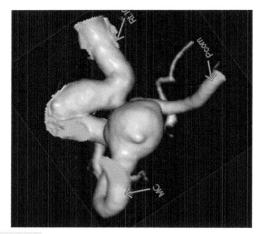

图ⅢC-1　术前 3D-CTA

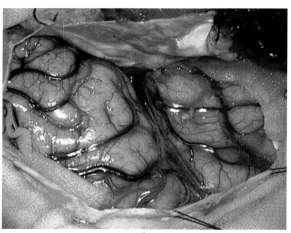

图ⅢC-2　开颅

分离侧裂及剥离远心端瘤颈

通过侧裂远心端入路（distal transsylvian approach），将连接额叶（frontal lobe）与颞叶（temporal lobe）的蛛网膜广泛分离。打开蛛网膜直至视神经外侧缘。

首先在远心端进行剥离。观察确认脉络膜前动脉（anterior choroidal artery：AChA）后对其进行剥离从而控制远心端瘤颈部（图ⅢC-3）。远心端瘤颈部破裂的概率很小。

观察并确认后交通动脉

在实际手术操作过程中，术者尝试在视神经-颈内动脉间隙内（opticocarotid space）根据后交通动脉将颈内动脉朝向颅底方向压迫而寻找后交通动脉，然而，由于此病例并非内侧型后交通动脉，因此，在书中仅仅观察到了后交通动脉的数条穿通支动脉（图ⅢC-4）。

> **后交通动脉与颈内动脉**
>
> 在实际手术操作过程中，对于后交通动脉与颈内动脉的相互位置关系，也就是后交通动脉的走行方式而言，最为重要的是在何处对其观察确认。对于内侧型后交通动脉，可以在视神经-颈内动脉间隙内（opticocarotid space）对其进行观察确认。

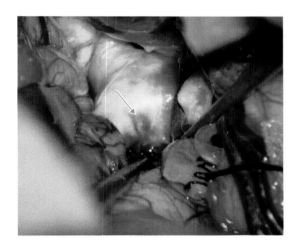

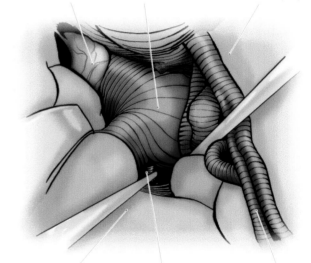

视神经　　颈内动脉（ICA）　　颞叶（TL）

额叶（FL）　　脉络膜前动脉（AChA）　　侧裂静脉（SV）

图ⅢC-3　**控制远心端瘤颈部**

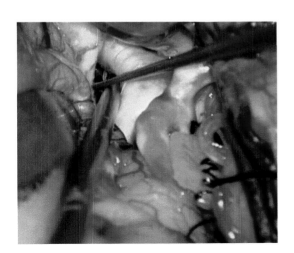

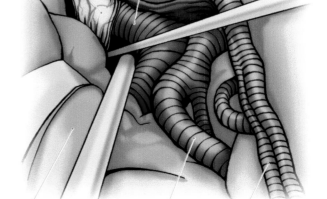

视神经　　颈内动脉近心端（ICA proximal）　　颞叶（TL）

额叶（FL）　　大脑中动脉（MCA）　　侧裂静脉（SV）

图ⅢC-4　**后交通动脉的状态**

控制颈内动脉近心端并确认可否对其进行临时阻断

此病例动脉瘤体积较大，因此在术中判断需要对其进行近心端血流控制（proximal flow control），然而，颈内动脉眼段（ophthalmic segment）较短，并且即使尝试使用吸引器和神经剥离子对此处的颈内动脉进行压迫也无法完成（图ⅢC-5）。因此，术中判断此部位并不适于使用临时阻断夹（即使使用临时阻断夹对其进行夹闭也无法使其完全闭塞）。

在颈部控制颈内动脉

在下颚的下方将颈部皮肤切开，暴露颈部血管（图ⅢC-6）。

由于颈内动脉在外侧深部走行，因此并不直接剥离

对于动脉硬化的处理对策

颈内动脉分为眼段（ophthalmic segment）、交通段（communicating segment）、脉络膜段（choroidal segment）等，各段的长度及走行均有较大的个体差异，尤其是眼段（ophthalmic segment），对于近心端血流控制（proximal flow control）而言是极为重要的。然而，颈内动脉眼段（ophthalmic segment）常伴有较为严重的动脉硬化，使用临时阻断夹（temporary clip）对其进行临时阻断时，有时会出现由于动脉硬化严重而无法充分夹闭的情况，甚至造成颈内动脉自身的解离或损伤。因此，笔者在进行颈内动脉动脉瘤的手术时，一律对患者颈部进行常规消毒铺单暴露颈部术野，在颈部进行近心端血流控制（proximal flow control）。

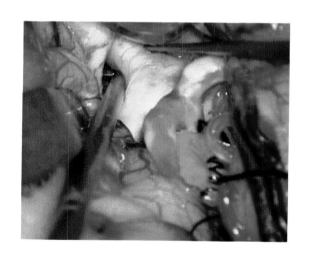

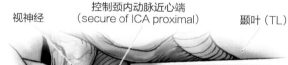

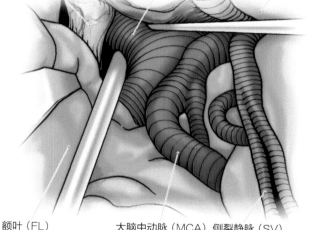

视神经　　控制颈内动脉近心端（secure of ICA proximal）　　颞叶（TL）

额叶（FL）　　大脑中动脉（MCA）　侧裂静脉（SV）

图ⅢC-5　压迫颈内动脉

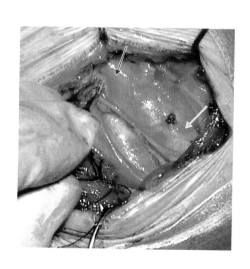

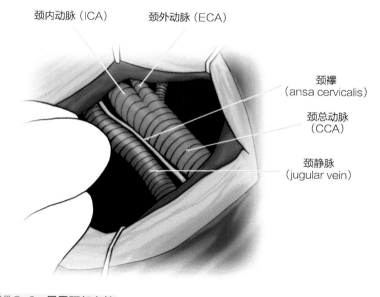

颈内动脉（ICA）　　颈外动脉（ECA）

颈襻（ansa cervicalis）

颈总动脉（CCA）

颈静脉（jugular vein）

图ⅢC-6　暴露颈部血管

并阻断颈内动脉，而是对颈外动脉（图中蓝色箭头所示）和颈总动脉（图中黄色箭头所示）进行阻断。

动脉瘤吸引与减压的准备

在此病例的实际手术操作中，对甲状腺上动脉进行插管，准备如果术中需要对动脉瘤进行吸引与减压操作（图ⅢC-7）。

吸引与减压操作方法

对动脉瘤进行吸引与减压的方法较多，其中具有代表性的有两种：①插入动脉导管；②直接对颈内动脉进行穿刺。在操作过程中需要注意血栓栓塞性并发症。

将阻断带穿过颈总动脉，做好随时可以用阻断钳将其阻断的准备。

动脉瘤夹夹闭甲状腺上动脉。

对载瘤动脉进行临时阻断的同时剥离动脉瘤

在颞叶侧对动脉瘤进行谨慎的剥离操作（图ⅢC-8）。如果动脉瘤压力较高，判断剥离导致动脉瘤破裂的风险较高时，应对载瘤动脉进行近心端血流控制，使动脉瘤压力降低后再进行剥离操作。适度的牵拉动脉瘤，同时将其与周围的组织结构进行剥离。在天幕下方有动眼神经走行，对动脉瘤进行的剥离操作进行至此处时应小心注意避免损伤动眼神经。

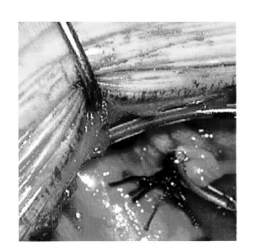
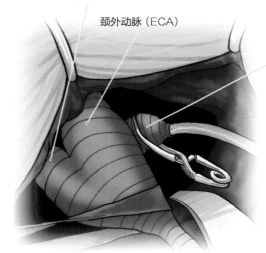

颈内动脉（ICA）
颈外动脉（ECA）
甲状腺上动脉（superior thyroid artery）

图ⅢC-7　将动脉导管插入甲状腺上动脉内

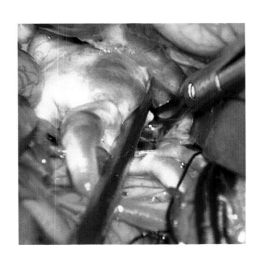
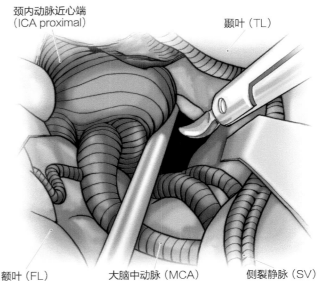

颈内动脉近心端（ICA proximal）
颞叶（TL）
额叶（FL）
大脑中动脉（MCA）
侧裂静脉（SV）

图ⅢC-8　剥离动脉瘤

在颅底侧剥离动脉瘤

　　IC-PC 动脉瘤的特点之一是，动脉瘤瘤顶部（dome）不仅与动眼神经（图ⅢC-9），而且与颅底的蛛网膜或硬膜紧密粘连。并且，由于颅底的组织结构无法进行牵拉，因此，术中操作过程中，只有牵拉动脉瘤的同时对其进行不断的剥离。因此，应该在对载瘤动脉进行近心端血流控制使动脉瘤的压力降低之后，再对动脉瘤进行安全的牵拉，然后再对动脉瘤与颅底硬膜之间的蛛网膜或结缔组织进行锐性分离。

将动脉瘤自颅底剥离后，观察并确认后交通动脉的起始部

　　在对载瘤动脉进行近心端血流控制的前提下，对动脉瘤与颅底硬膜之间的蛛网膜或结缔组织进行锐性分离，从而使动脉瘤可以被自由的牵拉，此时，在术野内可以清晰明确地观察到后交通动脉（图ⅢC-10）的起始部及

剥离动脉瘤操作过程中的注意要点

　　阻断时间每次不能超过 10′，总计不要超过 20′。当患者侧副循环血流不佳或判断手术操作需要大于上述时间限制的阻断时，应考虑进行预防性的 STA-MCA 搭桥术手术以防止缺血性并发症的发生。

　　另外，有时在术中需要对后交通动脉本身进行临时阻断。

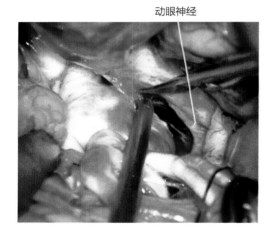

动眼神经

图ⅢC-9　在颅底侧对动脉瘤进行剥离操作

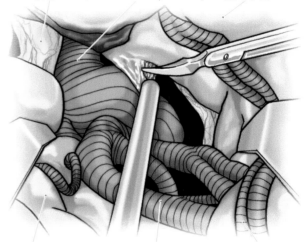

视神经　　控制颈内动脉近心端（secure of ICA proximal）　　颞叶（TL）

额叶（FL）　　大脑中动脉（MCA）　　侧裂静脉（SV）

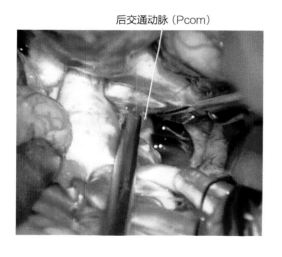

后交通动脉（Pcom）

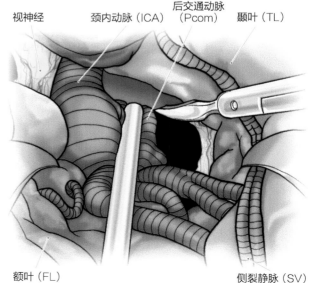

视神经　　颈内动脉（ICA）　　后交通动脉（Pcom）　　颞叶（TL）

额叶（FL）　　　　侧裂静脉（SV）

图ⅢC-10　后交通动脉的起始部及其走行方式

其走行方式。由此，可以对动脉瘤近心端瘤颈部进行控制。

交通动脉的走行，再次观察确认动脉瘤远心端瘤颈

如图ⅢC-11所示，动脉瘤远心端瘤颈完全被剥离。此病例的后交通动脉为外侧型，沿后交通动脉走行追寻其穿通支动脉并对其进行保护。另外，在后交通动脉周围制造充分的手术操作空间，保证术中需要时对其进行临时阻断。

夹闭动脉瘤

此病例为宽颈（broad neck）动脉瘤，需要对瘤颈进行重塑。如果将动脉瘤夹径直插入的话，会造成脉络膜前动脉的扭转（kinking），因此，需要首先使用J形动脉瘤夹在动脉瘤的较浅处对其进行夹闭（图ⅢC-12）。

手术操作过程中需要注意后交通动脉的走行方式。

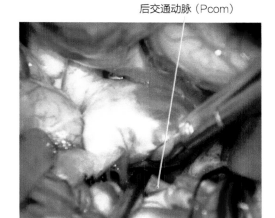
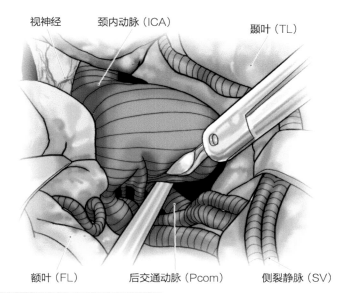

后交通动脉（Pcom）

视神经　颈内动脉（ICA）　颞叶（TL）

额叶（FL）　后交通动脉（Pcom）　侧裂静脉（SV）

图ⅢC-11　观察并确认动脉瘤远心端瘤颈的剥离情况

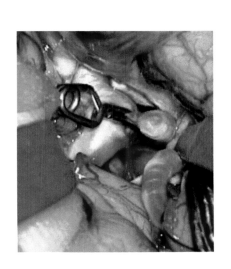
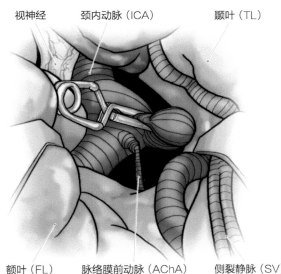

视神经　颈内动脉（ICA）　颞叶（TL）

额叶（FL）　脉络膜前动脉（AChA）　侧裂静脉（SV）

图ⅢC-12　使用J形动脉瘤夹对动脉瘤进行夹闭

其次，使用有窗动脉瘤夹对深处残留的瘤颈部分进行夹闭，从而将瘤颈完全闭合（图ⅢC-13）。

操作过程中，应避免将后交通动脉的起始部或其附近发出的穿通支动脉夹闭。

夹闭动脉瘤后确认术野（动脉瘤近心端瘤颈侧）

观察并确认自动脉瘤近心端瘤颈侧至后交通动脉起始部处是否被完好地保留（图ⅢC-14）。此时应仔细观察动脉的管径及形状有无异常。

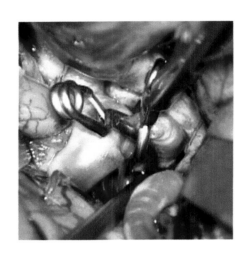
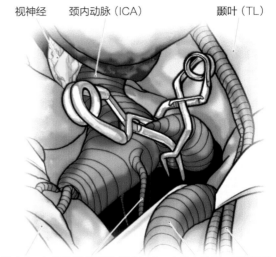

视神经　颈内动脉（ICA）　颞叶（TL）

额叶（FL）脉络膜前动脉（AChA）　大脑中动脉（MCA）　侧裂静脉（SV）

图ⅢC-13　使用有窗动脉瘤夹对动脉瘤进行夹闭

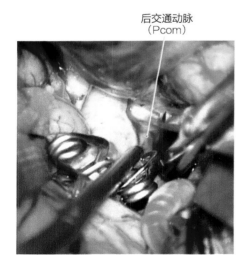

后交通动脉（Pcom）

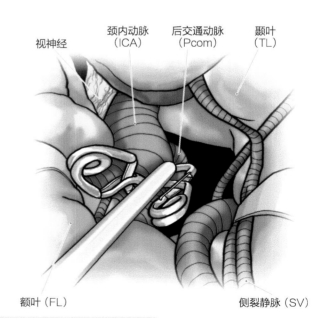

视神经　颈内动脉（ICA）　后交通动脉（Pcom）　颞叶（TL）

额叶（FL）　侧裂静脉（SV）

图ⅢC-14　从动脉瘤近心端瘤颈侧观察后交通动脉

夹闭动脉瘤后确认术野（动脉瘤远心端瘤颈侧）

观察并确认自动脉瘤远心端瘤颈侧至后交通动脉起始部处是否被完好地保留（图ⅢC-15）。由于此处后交通动脉发出的穿通支动脉朝向后上方走行，因此，应仔细观察穿通支动脉是否被动脉瘤夹夹闭。同时仔细确认动脉瘤的瘤颈有无残留。

通过牵拉或旋转动脉瘤夹的叶片（blade）及头部可以充分观察术野背侧的情况。当然，最为重要的是要观察并确认脉络膜前动脉有无狭窄或扭曲。

术后行 3D-CTA 检查可见动脉瘤消失，并且后交通动脉无狭窄（图ⅢC-16）。

后交通动脉
（Pcom）

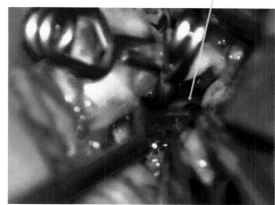

视神经　　　颈内动脉（ICA）　　　颞叶（TL）

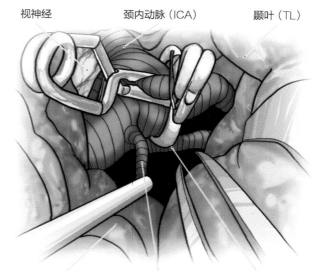

额叶（FL）　脉络膜前动脉（AChA）　后交通动脉（Pcom）

图ⅢC-15　从动脉瘤远心端瘤颈侧观察后交通动脉

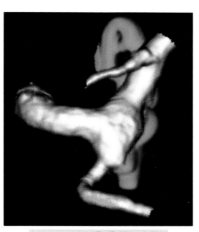

图ⅢC-16　术后 3D-CTA

破裂动脉瘤的手术要点

对于破裂动脉瘤而言，在手术操作过程中，应严格地按照原则有序地对动脉瘤进行剥离操作。尤其是当动脉瘤完全隐藏在天幕下方时，通常颅底的硬膜等结构与动脉瘤的瘤顶部（dome）粘连较为紧密，需要术者格外注意。现将手术操作要点总结如下。

1. 一般情况下

【远心端瘤颈部的观察确认】

首先在动脉瘤远心端瘤颈侧对脉络膜前动脉与后交通动脉的走行方式进行观察确认，对动脉瘤远心端瘤颈周围进行充分的剥离直至其周围的空间可以满足动脉瘤夹夹闭操作。观察确认后交通动脉，确认是否可以对近心端颈内动脉进行临时阻断。

【近心端瘤颈部与粘连情况的观察确认】

在动脉瘤近心端瘤颈部观察确认后交通动脉的起始部，了解其走行方式。如果近心端瘤颈周围有充分的操作空间，可以对其进行夹闭操作。将天幕部分切开可以有助于完成控制动脉瘤近心端血流的操作。

2. 特殊情况下

如果颈内动脉本身在瘤颈附近走行的话，术中轻微牵拉颈内动脉即可感觉到抵抗感，则可以估计到动脉瘤与颅底紧密粘连，此时为了保证手术安全，应在对动脉瘤近心端血流进行临时阻断的基础之上再进行剥离动脉瘤的操作。此时，对动脉瘤进行随意的夹闭或剥离操作

有可能导致动脉瘤破裂甚至更为危险的瘤颈撕裂（neck laceration），术者必须谨慎操作。以下针对上述操作步骤进行详述。

【临时阻断及动脉瘤的剥离操作】

对颅内颈内动脉眼段（opthalmic segment）或颈部颈内动脉进行临时阻断，使颈内动脉及动脉瘤内部压力下降，从而可以相对容易地对颈内动脉本身及动脉瘤进行牵拉操作。首先观察确认后交通动脉的起始部。另外，对动脉瘤与颅底的紧密粘连不断进行剥离，直至动脉瘤近心端瘤颈处周围具有充分的操作空间放置动脉瘤夹。

【夹闭动脉瘤及夹闭之后对动脉瘤的剥离操作】

对动脉瘤近心端血流进行临时阻断，同时夹闭动脉瘤。

3. 夹闭动脉瘤之后的处理

夹闭动脉瘤之后，对动脉瘤与颅底之间进行充分的剥离后观察确认动脉瘤夹闭是否完全。注意动眼神经的走行，如有必要，应考虑对动脉瘤进行重新夹闭，对于破裂动脉瘤，在剥离操作的过程中，注意尽量避免使其破裂口沿瘤颈方向伸展。

4. 夹闭动脉瘤之后对术野的观察确认

对动脉瘤进行充分的剥离，使其完全游离，然后仔细观察确认下述情况：①后交通动脉是否存在扭转（kink）；②自后交通动脉上方发出的穿通支动脉是否被夹闭；③动脉瘤瘤颈是否有残留。

D 颈内动脉 - 脉络膜前动脉动脉瘤

通常情况下，颈内动脉—脉络膜前动脉分叉处动脉瘤占脑动脉瘤 2% ~ 5%，根据亚萨基尔（Yasargil）的统计数据，颈内动脉 - 脉络膜前动脉动脉瘤占脑动脉瘤 2.1%，占颈内动脉动脉瘤 6.6%。另外，根据弗莱德曼等人的统计数据，颈内动脉 - 脉络膜前动脉动脉瘤患者术后发生缺血性并发症的概率相对较高（8/51，16%），而且其症状较为严重。

脉络膜前动脉的特点

脉络膜前动脉（AChA）在后交通动脉（Pcom）与颈内动脉（ICA）的终端之间自 ICA 发出（约有不到 1% 的人 AChA 自 Pcom 或 MCA 发出），通常 AChA 为单独的一支穿通支动脉（约占 70%），并发出营养钩回（uncus）等结构的较细小的分支和较粗大的主干（trunk）。通常情况下，其发出的钩回动脉（uncal artery）为与远心端。直径平均为 1.2（0.7 ~ 2.0）mm。

脉络膜前动脉朝向颞叶、侧上方、脉络膜裂（choroidal fissure）走行，因此，术中对其正面观察很难。另外，随动脉瘤一并被夹闭的风险较高。脉络膜前动脉与后交通动脉的分叉角度不同，其走行往往呈较为紧绷的状态。

根据脉络膜前动脉的走行区域，将其分为几个节段：

①脑池段（cisternal segment）：分布于视束、大脑脚、颞叶、外侧膝状体、前穿质等区域；

②脉络膜段（choroidal segment）：分布于脉络膜区域。

脉络膜前动脉的侧副循环（collateralis）以及血管分布（vascular territory）具有一定程度的个体差异（variation），术中应该进行电生理监测以避免缺血性并发症的发生。此动脉如果发生闭塞，患者会出现 Abbie 或 Monakow 综合征（下肢严重麻痹、单侧深浅感觉障碍、同侧偏盲或 1/4 盲），因此，脉络膜前动脉具有重要的临床意义。

脉络膜前动脉分叉处动脉瘤的特点及手术注意点

脉络膜前动脉动脉瘤很多位于侧位（lateral projection），与颞叶接触并被其覆盖，在手术中进行牵拉（retraction）操作时需要注意，脉络膜前动脉动脉瘤的上述特点要求术者在手术操作过程中必须将颈内动脉至大脑中动脉 M1 段完全暴露，有时甚至需要暴露颈内动脉外侧间隙（retrocarotid space）在内的广阔术野。通常情况下，脉络膜前动脉不会位于对侧。手术操作过程中，应尽量沿与脉络膜前动脉走行平行的方向放置动脉瘤夹，反复观察确认其穿通支动脉的变异情况（variation）。另外，术中应遵循"即使牺牲完美的瘤颈夹闭（neck clipping）也应避免穿通支动脉闭塞的情况出现"的原则。

手术操作过程中为了保护脉络膜前动脉，必须进行术中电生理监测（MEP + one of anatomical monitorings）。

后交通动脉较粗大的病例

开颅

此病例合并顶叶动静脉畸形（AVM）（图ⅢD-1，图中蓝色箭头），侧裂表面的静脉是 AVM 的导出静脉（drainer），呈红色（red vein）（图ⅢD-2）。开颅时充分暴露颞叶。

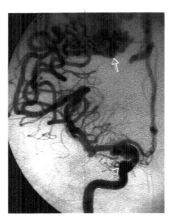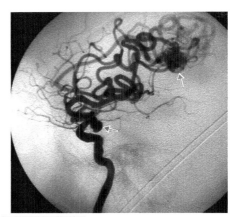

图Ⅲ D-1　术前血管造影

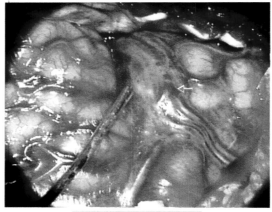

图Ⅲ D-2　开颅后的术野

控制近心端颈内动脉，观察确认后交通动脉的情况

就脉络膜前动脉动脉瘤的部位而言，分为两种类型：与后交通动脉分叉处动脉瘤相同位置 [颈内动脉眼段（opthalmic segment）较短] 者，以及位于较远心端（distal）者。偶尔尚有隐藏于天幕下方者。此病例的动脉瘤在略远心端埋藏于颞极内。仔细观察确认动脉瘤的近心端处（proximal），准备对其进行近心端血流控制（proximal flow control）（图ⅢD-3）。

此病例颈内动脉为 AVM 的供血动脉，较为粗大并且压力较高。

此病例后交通动脉位于动脉瘤的附近，需仔细观察确认后交通动脉的起始部及其走行方式。图中，在神经剥离子的尖端可以观察到后交通动脉。

对颈内动脉和后交通动脉进行临时阻断

此病例动脉瘤压力较高，因此采取临时阻断后再进行剥离操作的方案。后交通动脉较为粗大的情况，对于后交通动脉瘤而言进行临时阻断也是必要的（图ⅢD-4）。

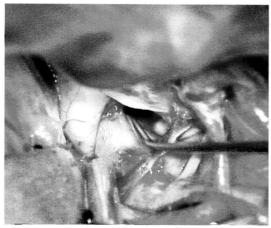

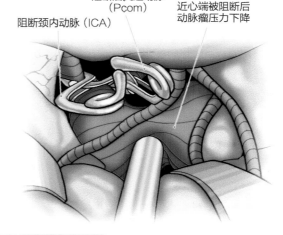

颈内动脉（ICA）

后交通动脉（Pcom）的出口

图Ⅲ D-3　动脉瘤近心端周围

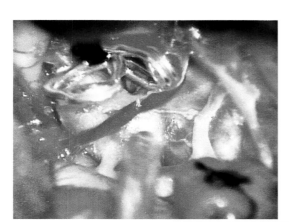

阻断后交通动脉（Pcom）

阻断颈内动脉（ICA）

近心端被阻断后动脉瘤压力下降

图Ⅲ D-4　近心端血流被阻断后的动脉瘤

观察确认脉络膜前动脉

脉络膜前动脉与后交通动脉不同,与动脉瘤紧紧相邻,在动脉瘤后方对其包绕走行。因此,在瘤颈(neck)远心端侧处观察时,可见脉络膜前动脉与动脉瘤紧密相邻。因此,术中进行临时阻断后,对动脉瘤的远心端瘤颈侧进行剥离同时牵拉后,可以观察到脉络膜前动脉位于紧邻动脉瘤的后方(图ⅢD-5)。

此病例,在术中自瘤颈近心端侧观察时,无法明确掌握脉络膜前动脉起始部的形态。这可能是因为脉络膜前动脉自动脉瘤背侧发出的缘故。

夹闭动脉瘤

术中根据脉络膜前动脉的走行方式,在动脉瘤近心端一侧制造充分的术野操作空间,对动脉瘤进行夹闭(图ⅢD-6)。夹闭动脉瘤时应注意,不要将动脉瘤夹距离颈内动脉过于紧密(tight)地夹闭在瘤颈上,注意应绝对避免将脉络膜前动脉发出的穿通支动脉一并夹闭。

夹闭动脉瘤之后,仔细观察动脉瘤背侧,确认动脉瘤夹的叶片是否将动脉瘤瘤颈完全夹闭,以及动脉瘤夹是否影响到脉络膜前动脉等情况。

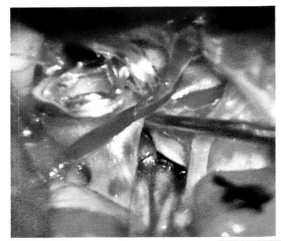
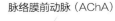
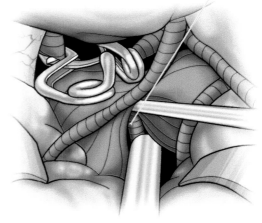

脉络膜前动脉(AChA)

图Ⅲ D-5　**剥离并牵拉动脉瘤**

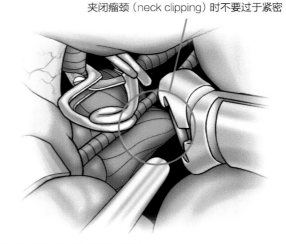

夹闭瘤颈(neck clipping)时不要过于紧密

图Ⅲ D-6　**夹闭动脉瘤应充分注意避免夹闭或影响脉络膜前动脉**

解除临时阻断

　　观察确认动脉瘤夹 (clip) 充分夹闭瘤颈后，解除临时阻断 (图 IIID-7)。其后，将动脉瘤自颞叶剥离，使其完全游离。

将动脉瘤完全剥离，保留脉络膜前动脉

　　将动脉瘤自周围组织完全剥离使其处于游离状态，观察确认脉络膜前动脉的走行是否受到影响。图中可在脑压板下方观察到动眼神经 (图 IIID-8)。对于脉络膜前动脉动脉瘤而言，常有动脉瘤与动眼神经紧密粘连的情况存在。术中为了了解脉络膜前动脉穿通支是否开通以及相应供血区域的脑功能是否正常，需要使用多普勒血流监测仪、MEP 等电生理监测或 ICG 术中脑血管造影等手段进行检测。

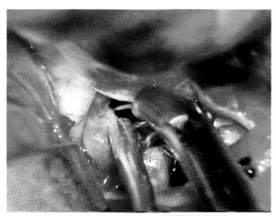

图 III D-7　解除临时阻断后的动脉瘤

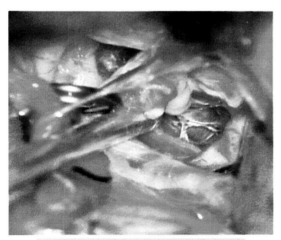

图 III D-8　将动脉瘤自周围组织完全剥离

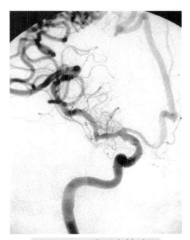

图 III D-9　术后血管造影

有数支脉络膜前动脉同时存在的病例①

脉络膜前动脉的走行方式具有较大的个体差异。如图 ⅢD-10 所示病例，脉络膜前动脉有数支存在，偶尔也有在动脉瘤前方走行者。脉络膜前动脉的起始部位于近心端瘤颈侧瘤颈附近的广泛区域。

另外，关于脉络膜前动脉起源个体差异的相关内容，请读者自行参阅本章末尾的参考文献部分中弗莱德曼等人的报道。

有数支脉络膜前动脉同时存在的病例②

如图 ⅢD-11 所示病例，动脉瘤本身体积较小，但却有数支脉络膜前动脉同时存在。另外，如图所示，脉络膜前动脉并不是从动脉瘤的背侧发出，而是从动脉瘤瘤颈发出，对于脉络膜前动脉动脉瘤而言，类似这样的较为特殊的形态较为常见。

对于如上述的特殊病例而言，术中必须仔细保护血管。图 ⅢD-12，13 是术中在夹闭动脉瘤的同时仔细保护脉络膜前动脉具体操作的术中照片和模式图。

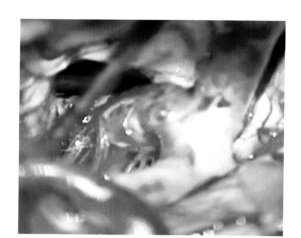

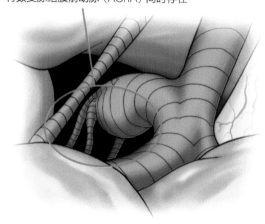

有数支脉络膜前动脉（AChA）同时存在

图ⅢD-10   脉络膜前动脉有数支同时存在的巨大动脉瘤

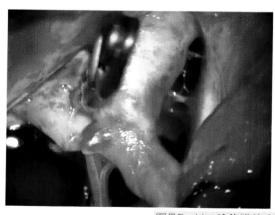

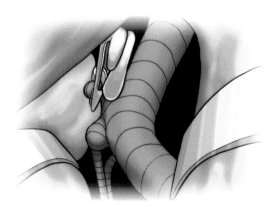

图ⅢD-11   脉络膜前动脉有数支同时存在的小动脉瘤

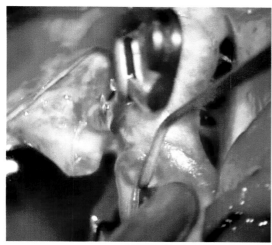
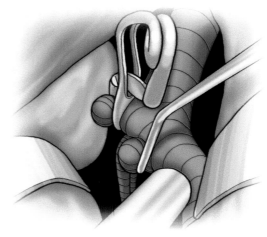

图Ⅲ D-12　对于脉络膜前动脉自瘤颈发出的动脉瘤的夹闭方法①

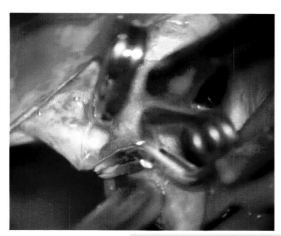
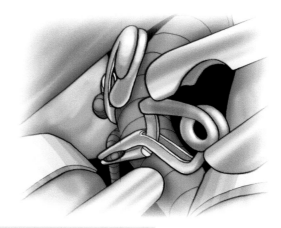

图Ⅲ D-13　对于脉络膜前动脉自瘤颈发出的动脉瘤的夹闭方法②

E 颈内动脉尖端部动脉瘤

颈内动脉尖端部动脉瘤（IC-top AN）约占脑动脉瘤不到 5%。就动脉瘤发生部位而言，此处动脉瘤包括大脑前动脉 A1 段近心端（A1 proximal）以及大脑中动脉 M1 段近心端（M1 proximal）的动脉瘤。由于颈内动脉尖端部动脉瘤在颅内的位置较高，因此，手术中需要充分打开侧裂。另外，此处动脉瘤多为宽颈（broad neck）动脉瘤，并且体积较大。虽然颈内动脉尖端部发出的穿通支动脉相对较少，但其周围有脉络膜前动脉及 Heubner 回返动脉走行经过，在术中操作过程中需要注意避免损伤。

此外，颈内动脉尖端部动脉瘤的瘤顶部（dome）常常埋藏于脑内。通常情况下，动脉瘤瘤顶部多朝向上方或后方。

穿通支动脉的特点

此处穿通支动脉通常为大脑前动脉 A1 段近心端（A1 proximal）发出的穿通支以及大脑中动脉 M1 段近心端（M1 proximal）发出的穿通支。M1 段发出的穿通支动脉为豆纹中动脉（medial lenticulostriate artery，medial LSA），数量较少，有时甚至阙如。然而，在到达动脉瘤的过程中必须注意避免损伤其他的豆纹动脉（LSA）。A1 段发出的穿通支动脉按照其部位可分为近心端组

（proximal group；7~8 支）和远心端组（distal group；2~3 支），仅前者与此处动脉瘤手术操作相关。

A1 段发出的近心端组（proximal group）穿通支动脉贯穿前穿质，分布于尾状核等区域。Heubner 回返动脉沿 A1 走行并反转时，有时会紧邻动脉瘤瘤顶部（dome），在手术操作过程中应注意避免对其造成损伤。

直径 12mm 的厚壁动脉瘤

病例

50 岁女性患者。偶然发现的直径 12mm 的未破裂动脉瘤（图ⅢE-1）。未发现动脉瘤内血栓形成。

开颅

术前判断此病例需要进行血管搭桥术，因此在开颅操作时预先进行对颞浅动脉的剥离操作（图ⅢE-2）。颈内动脉尖端部动脉瘤手术要求充分打开侧裂。另外，如果动脉瘤位置较高时，要求更为广阔的手术视野。因此，开颅骨窗范围要求满足在颞叶侧自下方观察的视野。

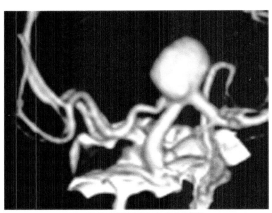

图ⅢE-1 术前 3D-CTA

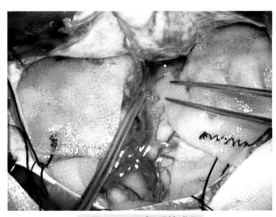

图ⅢE-2 开颅后的术野

打开侧裂，显露并游离 M1、A1

充分完全地打开侧裂，使 M1、M2、A1 发出的颞前动脉（anterior temporal artery）等充分显露并呈可以自由移动的状态。另一方面，沿 A1 将双侧额叶（frontal lobe）之间的蛛网膜切开，显露并游离视神经、A1 及额底部（图ⅢE-3）。

临时阻断血流

充分地观察确认脉络膜前动脉起始部并对其进行充分的剥离，获得放置临时阻断夹的充分操作空间，为动脉瘤的临时阻断做好充分准备。如果由前交通动脉构成的侧支循环（cross flow）较为充分，如果不同时对 A1 进行临时阻断，则动脉瘤的压力无法下降。此病例的实际手术操作过程中，对颈内动脉及 A1 同时进行了临时阻断（图ⅢE-4）。

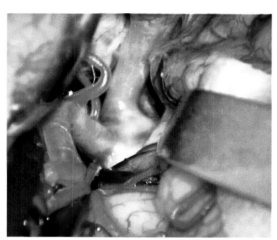

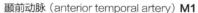
颞前动脉（anterior temporal artery）**M1**

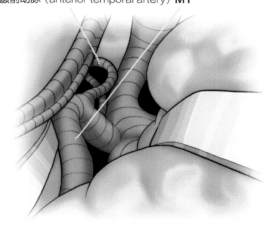

图ⅢE-3　打开侧裂

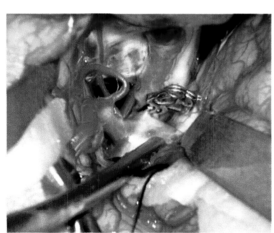

对颈内动脉（ICA）进行临时阻断　　对 A1 进行临时阻断

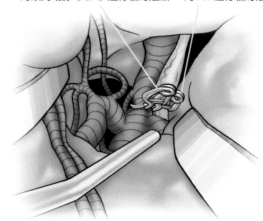

图ⅢE-4　对颈内动脉进行临时阻断

观察确认穿通支动脉并剥离动脉瘤

如图 ⅢE-5 所示，阻断动脉瘤近心端血流，在颞叶侧（temporal side）观察确认穿通支。动脉瘤的内侧面紧邻视束，在此处对其进行剥离。在术野内可以观察到脉络膜前动脉在动脉瘤外侧与视束呈平行走行。此病例自 M1 近心端（proximal）发出的豆纹中动脉（medial LSA）

并不发达，而周围的细小血管与动脉瘤瘤顶部（dome）紧密粘连，对其进行仔细剥离。

其次，进入额底侧（frontal base side），将动脉瘤自脑组织表面剥离（图 ⅢE-6）。在此处操作过程中，需要注意 A1 段发出的近心端组（proximal group）穿通支动脉避免对其造成损伤。

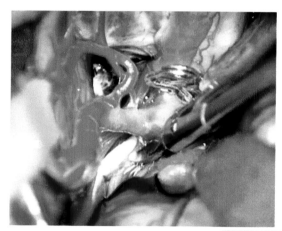

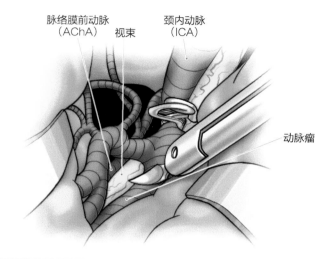

图 ⅢE-5　观察确认穿通支动脉

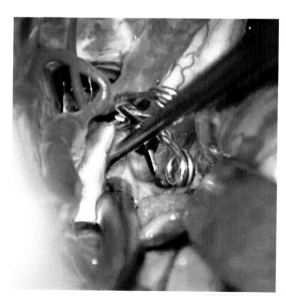

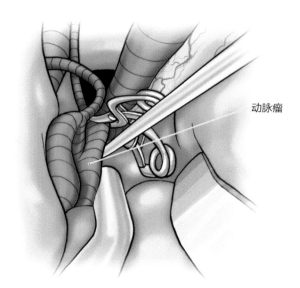

图 ⅢE-6　将动脉瘤自脑组织表面剥离

试验性夹闭动脉瘤（tentative clip）

在确认没有夹闭穿通支动脉危险的前提下，对动脉瘤进行试验性夹闭（tentative clip），在动脉瘤周围暴露夹闭操作的术野空间。在试验性夹闭时，在额叶侧（frontal side）略微远离瘤颈部放置动脉瘤夹（图ⅢE-7）。通过上述操作，可以有效地在动脉瘤周围暴露夹闭操作的术野空间，为此后的剥离操作创造有利条件。

最终夹闭动脉瘤的准备

其次，解除临时阻断，为脑组织从缺血状态恢复创造充分的时间，同时将动脉瘤由周围脑组织完全剥离。由于此时动脉瘤内的血流尚未完全被阻断，因此，在第1把动脉瘤夹的远心端再放置另一把动脉瘤夹进行补充夹闭（图ⅢE-8）。观察确认瘤颈部附近的状态，反复确认穿通支动脉是否开通。

在此基础之上，再次对动脉瘤进行近心端血流阻断，分别在 ICA 与 A1 处放置临时阻断夹。

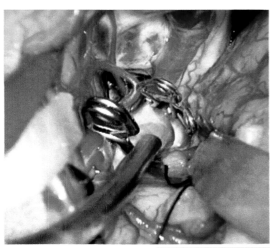
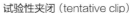
试验性夹闭（tentative clip）
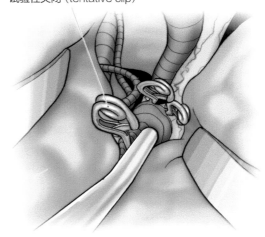

图ⅢE-7 对动脉瘤进行试验性夹闭（tentative clip）

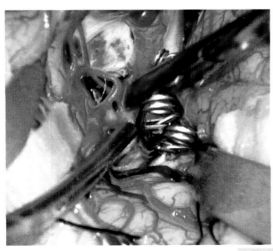
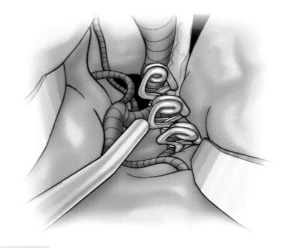

图ⅢE-8 补充夹闭

重新夹闭动脉瘤

松缓第 1 把动脉瘤夹，对动脉瘤夹的夹闭位置进行修正直至其最终与瘤颈形态完全搭桥术（图 ⅢE-9）。由于尚有补充夹闭的第 2 把动脉瘤夹，因此可以较为容易地控制动脉瘤。

动脉瘤夹闭操作近乎完成

ICA 尖端朝向 A1 的方向，ICA 分叉处（bifurcation）得以完整保留，异常的动脉瘤壁完全消失（图 ⅢE-10）。穿通支动脉未受到影响。

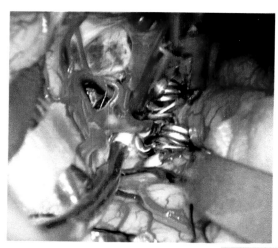
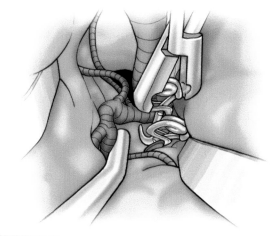

图 ⅢE-9　重新夹闭动脉瘤

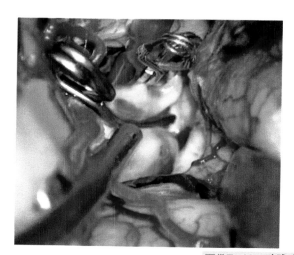
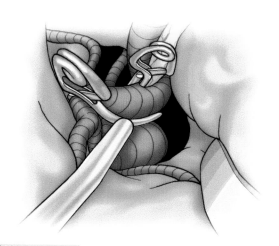

图 ⅢE-10　动脉瘤夹闭操作近乎完成

解除临时阻断并进行最终观察确认

　　解除临时阻断，分别在额叶侧（frontal side）和颞叶侧（temporal side）观察确认穿通支动脉是否完整以及动脉瘤瘤颈有无残存（图ⅢE-11）。此病例在实际术野中并未观察到 Heubner 回返动脉。

　　此病例动脉瘤瘤壁较厚，最终使用 3 把动脉瘤夹才将其完全充分夹闭（图ⅢE-12）。

　　术后复查 3D-CTA 如图ⅢE-13 所示。

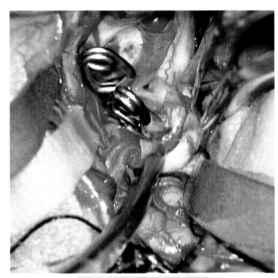

图ⅢE-11　解除临时阻断

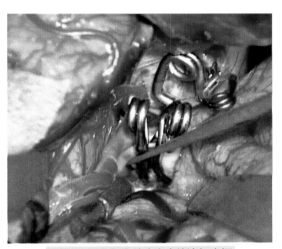

图ⅢE-12　完成对动脉瘤的追加夹闭

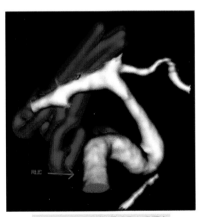

图ⅢE-13　术后 3D-CTA

穿通支动脉中含有细小的豆纹中动脉（medial LSA）的病例

此病例有数支细小的豆纹中动脉（medial LSA）自 M1 起始部发出，术中需要对这些细小的穿通支动脉进行充分细致的剥离操作（图 ⅢE-14）。

术野中出现 Heubner 回返动脉的病例

此病例在动脉瘤周围并未发现自 A1 的近心端（proximal）发出的穿通支动脉，然而，术野中可见 Heubner 回返动脉沿 A1 向反方向走行，并且与动脉瘤的瘤顶部（dome）紧密粘连（图 ⅢE-15）。术中操作过程中应仔细保护 Heubner 回返动脉避免其受到损伤。

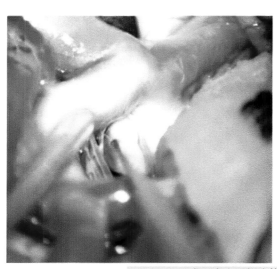

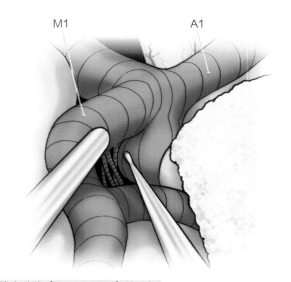

图ⅢE-14 术野中出现细小的豆纹中动脉（medial LSA）的病例

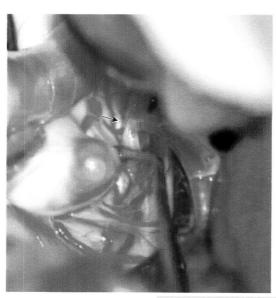

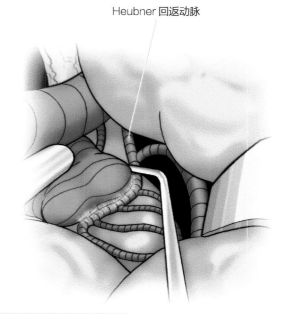

图ⅢE-15 将 Heubner 回返动脉自动脉瘤表面剥离

术野中出现自 A1 发出的穿通支动脉的病例

　　此病例在术野中，除了可以观察到 A1 发出的穿通支动脉中的中间组（medial group，图中黄色箭头所示）外，还可以发现在深处紧邻视束旁边走行的脉络膜前动脉（图中蓝色箭头所示）（图ⅢE-16，17）。操作过程中应对上述穿通支动脉进行仔细充分的剥离并保护其免受损伤。

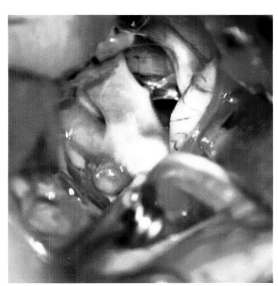
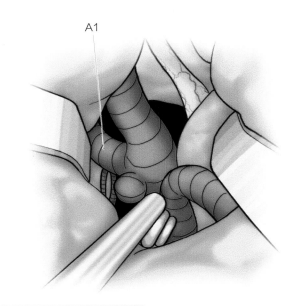

图ⅢE-16　术野中出现自 A1 发出的穿通支动脉的病例

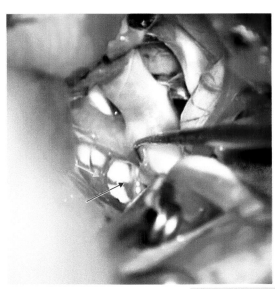
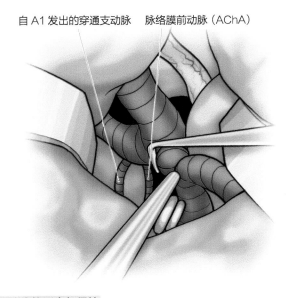

图ⅢE-17　对穿通支动脉的剥离与保护

颈内动脉背侧动脉瘤

颈内动脉背侧动脉瘤（IC-dorsal AN）占脑动脉瘤0.9%～6.5%，发生率相对较低，其名称也多种多样。其发病机制可能为动脉壁解离或断裂，根据其与普通的囊性动脉瘤不同的病理性质，有学者主张称其为血泡样动脉瘤。颈内动脉背侧动脉瘤具有下述特殊性：①发生部位并不位于动脉分叉处；②术中发生破裂的风险较高；③如果术中对动脉瘤的止血不彻底，则术后发生再出血的风险较高。因此，此处动脉瘤急性期治疗的预后较差。

颈内动脉背侧动脉瘤的手术要点

对于颈内动脉背侧动脉瘤而言，手术治疗的关键是如何充分修复脆弱的动脉瘤壁，而与普通的动脉瘤夹闭手术完全不同，这种动脉瘤通常无法实现瘤颈夹闭（neck clipping）。术中需要对包括部分载瘤动脉在内的结构进行修补，笔者推荐使用有窗动脉瘤夹进行修复，对血管进行缝合，在使用明胶海绵等材料包裹动脉瘤及载瘤动脉的基础之上再进行夹闭。

需要注意的是，有些术者可能在术中尝试选择仅仅在使用明胶海绵等材料包裹动脉瘤及载瘤动脉的基础之上进行夹闭的手术方式，由于颈内动脉背侧动脉瘤在手术操作过程中有较高的破裂风险，一旦术中动脉瘤破裂，则修复操作极为困难。笔者习惯采取放弃保留载瘤动脉，在使用桡动脉（RA）移植血管对颈外动脉（ECA）与大脑中动脉 M2 段进行高流量搭桥术，也就是"ECA-RA-M2 搭桥术"的基础之上，对动脉瘤和颈内动脉一并进行旷置（trapping）的手术方法。通过上述手术方案，可以避免术中大出血或大范围脑缺血的情况发生。

颈内动脉背侧动脉瘤的发生部位大致在后交通动脉近心端的颈内动脉 C2 段，此部位较少发出穿通支动脉，作为术者必须认识到，根据动脉瘤发生部位不同，有些动脉瘤并不存在术中操作导致穿支支动脉闭塞的情况。

急性期动脉瘤的处理①（合并动脉硬化的病例）

病例

此病例的术前影像学资料如图 ⅢF-1，2 所示。在颈内动脉背侧（IC-dorsal）可以观察到血管管腔膨隆（图 ⅢF-2，图中箭头所示），在其近心端可以观察到颈内动脉钙化。

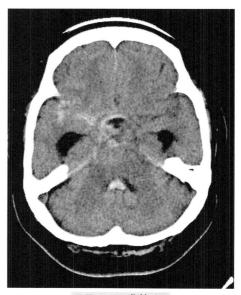

图ⅢF-1　术前 CT

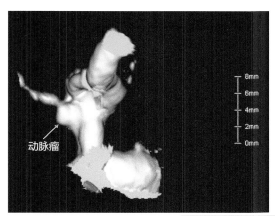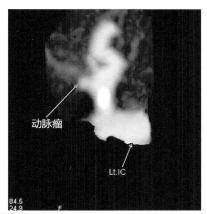

图ⅢF-2 术前 3D-CTA

为进入到达动脉瘤手术术野进行准备

　　完成 ECA-RA-M2 搭桥术，在颈部阻断颈内动脉血流，使血流自 ECA 经过 RA 移植血管进入为脑组织供血，其次再进入到达颈内动脉的操作术野。在对颈内动脉与额叶剥离操作之前，首先仔细观察确认后交通动脉、脉络膜前动脉等穿通支动脉（图ⅢF-3）。术者需要注意，颈内动脉背侧动脉瘤多合并 C2 段动脉硬化。

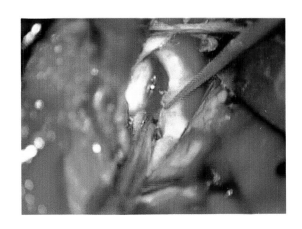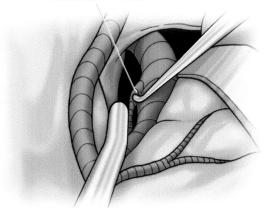

图ⅢF-3 观察确认术野内的穿通支动脉

控制颈内动脉近心端与远心端

　　将额底部（frontal base）轻柔地朝向上方抬起，观察确认部分动脉瘤及其近心端的颈内动脉。观察并评估是否可以使用动脉瘤夹将颈内动脉完全充分地夹闭。此病例此处颈内动脉部分动脉壁存在钙化。图 ⅢF-4 中箭头所示为红色的动脉瘤壁。

阻断颈内动脉

　　使用有窗动脉瘤夹越过颈内动脉钙化部分并对动脉瘤近心端的颈内动脉进行阻断（图 ⅢF-5）。

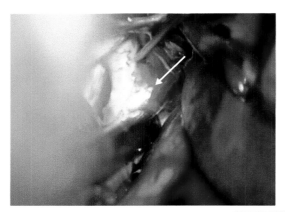

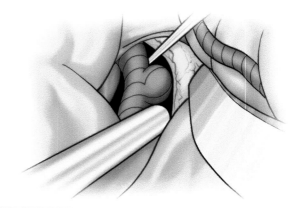

图ⅢF-4　观察确认动脉瘤

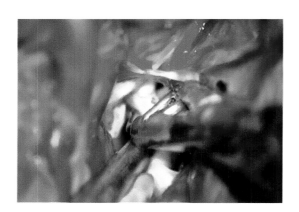

颈内动脉钙化部分

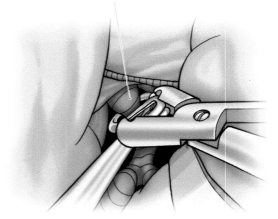

图ⅢF-5　夹闭近心端颈内动脉

剥离动脉瘤

其次，将动脉瘤自额叶或视神经剥离，从而对其整体进行充分观察。通常情况下，动脉瘤壁较为柔软，而自动脉瘤瘤颈附近处开始瘤壁质地逐渐变得异常（图ⅢF-6）。在剥离过程中，可能会出现动脉瘤破裂出血的情况，但由于此时动脉瘤由搭桥术的 RA 移植血管供血，可以较为容易地控制出血。

对远心端颈内动脉进行临时阻断

当确定近心端的夹闭确切后，将颈部颈内动脉的阻断解除，从而维持眼动脉的血流。但是，如果近心端的夹闭并不确切，则应维持颈部的阻断（图ⅢF-7）。

通常情况下，眼动脉的血流可以通过颈外动脉（ECA）维持。此病例术中并未解除颈部颈内动脉的阻断，患者在术后并未出现视力障碍。

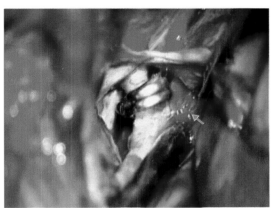

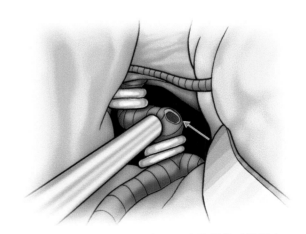

图ⅢF-6　剥离动脉瘤

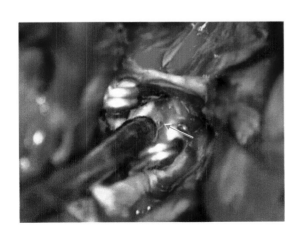

为了控制动脉瘤的血流，在远心端放置临时阻断夹（temporary clip）。动脉瘤与额叶粘连，对动脉瘤进行剥离后将其切除，在该处颈内动脉壁上可见孔洞（图中箭头指示处）。

图ⅢF-7　切除动脉瘤后的状态

阻断远心端颈内动脉（完成对颈内动脉的旷置，trapping）

重新调整动脉瘤夹的夹闭位置，从而保留后交通动脉，解除临时阻断。在此病例的实际手术中，术者使用2把动脉瘤夹夹闭动脉瘤，从而保留了后交通动脉的血流（图ⅢF-8）。

确认血流状况

术后复查 3D-CTA（图ⅢF-9）。确认 ECA-RA-M2 吻合血管开通。

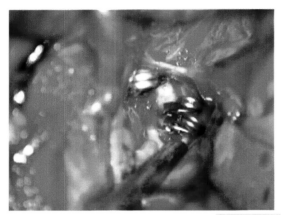

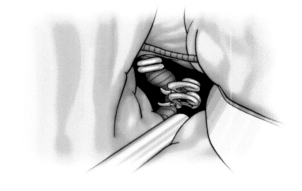

图ⅢF-8　完成对颈内动脉的闭锁

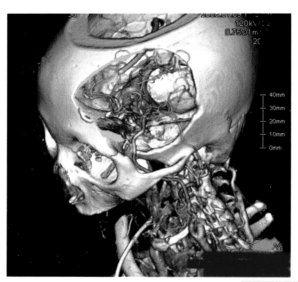

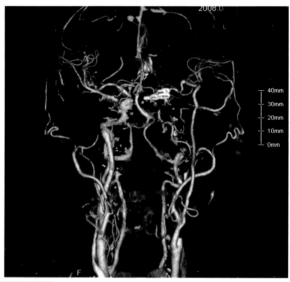

图Ⅲ F-9　术后 3D-CTA

急性期动脉瘤的处理②（术中切除动脉瘤的病例）

　　另一例动脉瘤急性期手术。此病例术中并未见到颈
内动脉动脉硬化样改变。术中可以观察到颈内动脉壁上
血泡样膨隆凸起的动脉瘤（图ⅢF-10）。

　　对颈内动脉闭锁之后，对动脉瘤进行操作时，动脉
瘤自瘤颈部以扭转的方式使其与颈内动脉相离脱，可以
观察到颈内动脉壁上出现较大的孔洞（图ⅢF-11）。

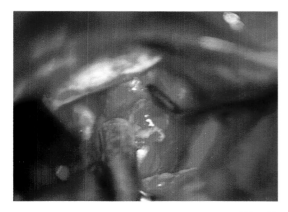
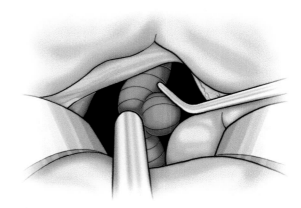

图ⅢF-10　呈血泡状膨隆凸起的动脉瘤

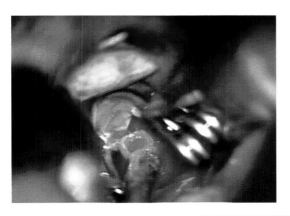
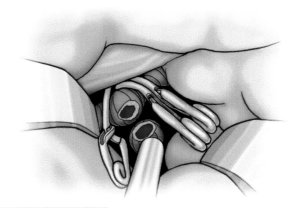

图ⅢF-11　自瘤颈部（neck）切除动脉瘤

慢性期动脉瘤的处理

此病例为动脉瘤慢性期手术。

动脉瘤壁并不完整规则，多为血栓与纤维素形成的
结构，可以轻松地将其自颈内动脉壁切除（图ⅢF-12）。

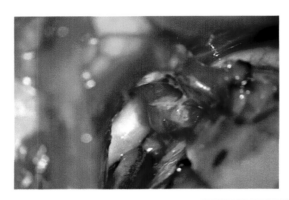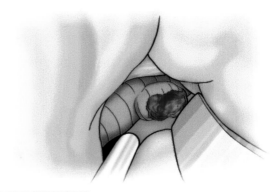

图ⅢF-12　慢性期的颈内动脉背侧动脉瘤

第 IV 章

大脑前动脉动脉瘤

§ *A*　　前交通动脉动脉瘤 —————————

§ *B*　　大脑前动脉水平段动脉瘤 —————————

§ *C*　　大脑前动脉远心端动脉瘤 —————————

A 前交通动脉动脉瘤

前交通动脉动脉瘤的手术入路主要分为经纵裂入路 (interhemispheric approach) 与经侧裂入路 (transsylvian approach) 两种，但由于许多神经外科医生对经纵裂入路 (interhemispheric approach) 持有分离纵裂操作难度较高的印象，因此对其较为抵触。然而，一旦顺利地分离纵裂并到达前交通动脉处之后，可以在无死角的状态下对动脉瘤整体进行充分观察。另一方面，经纵裂入路术野空间范围较为广阔，术中可以从各种不同的方向插入持夹钳。此入路的优点较多，所以，前交通动脉瘤夹闭手术应以经纵裂入路作为首选入路。

在实际操作中，经纵裂入路有许多操作方法。其中，由伊藤医生、安井医生、上山医生提出的在胼胝体膝部至前颅窝底侧之间剥离纵裂的所谓"经前纵裂入路 (anterior interhemispheric approach)"以及通过较低的骨窗将剥离范围控制在前颅窝底侧的最小范围之内的所谓"经颅底纵裂入路 (basal interhemispheric approach)"作为经纵裂入路的标准方法应用最为广泛。而经过对上述两种操作方法的改良及融合之后，形成了最为理想的经纵裂入路——"经前方及颅底纵裂入路 (anterior and basal interhemispheric approach)"，可以在最大限度上发挥此入路的优势，本节主要以"经前方及颅底纵裂入路"为中心对前交通动脉瘤夹闭手术的操作进行介绍。

前交通动脉动脉瘤的特点在于，动脉瘤有左右两侧载瘤动脉，血管分叉的走行方式及动脉瘤的朝向也多种多样。如本书第Ⅱ章E部分内容所述，为了实现理想的夹闭线，必须保证动脉瘤夹的持夹钳可以从各个方向插入，而这也就在客观上决定了如何确保术野对于动脉瘤夹闭手术而言是至关重要的问题。因此，下述内容针对各种形态类型的前交通动脉瘤在构造上的特点进行整理与详细介绍。

经纵裂入路进入前交通动脉瘤时，载瘤动脉术野内在多位于动脉瘤的深处。然而，根据动脉瘤手术的理念，尤其是对于破裂动脉瘤而言，在暴露或剥离动脉瘤之前首先控制载瘤动脉是手术的原则。术中在进入动脉瘤时，在接近动脉瘤附近之后对动脉瘤周围进行剥离的过程中，必须根据动脉瘤的朝向进行具体的设计与安排。关于上述内容，也将在下面予以介绍。

另外，对于同时合并颈内动脉系统动脉瘤的前交通动脉瘤而言，在满足一定条件时，可以通过经侧裂入路对其进行夹闭。虽然经侧裂入路的操作相对简单，然而，作为术者应该了解，此入路在很大程度上限制显微镜视线轴和持夹钳插入角度的自由度和范围。因此，为了能够在一定程度上提高术中对于动脉瘤及其周围结构观察的确切性和范围广度，需要对侧裂 (sylvian fissure) 进行充分而广泛的剥离。

经纵裂入路的实际操作

关于经纵裂入路的理论内容虽然已经在本书第Ⅱ章D部分进行过详细叙述，然而，由于术中如何进入（access）前交通动脉部以及做成何种术野对于夹闭动脉瘤而言是至关重要的，因此，作者将自己常用的"经前方及颅底纵裂入路"的实际操作向读者详细介绍。

开颅

开颅骨窗尽量低位，骨窗下缘近乎与前颅窝底位于同一水平面。下缘应较眉弓的骨性隆起更靠近前颅窝底侧，骨窗外侧到达眶上壁外侧缘水平，内侧纵行朝向鼻根（nasion）方向突出呈三角形（图 IVA-1A）。

术中可以将上述三角形骨窗分成 2 部分分别游离，也可以用骨锯（surgical saw）将骨窗整体游离取下。如果图中箭头指示部分的骨窗边缘过于朝向内侧探出的话，则会遮挡夹闭动脉瘤操作时显微镜视线轴或持夹钳插入的角度，术者必须充分注意。

如果在骨窗中线处朝向鼻根方向充分切除额骨，则在游离骨瓣时可以观察到陷入额骨盲孔内的硬膜隆起（图 IVA-1B），在开颅操作过程中可以以此作为骨窗下缘是否达到要求的判断指标。

游离并取下骨瓣后，额窦大范围开放。将额窦内板咬除从而消灭死腔，将额窦内的黏膜缝合，或电凝烧灼，或朝向下方推挤至额窦开口处，从而将额窦封闭。也可以用骨沫或纤维蛋白胶等对额窦进行进一步的封闭。

额骨盲孔的正下方为鸡冠。硬膜包绕鸡冠，在其上方剥离硬膜从而显露鸡冠（图 IVA-1C），充分咬除鸡冠使前颅窝底呈平坦的平面（图 IVA-1D）。建议在显微镜下完成上述操作。

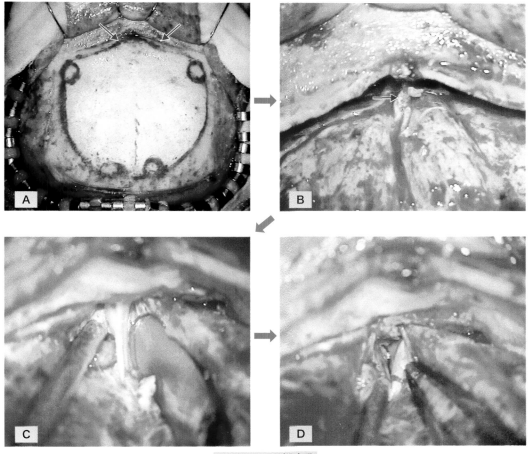

图IVA-1 开颅步骤

切开硬膜

跨越中线两侧尽可能广泛地切开硬膜。首先在靠近颅底侧跨越左右两侧呈 W 字形切开硬膜，然后分别将两侧硬膜朝向术者方向呈直线形切开（图 IVA-2A）。

有时桥静脉会在距离中线较远处过早进入硬膜，然后以静脉窦的形态走行。此时可以与桥静脉呈平行方向切开硬膜，这样既可以避免损伤静脉，又可以获得充分的术野空间。此入路在进入术野深部的过程之中，最先遇到的障碍就是桥静脉。由于骨窗下缘处于较低的水平，此部位的桥静脉分布较少，因此可以较为轻松地获得进

入术野深部的操作空间，但是这些少量的桥静脉都必须完整保留，在操作过程中，应对桥静脉进行较长距离的充分剥离从而提高其活动度以避免损伤。

在咬除鸡冠部位的正上方尽量靠近低位处切断大脑镰（图 IVA-2B）。上矢状窦在此部位已经近乎消失，因此不需要结扎仅以双击电凝烧灼即可。将大脑镰切断后，硬膜与桥静脉会一并朝向术者侧收缩后退，这样就可以确保纵向的操作空间（图 IVA-2C）。

在咬除鸡冠时切开的近中线处硬膜应予以缝合（图 IVA-2D）使其闭合（图 IVA-2E）。将缝合线牵拉悬吊后完成开颅操作（图 IVA-2F）。

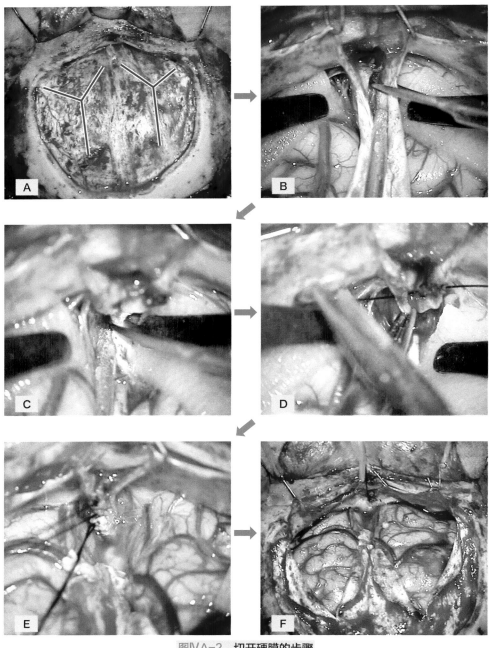

图IVA-2　切开硬膜的步骤

保护嗅神经

为了防止术中牵拉操作损伤嗅神经，在进入术野深处之前首先从前颅窝底开始进行剥离。嗅球进入筛板的部位（图ⅣA-3A）极为脆弱，应该使用涂抹纤维蛋白胶的明胶海绵对此处进行补强（图ⅣA-3B）。

自嗅球处朝向中枢侧进行剥离操作，预先将覆盖在嗅神经两侧的蛛网膜切开更有利于保护嗅神经免受损伤（图ⅣA-3C）。

对左右两侧大脑半球进行剥离时通常不需要使用脑压板，左手持吸引器轻柔的牵拉脑组织，注意避免牵拉嗅神经。

在手术操作的最初阶段，观察嗅神经时显微镜的视线轴的仰视角度较大，随着剥离操作逐渐进入术野深处，额叶受到牵拉张力逐渐变强，嗅神经也相应地受到牵拉而绷紧，随着剥离操作朝向中枢侧不断进展，显微镜的视线轴会逐渐立起。

对嗅束剥离至其与嗅三角相互移行的部位即可。此部位在嗅神经的背侧有坚硬的小梁状（trabecula）结构疏松地分布，将其充分切断（图ⅣA-3D）。

对嗅静脉（olfactory vein）进行较长距离的剥离，尽量对其进行保留。

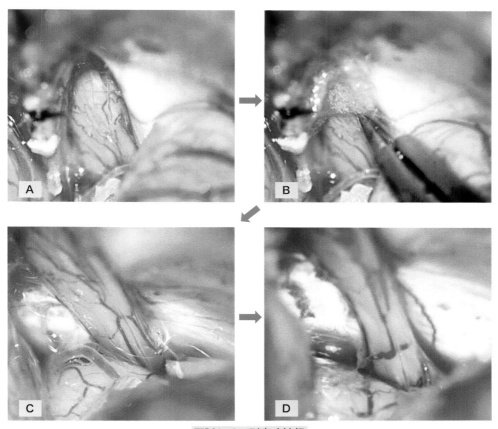

图ⅣA-3　剥离嗅神经

分离纵裂（第一步）

自此开始分离纵裂。首先，降低手术台背板，并调整显微镜使视线轴朝向术者侧靠近，朝向胼胝体膝部进行剥离操作。将表层蛛网膜切开之后，可以立即观察到胼缘动脉，进一步朝向术野深处进行剥离，剥离扣带回直至可以确切地观察到胼胝体膝部以及左右两侧胼周动脉为止（图IVA-4）。

另外，在上述部位左右两侧的大脑前动脉互相之间紧密粘连。在下述分离纵裂的第二步操作之中，将其剥离有利于分离纵裂操作轻松顺利地进行。

分离纵裂（第二步）

分离至胼胝体膝部时，将手术台背板调高直至高于最初水平，使显微镜视线轴呈仰视方向，然后朝向前颅窝底方向进行剥离操作。充分利用第一步操作中获得的深部术野操作空间，使用尖刀由下至上锐性分离蛛网膜，这样可以在不损伤软脑膜的前提下使分离操作顺利进行。

需要注意的是，术者不要过度执着于"在术野深处由下至上锐性分离"的概念而将术野做成狭窄的筒状空间。在术野深处剥离有些许进展时，分别对左右两侧施加适当的牵拉张力（tension），则在术野内较为表浅的部位会出现较多的可以轻松剥离的疏松间隙，在这些表浅的部位对脑回进行剥离，可以在维持较为广阔操作空间的同时逐渐朝向深处术野展开（图IVA-5）。

然后，将前颅窝底的蛛网膜切开后不断剥离，直至展开至蝶骨平台（planum sphenoidale）为止。

分离纵裂（第三步）

最后，将手术台背板调整至最初位置，将显微镜调整至直立状态，朝向前交通动脉处对左右两侧的直回进行剥离（图IVA-6）。在上述第二步操作中，脑压板的牵拉方向应为左右外侧并且略微朝向颅底侧，略呈向上抬举额叶的感觉，但在第三步操作中，脑压板的方向则改为略微朝向术者侧牵拉。

在操作过程中观察确认嗅神经的状态，根据具体情况可以进一步对嗅神经追加剥离。

通常情况下，左右两侧直回之间的粘连极为紧密，如果在上述第二步的操作中已经充分展开术野，则此时的剥离操作会相对轻松。剥离左右两侧直回完毕后，扩展并确保载瘤动脉及动脉瘤周围的操作空间，对直回底部与视神经之间的间隙进行追加剥离，进一步将额叶朝向左右两侧展开（图IVA-7）。

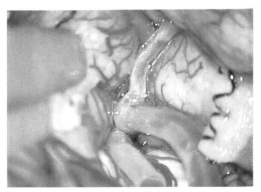

图IVA-4 到达胼胝体膝部

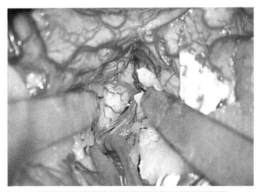

图IVA-5 朝向前颅窝底方向进行剥离

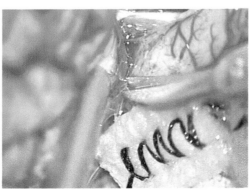

图IVA-6 朝向左右直回之间深部方向进行剥离

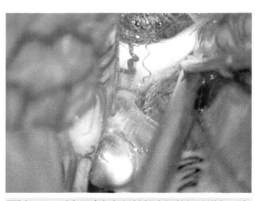

图IVA-7 对直回底部与视神经之间的间隙进行剥离

剥离操作的技术要点

在剥离操作时，避免将脑压板单纯的朝向外侧牵拉，保持对脑组织施加朝向术野浅处的上提牵拉的张力。利用脑压板与脑组织表面接触时产生的摩擦力进行牵拉操作。借助上述牵拉方法有利于使连接左右两侧脑表之间的疏松柱状（trabecula）蛛网膜组织浮向术野表面（图ⅣA-8）。反之，如果牵拉操作时脑压板施加的张力使脑组织朝向术野深处下沉，则左右两侧脑组织更为接近，反而会对剥离操作造成阻碍。

通常情况下，选择两侧脑回之间相接触的后端（或者前端）的三角形空隙处进行锐性剥离。将显微剪刀插入剥离间隙时，充分利用左右的吸引器在局部做成操作空间。左右两侧脑回以相互交错咬合的形式相接触。使用吸引器对位于上方呈覆盖状的一侧脑回朝向斜上方牵拉，使得双侧脑回之间的疏松柱状（trabecula）蛛网膜组织浮向术野表面（图ⅣA-9）。反之，也可以用吸引器对

位于下方的脑回略微朝向下方压迫并进行剥离操作。

脑回的表面呈曲面形状。在剥离两侧脑回时，以左手的吸引器在前后深浅各个方向进行细微的调整同时对脑回施加适度的张力，使得疏松柱状（trabecula）蛛网膜组织在各个操作局部均与脑表垂直，有利于分离操作顺利进行。在上述操作过程中，疏松柱状（trabecula）蛛网膜组织会上浮至术野浅层并呈适度紧绷的状态（图ⅣA-10）。

左右两侧脑回相互接触部位的前端或后端呈三角形的空隙，可以作为剥离操作的突破口。此空隙通常为血管走行穿过的部位，其内部常有较为坚韧的疏松柱状（trabecula）蛛网膜组织固定血管或软脑膜。上山医生和谷川医生曾将此结构命名为"血管周微脑池（perivasular micro-cistern）"，将此部位坚韧的疏松柱状（trabecula）蛛网膜组织确切地切断对于剥离操作的顺利进行是极为重要的（图ⅣA-11）。

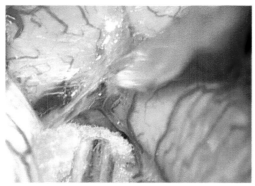

图ⅣA-8　使柱状（trabecula）蛛网膜组织浮于术野浅层

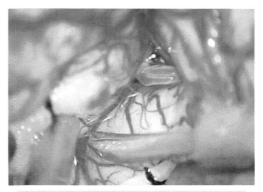

图ⅣA-9　左手持吸引器将脑回朝向上方牵拉

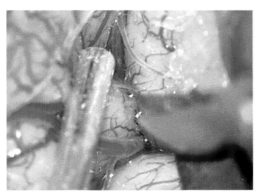

图ⅣA-10　吸引器在前后各方向进行微调整使柱状（trabecula）蛛网膜组织垂直于脑表面

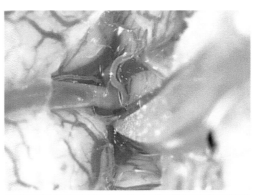

图ⅣA-11　切断"血管周微脑池（perivascular micro-cistern）"结构

高效分离纵裂的操作技巧

上山医生等人曾提出使用脑压板从纵裂的远端斜行朝向前颅窝底方向插入，将左右两侧大脑半球整体朝向上方牵拉的同时对纵裂进行分离的操作方法。此方法对于纵裂全程各处施加均等的牵拉张力，对纵裂两侧的各脑回同时进行分离。与如前所述的从第一步开始按照严格的顺序进行剥离的方式不同，此方法实际上相当于对前述的第一步至第三步中各个剥离部位同时进行分离的模式（图IVA-12）。

与前述的剥离方法中在第一步做成较大的突破口而其后的分离操作则在很大程度上依赖于此突破口继续进行不同，此方法实际上将脑回之间相接触处的前端或后端的每一个小三角形空隙作为小突破口分别同时进行剥离操作。在操作过程中，如果能够顺利巧妙地将双侧脑回之间的疏松柱状（trabecula）蛛网膜组织浮向术野表面的话，则可以在真正的脑回粘连部位正上方在不损伤软脑膜的前提下分离两侧大脑半球。

在剥离操作中，呈直线状的剥离完成线几乎与脑压板相互平行，而双侧大脑半球随着这条剥离线不断地朝向左右展开。而两侧脑压板的倾斜角度应尽量在剥离操作过程中保持不变，随着剥离的不断深入，脑压板的放置的位置也逐渐朝向术野深处移动。作为术者，如果完全掌握并习惯于这种操作方法，则会更为高效地对纵裂进行分离，而最终所获得的术野空间范围也几乎与前述分离方法相同。

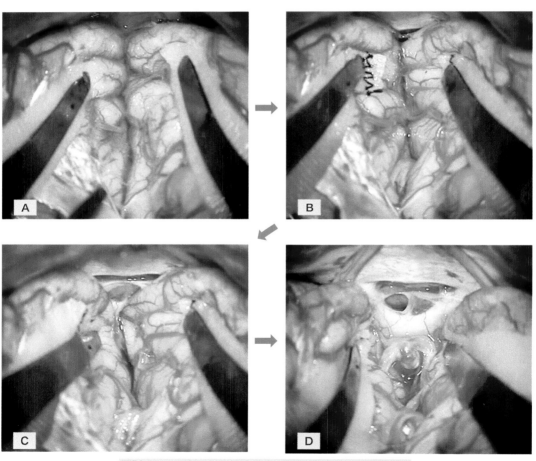

图IVA-12　将各个剥离阶段步骤同时并行的分离纵裂方法

对于前交通动脉破裂动脉瘤的剥离步骤以及对载瘤动脉的控制

在前交通动脉动脉瘤夹闭手术中，尤其对于破裂的前交通动脉动脉瘤而言，在暴露及剥离动脉瘤之前，首先应对载瘤动脉——A1 进行控制，这是手术的基本原则。在分离纵裂至接近动脉瘤时，术者必须根据动脉瘤的朝向选择具体的剥离方式。通常情况下，前交通动脉动脉瘤往往是由优势侧 A1 至同侧 A2 之间的动脉与前交通动脉（Acom）这两条动脉的分叉处起源的。优势侧 A1 的尽头处形成动脉瘤，二者之间为相互对立的位置关系。

朝向尾侧端的前交通动脉动脉瘤

如前所述，随着分离纵裂的第二步操作的不断进

行，双侧 A2 逐渐显露于术野中。而当分离操作进行至第三步时，如果在剥离双侧直回时盲目地进入术野深处，则很容易在没有准备的情况下接近动脉瘤的破裂点，这是非常危险的，所以，在第三步分离操作进行至一定深度时，应再度返回第二步操作（图 IVA-13A）。

对于朝向尾侧端（指向颅底）的前交通动脉动脉瘤而言，A1 自头侧端进入动脉瘤，所以通常情况下只要朝向近心端追踪 A2（相当于前述第二部操作中分离纵裂并朝向术野深处进入）（图 IVA-13B），则自然而然可以在左右两侧 A2 之间显露 A1 并对其进行控制（图 IVA-13C）。手术进行至此，术者已经可以在大致上对动脉瘤的朝向进行定位（orientation），观察并确认动脉瘤破裂点是否与直回底部紧密粘连后，进行分离纵裂操作的第三步，完成术野操作空间的准备（图 IVA-13D）。如果动脉瘤与左右任何一侧脑组织粘连，则转而对另一侧进行剥离。

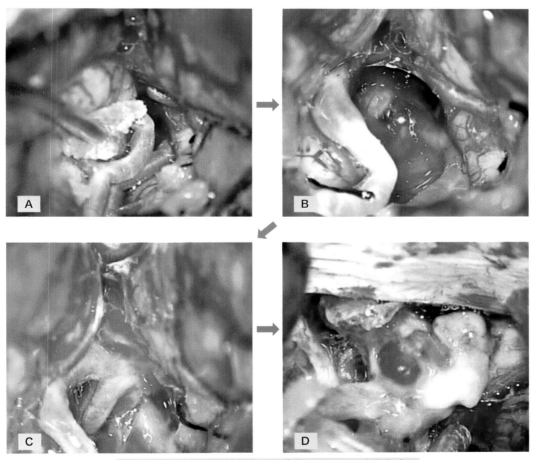

图IVA-13　朝向尾侧端的前交通动脉动脉瘤的剥离操作步骤

朝向头侧端的前交通动脉动脉瘤

在朝向头侧端的前交通动脉动脉瘤手术中，在分离纵裂的第二步操作中显露 A2 之后如果进一步过于朝向术野深处剥离的话，则极有可能在无准备的情况下突然遭遇动脉瘤破裂点。所以，在第二步操作进行至一定程度时应暂停朝向深处的分离（图IVA-14A：在实际手术操作中需要根据纵裂内血肿形状的变化以及术前动脉瘤的影像学资料进行综合判断），在较早期转向对术野浅层进行剥离同时不断朝向前颅窝底方向前进，即转向分离纵裂的第三步操作（图IVA-14B）。尽量在绕至颅底侧的同时朝向左右两侧直回之间深处剥离，直至到达视交叉部位。在此处转而朝向术者侧（头侧），对残留的术野深部直回之间进行剥离的同时再返回至原来的部位，此时即可显露 A1（图IVA-14C），然后再依次剥离并暴露 A2 近心端、动脉瘤瘤颈、动脉瘤瘤体。通常情况下，此时动脉瘤的整体全貌逐渐显露于术野之中（图IVA-14D）。

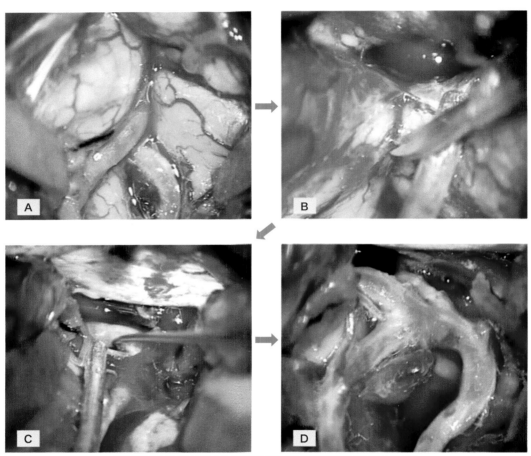

图IVA-14　朝向头侧端的前交通动脉动脉瘤的剥离操作步骤

朝向前方的前交通动脉动脉瘤

当遇到朝向前方的前交通动脉动脉瘤时，术者需要格外注意。这是因为在分离纵裂时，会在早期阶段对动脉瘤破裂点造成影响。

首先将分离纵裂操作进行至第二步显露 A2 远心端为止（图 ⅣA-15A）。根据需要也可以进行第三步中的部分操作，但此步骤操作过程中更为接近动脉瘤破裂点，因此应在中途适当时候暂停，然后再次返回第二步操作。

此时，虽然动脉瘤朝向前方，但其破裂点可能会粘连于左侧或右侧脑组织表面，沿破裂点粘连侧的另外一侧的 A2 并朝向其近心端在血管上方或外侧方继续分离纵裂（图 ⅣA-15B）。在使动脉瘤破裂点粘连于一侧脑组织的状态下朝向术野深处剥离，经过动脉瘤所在的位置，在双侧 A2 之间（或在 A2 起始部前颅窝底侧）显露优势（dominant）侧 A1（图 ⅣA-15C）。在观察并确认动脉瘤的准确位置之后，再对左右两侧直回之间残留的部分进行剥离。手术进行至此，可以沿动脉瘤根部追寻至对侧 A2 起始处，并且大致显露动脉瘤瘤颈（图 ⅣA-15D）。

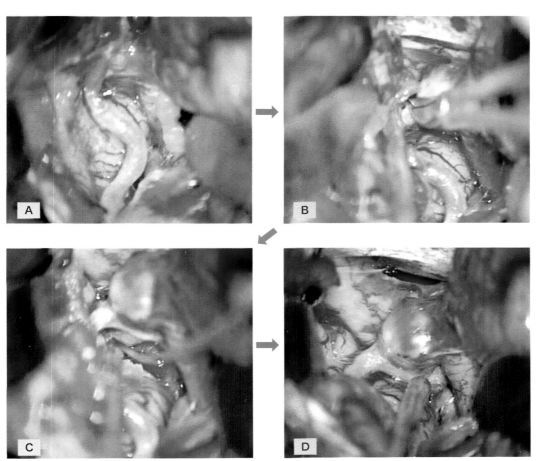

图ⅣA-15 朝向前方的前交通动脉动脉瘤的剥离操作步骤

朝向侧方的前交通动脉动脉瘤

当前交通动脉动脉瘤朝向左侧或右侧时，比如朝向左侧，那么只要在操作过程中注意朝向近心端对右侧 A2 上面或略偏外侧进行剥离即可在很大程度上保证手术安全（图 IVA-16A）。避开动脉瘤与左侧脑组织粘连处继续剥离（图 IVA-16B），自然可以逐渐暴露右侧 A1（图 IVA-16C）。但需要注意的是，如果对 A2 外侧过度剥离，有时会对 Heubner 回返动脉造成过强的牵拉张力导致其损伤。显露优势（dominant）侧 A1 后朝向其底面侧进行剥离，然后向回继续逐渐剥离，可以依次逐渐显露前交通动脉（Acom）及左侧 A2 起始部（图 IVA-16D）。

剥离操作要点及注意事项

如上所述，此时除动脉瘤与术野底侧面呈粘连状态（动脉瘤朝向尾侧或头侧时），或动脉瘤及 A1/A2 复合体（complex）与一侧脑组织表面呈粘连状态（动脉瘤朝向前方或侧方时）之外，对双侧大脑半球间纵裂的分离操作已经完成。

此时仔细观察确认左侧或右侧的 A1-A2 连接处（junction）朝向后上方发出穿通支动脉（下丘脑动脉；hypothalamic artery）。对于朝向头侧的前交通动脉破裂动脉瘤而言，有时在夹闭动脉瘤之前难以实现对动脉瘤整体进行充分观察确认，此时术者应通过从侧方观察等方式尽力明确动脉瘤的方位及朝向。

对于前交通动脉破裂动脉瘤而言，在术中必须严格遵照上述剥离操作的顺序。而对于未破裂动脉瘤，则应优先快速展开术野，当术者能够在一定程度上明确动脉瘤的方位及朝向时，再开始剥离动脉瘤的操作也未尝不可。

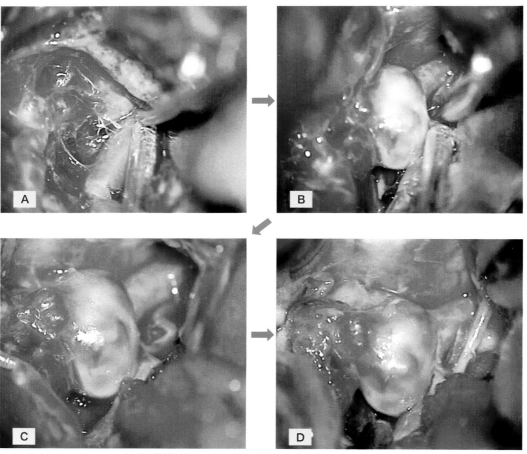

图IVA-16　朝向侧方的前交通动脉动脉瘤的分离步骤

动脉瘤的夹闭线与动脉瘤夹的实际角度

基本理念

　　如前所述，通常情况下，前交通动脉动脉瘤起源于左侧或右侧 A1 至同侧 A2 与前交通动脉（Acom）的分叉处，而其瘤顶部（dome）朝向 A1 尽头方向进展。因此，如果按照本书第Ⅱ章 E 部分中关于"动脉瘤夹闭线"内容中的分类标准进行判断，从动脉瘤的形态考虑，前交通动脉动脉瘤多属于起源于 A2 与 Acom 的分叉部位纵向龟裂处的分叉型（bifurcation type）动脉瘤（在作者本人近年来经历的 106 例前交通动脉动脉瘤中，有 90.6% 属于分叉型动脉瘤）。因此，对于前交通动脉动脉瘤的理想夹闭线应为与 A2 与 Acom 所连成的线相垂直（perpendicular）且环绕前交通动脉分叉处的曲线（图ⅣA-17）。

　　下述内容以"针对分叉型（bifurcation type）前交通动脉动脉瘤的垂直夹闭线（perpendicular closure line）"为中心进行详细解说。

　　对于前交通动脉动脉瘤而言，由于 A1 及 A2 有各种不同的走行方向，因此理想的夹闭线也有相应的各种不同方向，而如何在术中实现上述夹闭线对于前交通动脉动脉瘤夹闭手术的成败是极为重要的。将理想的动脉瘤夹闭线所在的平面设想为夹闭平面（closure plane），根据此平面与患者头部之间的相对位置关系可以将前交通动脉动脉瘤夹闭手术分为几种类型。

　　在夹闭前交通动脉动脉瘤时，设想由持夹钳夹住的动脉瘤夹叶片（clip blade）曲线所在的平面。动脉瘤夹叶片曲线如图ⅣA-18 所示位于持夹钳的矢状平面上。即使术者选择使用可旋转的持夹钳夹住的动脉瘤夹，可以变换各种把持角度，但是无论把持的角度如何改变，动脉瘤夹叶片（clip blade）曲线始终位于上述平面。

　　根据动脉瘤的夹闭线的手术理念，在实际手术操作中，始终有一个称为动脉瘤夹的实际角度（实际手术中动脉瘤夹的插入方向）的概念与其相互呼应，持夹钳与动脉瘤夹叶片所在的平面称为动脉瘤夹的"实际平面"。如果在动脉瘤夹闭手术中，实际平面与夹闭平面相互重合，即可以实现理想的动脉瘤夹闭线。

　　下述内容针对根据所谓的"动脉瘤夹闭平面"对前

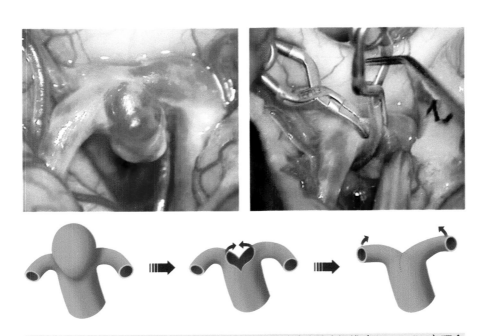

图ⅣA-17　分叉型（bifurcation type）前交通动脉动脉瘤的夹闭线（closure line）理念

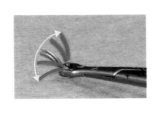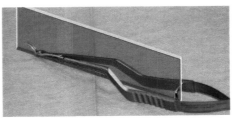

图ⅣA-18　持夹钳与动脉瘤夹叶片（clip blade）所在的平面（application plane）

交通动脉动脉瘤的 3 种分类（关于分类的理念及依据逐个说明）依次进行详细介绍。

矢状面型（sagittal type）

首先，设想双侧 A2（实际上是一侧的 A2 和 Acom）分别朝向左右两侧分叉（图 IVA-19A）。如果优势侧 A1 的终末段自头侧朝向下方走行，则动脉瘤朝向尾侧端（图 IVA-19A①），而如果优势侧 A1 的终末段自后方（术野深处）朝向前方走行，则动脉瘤朝向前方（图 IVA-19A②），如果优势侧 A1 的终末段自尾侧端上行，则动脉瘤朝向头侧端（图 IVA-19A③）。在上述情况下，理想的夹闭线始终位于颅内矢状平面上（图中虚线所示处）。这种类型的前交通动脉动脉瘤称为"矢状面型"前交通动脉动脉瘤。根据笔者自身所经历的病例，这种类型的前交通动脉动脉瘤最为常见，约占整体的 66%。需要注意的是，随着 A1 的终末段的走行方式的不同，动脉瘤在矢状平面上的朝向也有所不同。

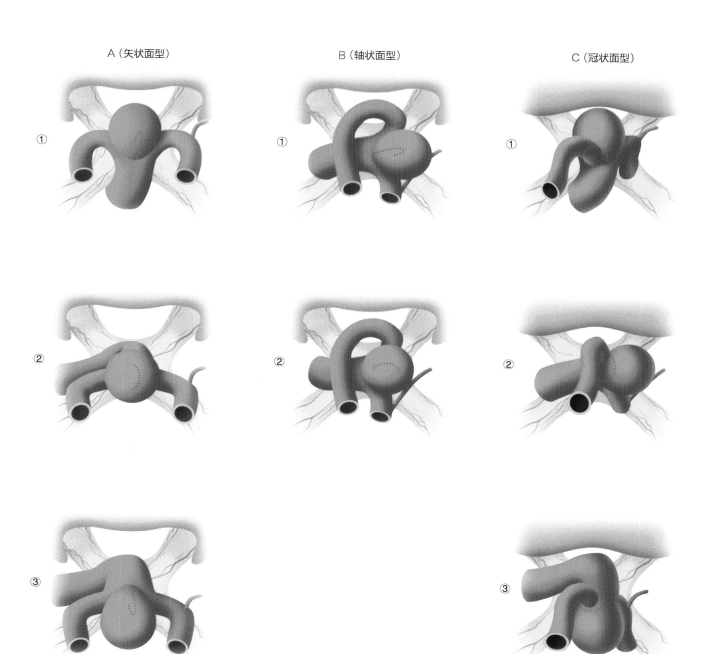

图IVA-19　根据夹闭平面理论对前交通动脉动脉瘤的分类

此处列举如图 IVA-20 所示的动脉瘤病例。此病例为矢状面型前交通动脉动脉瘤，动脉瘤的夹闭线如图中绿色实线所示，这条线大致位于颅骨的矢状平面上（图 IVA-21A）。在经纵裂入路的术野中，按照动脉瘤夹的"实际平面"与上述矢状平面重合的状态下插入持夹钳是可以轻松实现的（图 IVA-21B），因此，术中实现了理想的动脉瘤夹闭线（图 IVA-22）。对于术者而言，在

纵向狭长的经纵裂入路的术野内，矢状面型前交通动脉动脉瘤的夹闭操作是最为轻松的。术者通过在矢状平面内变换持夹钳的插入方向角度，或者通过选择可旋转型持夹钳变换动脉瘤夹的角度，基本上可以在矢状平面之内实现任何的夹闭线（请参照本书第Ⅱ章 E 部分的相关内容）。

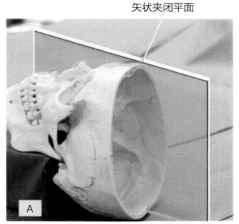

矢状夹闭平面

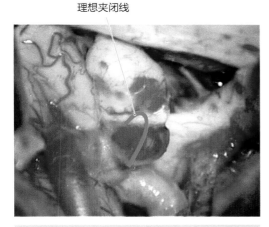

理想夹闭线

图IVA-20　矢状面型前交通动脉动脉瘤的夹闭线

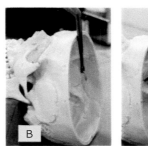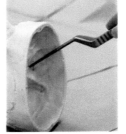

图IVA-21　在矢状夹闭平面内插入持夹钳

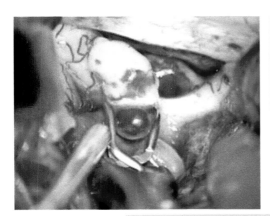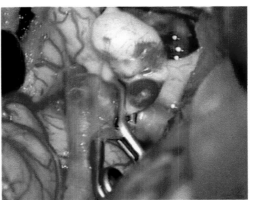

图IVA-22　矢状面型前交通动脉动脉瘤的夹闭操作示例

轴状面型（axial type）

第二种类型为双侧 A2 分别朝向尾侧和头侧方向分叉的前交通动脉动脉瘤（图 IVA-19B）。其中一支 A2 朝向尾侧方向走行然后立即急转弯，呈 U 字形朝向头侧逆行。如果优势侧 A1 的终末段自侧方进入的话，则动脉瘤横向朝向对侧侧方（图 IVA-19B ①），而如果优势侧 A1 的终末段自后方进入的话，则动脉瘤朝向前方（图 IVA-19B ②）。然而，A1 自前方进入而动脉瘤朝向后方的情况则极为罕见。

对于这种类型的前交通动脉动脉瘤而言，理想的夹闭线始终位于颅骨的轴状平面上（图中虚线所示处）。这种类型的前交通动脉动脉瘤称为"轴状面型"前交通动脉动脉瘤（根据笔者自身所经历的病例，这种类型的前交通动脉动脉瘤约占整体的 16.1%）。在这种情况下，随着 A1 的终末段的走行方式的不同，动脉瘤在轴状（axial）平面上的朝向也有所不同。

轴状面型前交通动脉动脉瘤的病例如图 IVA-23 所示。图中绿色实线所示的夹闭线大致位于颅骨的轴状平面上（图 IVA-24A），在经纵裂入路的术野中，只要将左右两侧大脑半球朝向侧方充分展开，则完全可以处理这种类型的动脉瘤（图 IVA-24B）。将动脉瘤夹持夹钳朝向侧方旋转并呈竖直方向插入，根据动脉瘤的朝向（侧方或前方）将持夹钳在轴状平面上左右调整，或者选择可旋转型持夹钳变换动脉瘤夹的角度，在最理想的位置夹闭动脉瘤（图 IVA-25）。

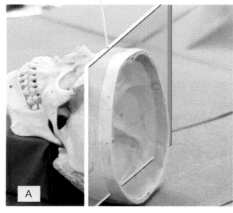

轴状夹闭平面

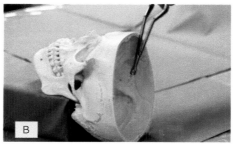

A

B

图IVA-24　在轴状夹闭平面内插入持夹钳

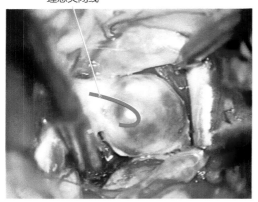

理想夹闭线

图IVA-23　轴状面型前交通动脉动脉瘤的夹闭线

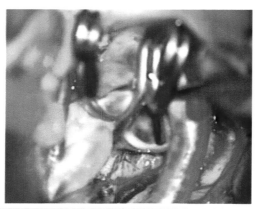

图IVA-25　轴状面型前交通动脉动脉瘤的夹闭操作示例①

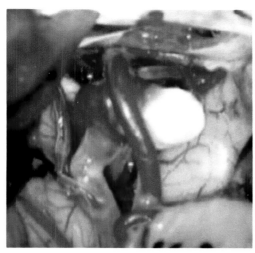
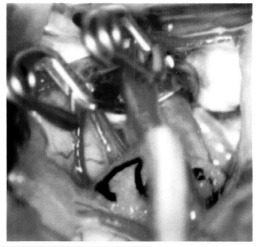

图ⅣA-26　轴状面型前交通动脉动脉瘤的夹闭操作示例②

另一例轴状面型前交通动脉动脉瘤的病例如图ⅣA-26 所示。当动脉瘤朝向前方时，暂时朝向尾侧走行的 A2 突然骑跨在动脉瘤的上方同时转弯朝向头侧逆行，将此 A2 与动脉瘤充分剥离使其获得活动性，这样在其两侧的空隙内完全有足够的空间插入动脉瘤夹。

冠状面型（coronal type）

第三种类型为双侧 A2 分别朝向颅内的前方和后方分叉的前交通动脉动脉瘤（图ⅣA-19C）。当优势侧 A1 的终末段的进入方向分别为头侧、横向侧方、尾侧时，动脉瘤相应的分别朝向尾侧、横向对侧侧方、头侧方向（图ⅣA-19C ①②③）。此时，动脉瘤理想的夹闭线始

理想夹闭线（垂直夹闭）

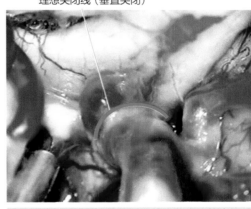

图ⅣA-28　冠状面型前交通动脉动脉瘤的夹闭线

另一种夹闭线（平行夹闭）

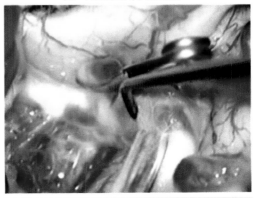

图ⅣA-29　冠状面型前交通动脉动脉瘤的妥协夹闭方法

冠状夹闭平面

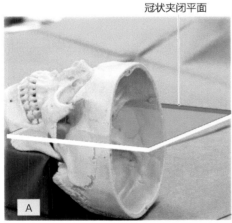

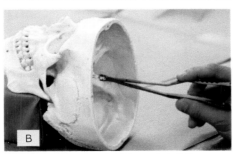

在冠状平面插入持夹钳是无法实现的

图ⅣA-27　无法在冠状夹闭平面插入持夹钳

终位于颅骨的冠状平面上（图中虚线所示处），这种类型的前交通动脉动脉瘤称为"冠状面型"前交通动脉动脉瘤（根据笔者自身所经历的病例，这种类型的前交通动脉动脉瘤约占整体的 17.9%）。在经纵裂入路夹闭这种类型的前交通动脉动脉瘤时，在操作上略有复杂困难之处。这是因为，对于这种类型的动脉瘤而言，在动脉瘤夹的"实际平面"与上述冠状平面重合的状态下插入持夹钳是难以实现的（图 IVA-27）。

如图 IVA-28 所示的病例，对于冠状面型前交通动脉动脉瘤，在冠状平面上无法实现动脉瘤的夹闭线，因此，只能退而求其次，选择与分支血管呈平行方向的夹闭线（图 IVA-29）。而对于载瘤动脉一侧残留的动脉瘤瘤壁成分只好妥协。

持夹钳插入的实际平面（application plane）的自由度与术野之间的关系

在实际手术中，动脉瘤的夹闭线并非一定完全位于矢状平面、轴状平面、冠状平面的任何一个平面之中。理想的夹闭动脉瘤要求持夹钳插入角度具有一定的自由度，也就是要求持夹钳插入的实际平面具有一定的自由度。

只要在经纵裂入路开颅过程中，骨窗下缘充分到达前颅窝底水平，并且对纵裂的分离足够充分的话，就可以在前后及左右方向获得充分广阔的菱形术野操作空间（图 IVA-30）。

如果术野朝向左右方向展开的空间足够充分，那么

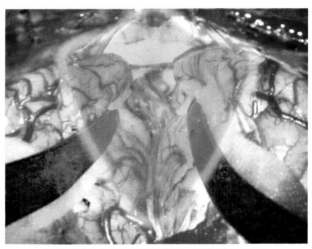

图IVA-30　充分展开经纵裂入路的术野空间

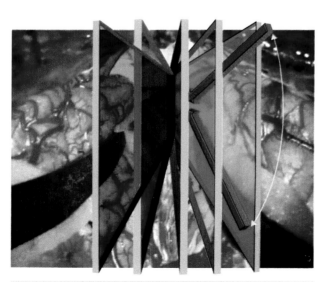

图IVA-31　矢状平面自由度及在各个平面内持夹钳的可动性

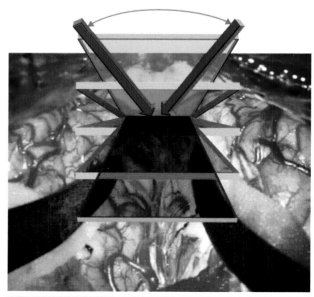

图IVA-32　轴状平面自由度及在各个平面内持夹钳的可动性

以矢状（sagittal）平面插入的实际平面就可以在一定程度上朝向左侧或右侧调整。另一方面，由于术野在前后方向具有足够的长度，因此，在实际平面内可以将持夹钳的插入角度在前后方向上大幅度调整（图ⅣA-31）。

如果能够充分利用术野在前后纵向方向的广阔空间，则可以将在轴状平面插入的实际平面朝向前后方向调整，而如果纵裂在左右方向展开充分的幅度，那么也可以将持夹钳的角度在此平面内朝向左右方向进行大幅的调整（图ⅣA-32）。

上述持夹钳插入的实际平面的自由度可以应对各种方向的夹闭平面，而如果再对动脉瘤进行充分的剥离使其具有一定的活动度的话，甚至可以在冠状平面上实现近似理想的动脉瘤的夹闭平面。

经侧裂入路夹闭前交通动脉动脉瘤

作为神经外科医生应该熟练掌握经侧裂入路/翼点入路（pterional approach）夹闭前交通动脉动脉瘤手术。如前所述，根据动脉瘤朝向的不同，有时相对于经纵裂入路而言，经侧裂入路夹闭前交通动脉动脉瘤更为适合，而对于合并颈内动脉动脉瘤或大脑中动脉动脉瘤等其他部位动脉瘤的前交通动脉动脉瘤而言，则必须采取经侧裂入路夹闭手术。

手术计划、开颅、显露术野

关于采取左侧还是右侧开颅的问题，通常情况下，根据术前影像学资料，选择可以观察到双侧A2展开的一侧作为手术侧。有时，也可以选择非优势供血A1的一侧作为手术入路侧。对于非破裂动脉瘤而言，上述选择是没有问题的。而对于破裂动脉瘤，由于对于许多动脉瘤，在不剥离动脉瘤破裂点的前提下亦可以通过手术侧A1进而到达对侧A1，因此，并不一定必须以优势供血A1的一侧作为手术入路侧。

开颅骨窗范围以通常的额颞开颅即可。而对于骨窗的形状，并不是因为对前交通动脉附近进行操作就必须将骨窗过度的扩大至额侧（内侧）。需要注意的是，关于前颅窝底侧的开颅范围，为了增加持夹钳插入角度的自由度，并且避免妨碍显微镜视线轴，应该将骨窗范围设计为沿眶颧角（orbito-zgomatic angle）至眶上缘略微朝向内侧突入。

经侧裂入路操作过程中的注意要点

首先自远端仔细分离侧裂（sylvian fissure）（图ⅣA-33A）。为了保证到达前交通动脉附近的良好视线轴和操

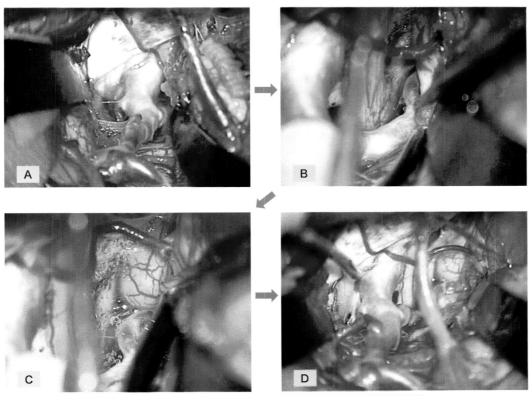

图ⅣA-33 前交通动脉动脉瘤夹闭术中经侧裂入路的操作步骤

作角度，需要将颞叶充分朝向外侧展开，虽然最后需要使用脑压板抬起额叶进入术野深处，但是充分分离侧裂可以增加额叶的活动度从而将牵拉时对脑组织造成的损伤程度降至最低。

分离侧裂完毕后，可以充分显露 A1 起始部。其次，自额叶底面剥离视神经并逐渐朝向前交通动脉附近展开术野空间。只要 A1 不是朝向后方迂回走行的话，即可沿 A1 走行方向将其全长完整分离（图 IVA-33B）。

在分离侧裂的操作过程中，应努力尽量保留侧裂内的所有静脉。尤其需要注意的是，自额叶底部汇入的额-颅底桥静脉（fronto-basal bridging vein）是充分展开额叶的障碍，需要自额叶脑表面进行较长距离的剥离才能够将其充分保留。

到达前交通动脉附近后，再从额叶底部朝向上方分离并展开纵裂（interhemispheric fissure）（图 IVA-33C）。此时，不必分离对侧的额叶和视神经。以此作为支点，对入路侧额叶进行适度牵拉之后，纵裂即随之朝向牵拉方向移动，便于分离操作顺利进行。

至此，已经完成进入前交通动脉附近的术野通路（图 IVA-33D）。在术野内暴露对侧 A1、双侧 A2，仔细观察确认下丘脑动脉（hypothalamic artery）的走行。

另外，在有些前交通动脉动脉瘤手术中，需要借助入路侧 A2 起始部的外侧或 A1 的上方与额叶直回之间的空隙对术野内深处进行观察，此时注意避免过度牵拉 Heubner 回返动脉而造成其损伤。

夹闭动脉瘤

如前所述，前交通动脉动脉瘤分为 3 种类型，其中冠状面型前交通动脉动脉瘤无法通过经纵裂入路实现理想的夹闭线，而如果采取经侧裂入路，则可以实现在插入实际平面与冠状平面重合的状态下插入持夹钳的操作，这样即可实现在上述两平面重合的状态之下对动脉瘤进行夹闭（图 IVA-34）。此外，经侧裂入路也适用于轴状面型前交通动脉的夹闭手术（图 IVA-35）。

冠状夹闭平面的夹闭线

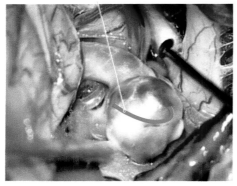

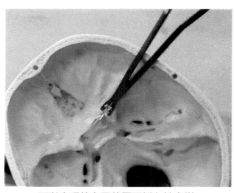

可以实现的在冠状平面插入持夹钳

图IVA-34　经侧裂入路术野内在冠状夹闭平面插入持夹钳

轴状夹闭平面

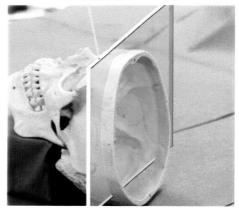

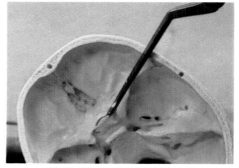

可以实现的在轴状平面插入持夹钳

图IVA-35　经侧裂入路术野内在轴状夹闭平面插入持夹钳

需要注意的是，不可否认经侧裂入路手术时，即使充分分离展开侧裂，术野空间也是相对狭窄的（图ⅣA-36）。持夹钳的可活动空间以及显微镜视线轴均受到一定程度上的限制。另外，持夹钳的插入轴与显微镜视线轴比较接近，在术野内有许多无法观察到持夹钳的死角。

另外，对于前交通动脉动脉瘤夹闭手术而言，经侧裂入路最大的缺点在于，无法实现发病率最高的矢状面型前交通动脉动脉瘤的理想的夹闭线。由于额颞开颅在物理空间上无法实现在矢状平面中插入持夹钳，所以只能退而求其次，选择其他的夹闭线（图ⅣA-37）。虽然有横向侧弯的动脉瘤夹，但此时只能选择直线型动脉瘤夹。

作为术者需要了解，经侧裂入路夹闭动脉瘤的前提是，只能以限定的角度插入持夹钳，因此，在选择此入路进行手术之前，必须充分考虑在这种限定的角度之下是否可以实现动脉瘤的理想夹闭线。

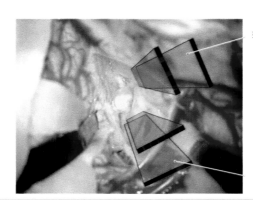

轴状平面

冠状平面

图ⅣA-36　经侧裂入路对于术野空间以及夹闭平面自由度的限制

矢状夹闭平面

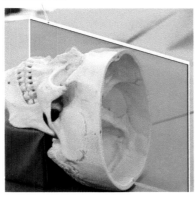

在矢状平面插入持夹钳是无法实现的

理想夹闭线

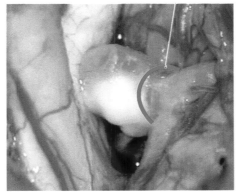

另一条夹闭线

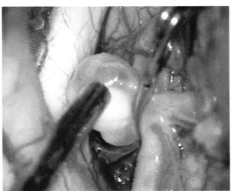

图ⅣA-37　经侧裂入路术野夹闭矢状面型动脉瘤时插入持夹钳及夹闭位置

220

B | 大脑前动脉水平段动脉瘤

手术要点

大脑前动脉水平段（A1）动脉瘤手术通常情况下采取额颞开颅翼点入路（pterional approach）。开颅骨窗范围同前交通动脉动脉瘤，术中需要深入切除蝶骨小翼（但并不需要切除前床突）。

硬膜内手术操作步骤如下：

① 自远端充分分离并展开侧裂，在最大限度上保证额叶的可移动区域范围；

② 分离并展开侧裂至其最深处（sylvian vallecula），暴露颈内动脉终末段；

③ 充分而广泛地分离视神经与额叶，增加额叶的可移动范围；

④ A1 发出许多穿通支动脉，充分剥离 A1 附近区域以便于对其进行观察。

如图 IVB-1 所示，A1 段动脉瘤在经侧裂入路术野内位于最高位置（头侧）。此部位动脉瘤是颅内动脉瘤中

穿通支动脉最多的动脉瘤之一。上述的操作要点是为了保证术中获得额叶的最大限度的移动范围，从而避免术中操作过程中对额叶造成过度勉强的牵拉张力。

分离并展开侧裂至其最深处之后，如果颈内动脉终末段的位置水平不高的话，即可以在俯视（look down）的视野下对动脉瘤进行夹闭操作。然而，如果由于静脉的限制或者颈内动脉终末段的位置水平较高的话，则只能在仰视（look up）的视野下对动脉瘤进行夹闭操作。另外，当动脉瘤自大脑前动脉水平段朝向后方突出时，常常隐藏于 A1 主干的背侧面深部而难以充分观察，作为术者需要预估到上述情况。总之，在手术操作中，需要充分分离颈内动脉、大脑中动脉及大脑前动脉从而保证上述动脉获得充分的可移动性。在上述状态下，仔细观察并确认动脉瘤的形态，如果动脉瘤与额叶紧密粘连，则对其进行谨慎细致的分离。术者在夹闭动脉瘤之前必须充分考虑到穿通支动脉，不仅仅观察动脉瘤瘤颈的两侧，对其背侧面深处也应充分观察确认。

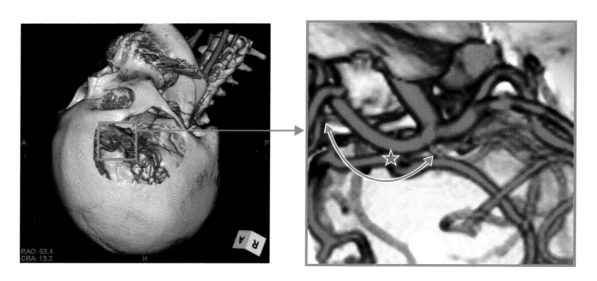

大脑前动脉 A1 段在术野内位于最为靠近额侧的位置，需要仰视（look up）的术野，这就要求分离并展开侧裂至其最深处。尤其是动脉瘤好发于图中☆标记所示部位，位于术野内最高的位置。而图中箭头所指示的部位往往有许多穿通支动脉存在，作为术者需要着重注意。

图IVB-1　到达大脑前动脉 A1 段的手术入路（额颞开颅）

手术操作

病例摘要及显露术野

61 岁男性患者，体检时偶然发现脑动脉瘤，以治疗为目的就诊于我院。右侧大脑前动脉 A1 段可见体积较小的动脉瘤（图ⅣB-2）。

行右侧额颞开颅，采取经侧裂远端入路（distal transsylvian approach）（图ⅣB-3）。对于在额叶（FR）表面或底面有多条静脉汇入蝶顶窦（sphenoparietal sinus）的病例，应遵循"避免损伤任何静脉"的手术原则，对额叶表面或底面进行仔细的锐性分离，从而逐渐将额叶向上牵拉。

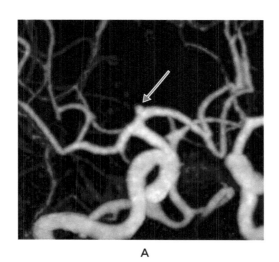

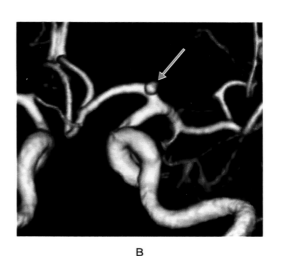

A 　　　　　　　　　　　　　　　　　B

A：右侧大脑前动脉水平段（A1）近端可见动脉瘤（箭头指示处）。
B：在从后向前方向的影像上，可以清晰地观察到动脉瘤发生于右侧大脑前动脉水平段（A1）的近心端（箭头指示处）。

图ⅣB-2　术前 3D-CTA

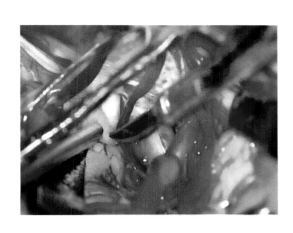

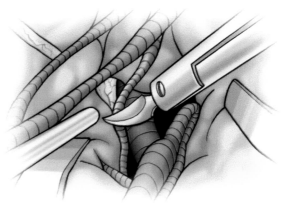

右侧额颞开颅，采取经侧裂远端入路（distal transsylvian approach）充分而广泛地打开侧裂池（sylvian cistern）、颈内动脉池（carotid cistern）及视交叉池（chiasmatic cistern），从而可以充分地牵拉（retract）额叶及颞叶。

图ⅣB-3　采取经侧裂远端入路（distal transsylvian approach）展开术野

　　充分分离并展开侧裂，从而可以较为轻松地牵拉额叶（图ⅣB-4）。自额叶对大脑前动脉水平段（A1）进行分离，可以观察并确认 A1 发出的穿通支动脉（图ⅣB-5，长箭头）或 Heubner 回返动脉（图ⅣB-5，三角箭头）。在此病例的手术操作过程中，可以充分牵拉移动额叶，从而获得俯视的视野。

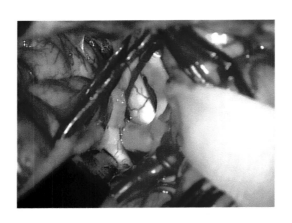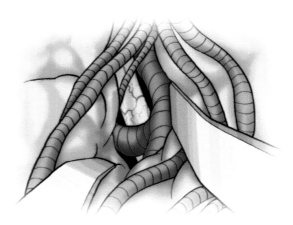

在将额叶缓缓朝向上方牵拉的过程中，对额叶底面与视神经、颈内动脉及大脑前动脉水平段（A1）之间进行锐性分离。

图ⅣB-4　对额叶底面进行分离

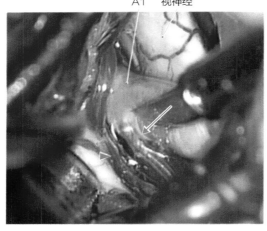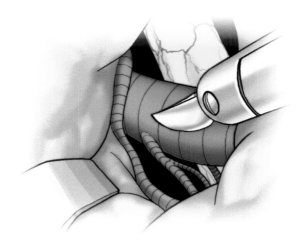

在牵拉额叶的过程中注意避免使脑压板压迫 Heubner 回返动脉。

图ⅣB-5　对 A1 远端进行分离

观察并确认动脉瘤的起源部位

如图ⅣB-6所示，在术野内，已经大致暴露了颈内动脉终末段（C1）、大脑前动脉水平段（A1）、大脑中动脉水平段（M1）。充分放大显微镜的倍率，对C1及A1进行仔细观察，确认穿通支动脉与动脉瘤之间的关系（图ⅣB-7）。术者应充分考虑到动脉瘤背侧面深部有穿通支动脉走行的可能性，并对其仔细观察确认。

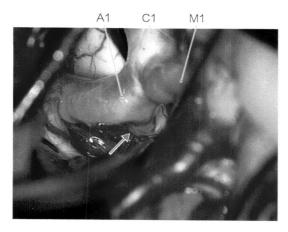 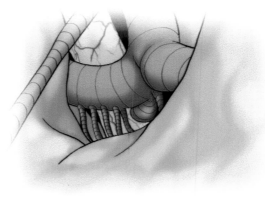

动脉瘤（图中箭头指示处）并不是起源于颈内动脉分叉处，而是发生于A1近端的后壁，其周围有许多穿通支动脉走行。

图ⅣB-6　暴露C1、A1、M1

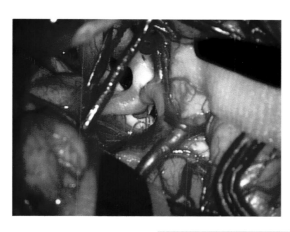 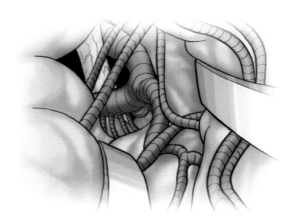

图ⅣB-7　暴露动脉瘤完毕后术野内的扩大照片及模式图

对与动脉瘤紧密粘连的穿通支动脉进行分离

使用上山式剥离子对动脉瘤进行松缓的牵拉（图
IVB-8，长箭头），同时对动脉瘤瘤顶部与其周围的穿通
支动脉（图 IVB-8，三角箭头）之间的粘连进行分离。
然后，使用上山式剥离子对动脉瘤整体进行压迫（图
IVB-9，长箭头），再对动脉瘤瘤颈部与其周围的数条穿

通支动脉（图 IVB-9，三角箭头）之间的粘连进行充分
分离。

如果动脉瘤体积较大，则首先对动脉瘤近心端进行
临时阻断从而降低动脉瘤内的压力，然后对动脉瘤周围
的穿通支动脉的走行进行观察确认。或者对动脉瘤进行
试验性夹闭，从而便于观察动脉瘤瘤颈周围的情况。

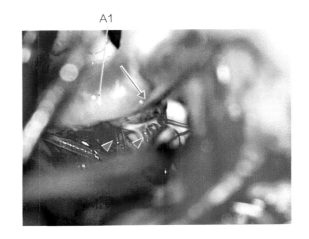
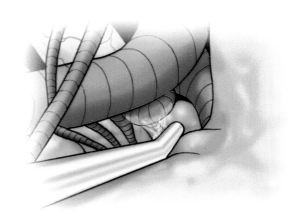

图IVB-8   对动脉瘤周围的穿通支动脉进行剥离

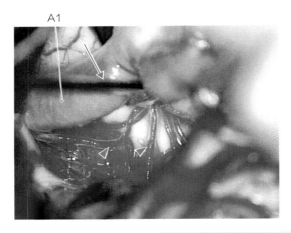
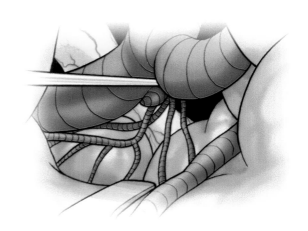

图IVB-9   对动脉瘤瘤颈部发出的穿通支动脉进行剥离

夹闭动脉瘤

　　对动脉瘤瘤颈部进行夹闭。此病例手术中，首先使用动脉瘤夹叶片压迫动脉瘤瘤颈部限制动脉瘤的"逃逸"，而上述手术操作会使动脉瘤及 A1 朝向图中上方的方向移动，此时用左手的吸引器（图ⅣB-10，箭头）将 A1 朝向下方挤压至动脉瘤夹双叶片之内，同时夹闭动脉瘤瘤颈部（图ⅣB-11）。

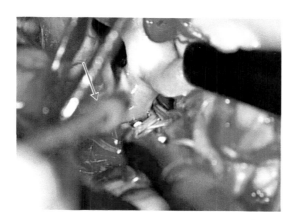
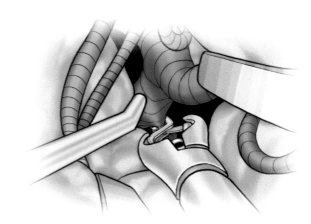

图ⅣB-10　夹闭动脉瘤

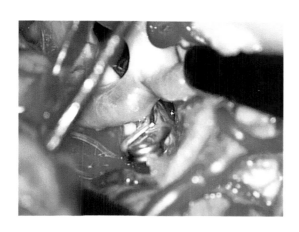
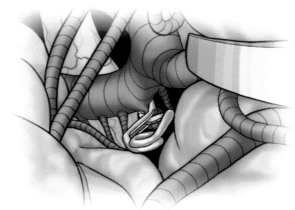

图ⅣB-11　夹闭动脉瘤操作完毕后

　　最后，随 A1 一同旋转动脉瘤夹，仔细观察动脉瘤瘤颈部夹闭是否完全，瘤颈部发出的穿通支动脉（图 IVB-12，箭头）血流是否开通。

　　此病例动脉瘤体积较小，术中不需要进行临时阻断或试验性夹闭，但在动脉瘤的背侧深部有穿通支动脉走行，为了确认穿通支动脉，使用纤细的剥离子（上山式）谨慎地牵拉动脉瘤，然后仔细观察并确认在其背侧走行的穿通支动脉。

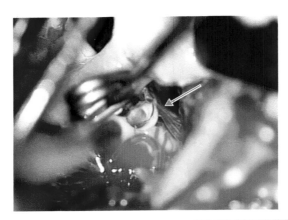 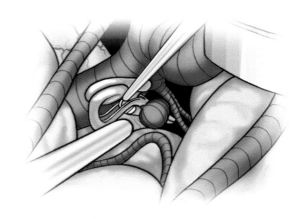

图IVB-12　对动脉瘤的夹闭进行最终确认

C 大脑前动脉远心端动脉瘤

手术要点

充分考虑处理动脉瘤的视角

大脑前动脉远心端（A2-A3）动脉瘤位于中线，但其高度与方向却呈现多样化（图IVC-1）。因此，在设计手术的皮切口与开颅骨窗时需要充分考虑到处理动脉瘤的视角位置。胼周动脉（pericallosal artery）与胼缘动脉（callosomarginal artery）的走行方式具有较大的个体差异，而动脉瘤的发生部位也各有不同，因此，术者在术前决定开颅骨窗范围与手术入路方向的时候必须综合考虑上述各种因素。另外，在术前尚且需要考虑自额叶流入上矢状窦的皮质静脉的走行方向与位置。

开颅骨窗范围必须越过中线，但并不需要采取前交通动脉动脉瘤手术时的双额开颅。皮切口及开颅范围可以根据动脉瘤的体积大小而具体调整改变。A2-A3段动脉瘤根据其体积大小、形态、具体位置不同决定了手术

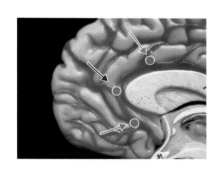
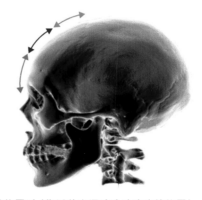

当动脉瘤如左图中红色箭头所示位于较低的位置时（靠近前交通动脉动脉瘤的位置），开颅骨窗范围也应该相应地选择以右图中红色箭头所示的部位为中心。同样的道理，通常A2-A3段脉瘤及开颅骨窗范围分别如左图及右图中蓝色箭头所示，而当动脉瘤位于更远端时，则开颅骨窗范围选择以如右图中绿色箭头所示部位为中心。

图IVC-1 根据动脉瘤的位置选择开颅骨窗部位

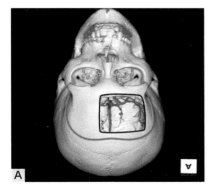
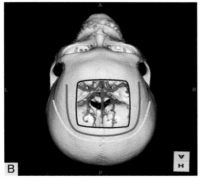
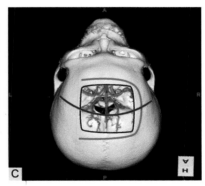

A：当动脉瘤距离前交通动脉动脉瘤位置较近时，通常选择双侧冠状（bi-coronal）皮切口。
B：当A2-A3段动脉瘤位置较高时，根据发际线（hair line）位置可以选择U字形皮切口。
C：当A2-A3段动脉瘤位置较高且发际线较低时，可以选择コ字形或线状皮切口。

图IVC-2 根据动脉瘤的位置选择皮切口

时开颅骨窗范围及部位的不同，需要术者在手术前进行充分评估判断之后决定。而如果将患者发际线（hair line）位置的因素也考虑在内的话，则皮切口与开颅部位会有各种不同的模式（图IVC-2）。

充分显露动脉瘤的近心端与远心端（图IVC-3）。

在大脑前动脉远心端动脉瘤的手术中，通常情况下需要对下述4条动脉进行充分观察及确认：左右两侧的A2及A3（或其远心端）。而对于有些病例而言，观察确认上述动脉并非易事，要求术者在术前对影像学资料进行精准的阅片及评估（图IVC-4）。

保证手术视野，观察并确认动脉走行

其次，通过调整显微镜的角度以及抬高患者头部，

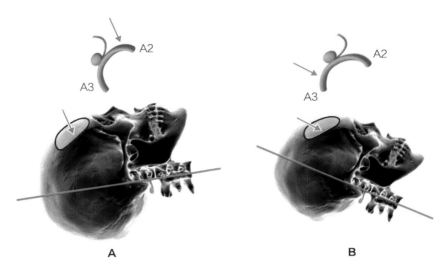

A: 观察 A2 段（动脉瘤近心端）时降低患者头部（vertex down）并立起显微镜仰视（look up）术野。
B: 观察 A3 段（动脉瘤远心端）时抬高患者头部（vertex up）并立起显微镜俯视（look down）术野。

图IVC-3 观察动脉瘤

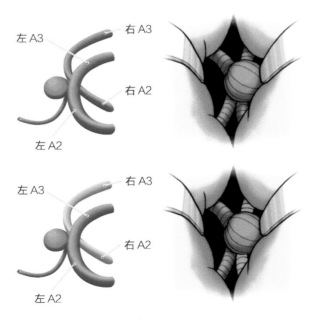

从正面处理动脉瘤的视角（trajectory）上并不容易区分左右大脑前动脉，术者应予以充分注意。

图IVC-4 观察并确认 A2 及 A3

注意避免误认动脉及小动脉的闭塞

有时在术野内经常会存在非对称性的大脑前动脉（azygous anterior cerebral artery），这是容易造成术者误认动脉的部位。作为术者必须要理解，根据术中处理动脉瘤的视角的不同，术者观察到的动脉瘤形态、动脉瘤与周围动脉之间的位置关系也大不相同（图ⅣC-5）。另外，在夹闭动脉瘤时，常造成动脉瘤周围的小动脉（如额极动脉；frontal-polar artery）的闭塞，术者需要予以充分注意（图ⅣC-6）。

除上述内容之外，动脉瘤常发生于胼周动脉与胼缘动脉或额内侧动脉的分叉处，术者需要充分注意避免弄错动脉瘤的近心端与远心端。如果术者执着于自己的固有观念或惯性思维而误认术野内的动脉，则可能会造成严重的后果（图ⅣC-7）。

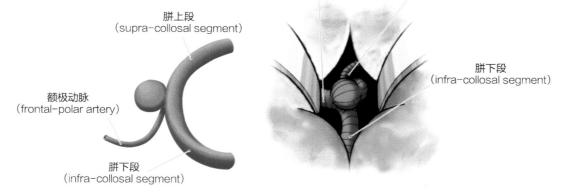

术前在脑血管造影侧位像可以单纯地观察到的 A2-A3 段的分叉或分支动脉，在实际手术的术野内是呈切线（tangent）方向对其进行观察，上述动脉朝向术野内深处走行，有时难以准确地对其进行区别分辨。

图ⅣC-5　术者视线对术野内动脉及其分支及分叉观察的影响

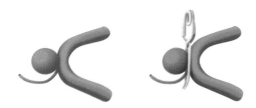

在夹闭动脉瘤操作时，如果在动脉瘤夹的对侧有小动脉如额极动脉（frontal-polar artery）等走行时，必须充分注意避免将其夹闭。

图ⅣC-6　夹闭动脉瘤时造成的小动脉闭塞

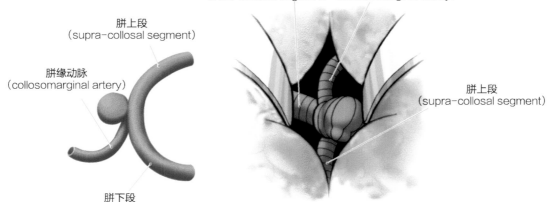

当术者的视线呈切线（tangent）方向观察术野时，所观察到的胼缘动脉（callosomarginal artery）与大脑前动脉的胼下段（infra-callosal segment）的深度及管径极为相似，常常造成术者的误认。另外，术者需要注意，右侧的动脉并非一定出现在术野内的右侧。

图ⅣC-7　术者视线观察到的胼缘动脉与大脑前动脉胼下段

手术操作

病例摘要及开颅

72 岁女性患者，体检时偶然发现脑动脉瘤，以治疗为目的就诊于笔者医院。动脉瘤起源于非对称性大脑前动脉（azygous anterior cerebral artery），位于胼周动脉与胼缘动脉的分叉处（图 IVC-8）。

通常情况下，对于此部位的动脉瘤而言，多采取复合型动脉瘤的夹闭方式，而极少采取单纯的夹闭方法。因此，此手术要求术者掌握多重夹闭的技术。

行右侧额部开颅，自大脑镰与右侧额叶之间的空隙进入术野。在术野内动脉瘤的后方两侧扣带回相互连接的部位观察并确认胼周动脉，对蛛网膜及柱状（trabecula）蛛网膜组织进行分离操作（图 IVC-9）。

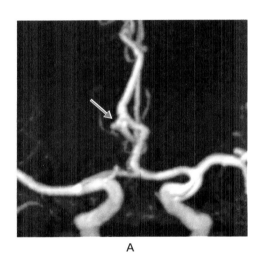
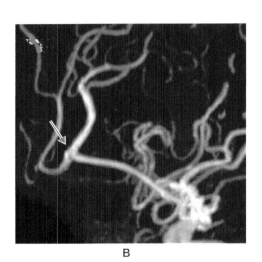

A

B

A: 发生于非对称性大脑前动脉（azygous ACA）的朝向右侧的动脉瘤（图中箭头指示处）。
B: 在侧位像上，可以观察到动脉瘤位于胼胝体膝部前方（图中箭头指示处）。

图IVC-8　术前 MRA

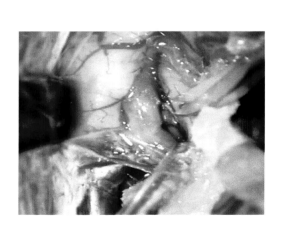
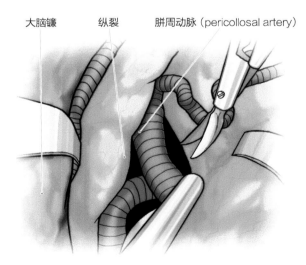

大脑镰　　纵裂　　胼周动脉（pericollosal artery）

图IVC-9　观察并确认胼周动脉

显露术野

对前方的扣带回连接面进行锐性分离。巧妙地使用脑压板或左手的吸引器可以在很大程度上辅助分离操作顺利进行（图ⅣC-10）。

术中在逐渐接近胼周动脉前方（近心端）的同时不断分离纵裂，可以在胼胝体膝部（图ⅣC-11，长箭头）的附近逐渐显露非对称性大脑前动脉（azygous ACA）主干（A）、胼周动脉（P）、胼缘动脉（C）以及起源于其分叉处并隐藏覆盖在右侧额叶内的动脉瘤瘤颈部（图ⅣC-11，三角箭头）等结构。

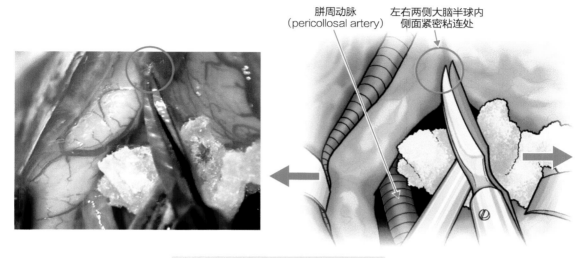

图ⅣC-10　对双侧扣带回连接面进行剥离

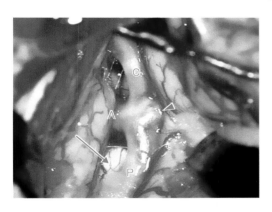
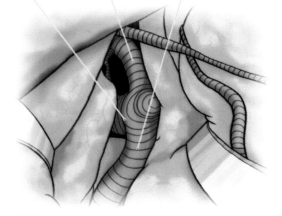

图ⅣC-11　分离纵裂

剥离及夹闭动脉瘤

将动脉瘤自右侧额叶粘连处完整剥离使其充分游离（图 IVC-12）。

对动脉瘤瘤颈进行夹闭。利用动脉瘤夹叶片（clip blade）的弯曲将动脉瘤最大的部分——瘤颈部进行整体性的覆盖（图 IVC-13）。

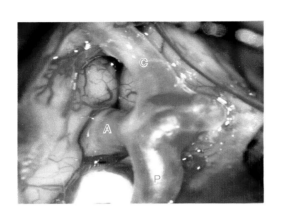
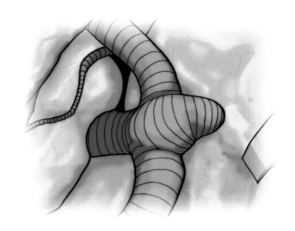

动脉瘤由若干个部分（component）组成。

图IVC-12　充分剥离后的动脉瘤

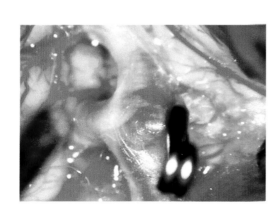
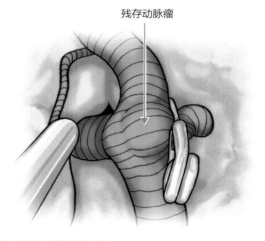

残存动脉瘤

在术者侧可见膨隆的动脉瘤残存部分（箭头指示处）。

图IVC-13　对动脉瘤最大的组成部分——瘤颈部进行夹闭

夹闭动脉瘤残存部分以及预防动脉瘤复发的处理

再次对动脉瘤瘤颈部进行夹闭。此次夹闭覆盖了动脉瘤的残存部分（图ⅣC-14）。

动脉瘤比较容易自动脉壁薄弱的部分复发，术中可以采取对于这种动脉壁薄弱的部位进行包裹补强（coating）操作（这种补强操作技术是基于家兔、猪等动物实验结果而得出的结论，实验已经获得北海道大学医学研究院伦理委员会的审核）。具体的操作方法：将浸泡过纤维蛋白原（fibrinogen）的聚乙二醇（polyglycol）酸毡片（felt）缠绕包裹至动脉壁薄弱的部位（图ⅣC-15）。将凝血酶溶液滴注至聚乙二醇（polyglycol）酸毡片（felt）表面使纤维蛋白原（fibrinogen）形成纤维蛋白多聚体（fibrin polymer）从而达到补强动脉壁的目的（图ⅣC-16）。

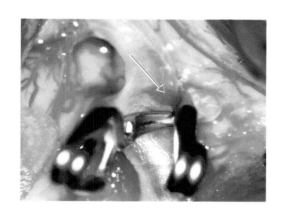

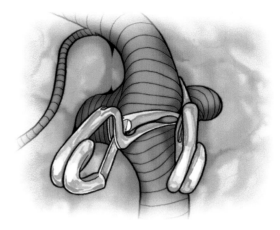

此部位的动脉瘤多为载瘤动脉较细动脉瘤体积较小的宽颈（broad neck）动脉瘤，大多数均与此病例相似，需要多重夹闭。经过多重夹闭之后，动脉瘤的膨隆部分几近完全消失，但在动脉壁表面尚且残留薄弱的部分（图中箭头指示处）。

图ⅣC-14　对残存动脉瘤进行夹闭

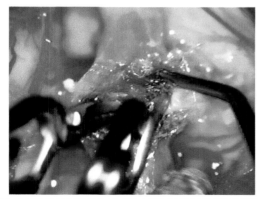

图Ⅳ C-15　对动脉瘤瘤壁进行补强（coating）操作①

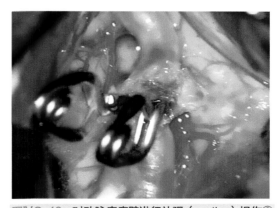

图ⅣC-16　对动脉瘤瘤壁进行补强（coating）操作②

第 V 章

大脑中动脉动脉瘤

§ A   大脑中动脉动脉瘤夹闭术的基础 ——

§ B   特殊类型的大脑中动脉动脉瘤 ——

A | 大脑中动脉动脉瘤夹闭术的基础

大脑中动脉动脉瘤的特点

解剖

大脑中动脉（middle cerebral artery：MCA）水平段（M1 segment）自颈内动脉（internal carotid artery：ICA）发出后在前穿质底部前外侧朝向侧裂深部（sylvian vallecula）走行，直径 2.4 ～ 4.6mm。其后，在到达岛叶处时改为朝向垂直上方的方向走行（M2 segment），并呈扇形发出分支动脉，逐渐成为皮质动脉。MCA 水平段（M1 segment）分叉处约 80% 为双分叉（bifurcation）者，分为前干（anterior trunk）与后干（posterior trunk），其余为三分叉（trifurcation）或多分叉（multiple）者，偶有无分叉的单支（single）者。

在 MCA 水平段（M1 segment）的近心端通常朝向外侧（lateral site）/颞侧（temporal site）方向发出 2 ～ 3 支管径较粗的小动脉分支，约有 30% 的病例在 M1 的最近端侧发出钩动脉（uncal artery）分支。在其远心端尚可发出颞极动脉（temporal polar artery）与颞前动脉（anterior temporal artery），而上述分支动脉呈互补的形式供血，其发达程度也有较大的个体差异。当上述分支动脉异常发达时，在形态上可表现为"早期分叉"，应注意避免与真正的分叉相互混淆。

MCA 水平段（M1 segment）通常朝向内侧（medial site）/额侧（frontal site）方向发出 2 ～ 15 支豆纹动脉（lenticulostriate artery：LSA）分支，在这些分支动脉之中，大多数形成较为粗大的干动脉（stem artery），也有散在的小分支动脉或由 M2 段发出的小分支动脉。另外，眶额动脉（orbitofrontal artery）也朝向同样的方向发出分支动脉。这些分支动脉与豆纹动脉（LSA）的关系有较大的个体差异，有时会彼此交汇形成干动脉（stem artery）或粗大的动脉，呈现为"早期分叉"的形态。根据豆纹动脉（LSA）的走行部位及供血区域不同，通常可以分为内侧群和外侧群两组。内侧群豆纹动脉（medial LSA）主要分布于苍白球与内囊前肢周围，但由于此群

分支动脉数量相对较少因此临床上出现血管性病变的概率较低，而外侧群豆纹动脉（lateral LSA）则主要分布于全体壳核、内囊后肢、放射冠等区域，在临床上通常是作为脑梗死或脑出血的责任血管，此处血管发生病变常常导致患者出现偏瘫、偏身感觉障碍等症状。

大脑中动脉动脉瘤的发生部位

大脑中动脉动脉瘤约有 80% 发生于 M1 分叉处（bifurcation），发生于水平段（M1 segment）的颞极动脉（temporal polar artery）或颞前动脉（anterior temporal artery）分支等外侧部位（lateral site）者约占 4%，而发生于眶额动脉（orbitofrontal artery）分支等内侧部位（medial site）者约占 8%，发生于 M1 分叉处（bifurcation）远端者中，在第二分叉（2nd bifurcation）处者约占 4%，在更远端处者约占 1%（图 VA-1）。

通常情况下，大脑中动脉动脉瘤的部分瘤体常隐藏于脑内，尤其常见隐藏于颞叶或前穿质之内，动脉瘤瘤壁与其周围走行的穿通支动脉或血管常常紧密粘连。另外，大脑中动脉动脉瘤多为宽颈（broad neck）形态，并且瘤颈部常累及载瘤动脉的分支动脉，要求在夹闭动脉瘤时重建血管。而当大脑中动脉动脉瘤体积较大甚至巨

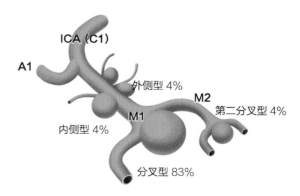

绝大多数的大脑中动脉动脉瘤发生于大脑中动脉水平段（M1）及其主要分支（M2）之间的部位。通常情况下，所有的大脑中动脉动脉瘤均可以通过额颞翼点开颅经侧裂入路（transsylvian approach）处理。

图 VA-1　大脑中动脉动脉瘤的发生部位

大时，上述情况更为严重，对紧密粘连部位的剥离或重建载瘤动脉的分支血管等手术操作也相应地更为棘手，此时，手术难度是很高的。

另外，发生于"早期分叉"的大脑中动脉水平段（M1 segment）动脉瘤，在手术操作过程中，由于术野的暴露及动脉瘤与载瘤动脉分支血管紧密粘连等原因，与一般的大脑中动脉动脉瘤相比，手术难度往往更高，基于上述两点考虑，对于这种类型的动脉瘤，术者必须制订相应的特殊手术方案。

手术要点（动脉瘤及 M1 段的形态）

术前对全脑血管造影进行充分的阅片。阅片重点除动脉瘤的形态之外，还有大脑中动脉的角度及长度与动脉瘤表现形式之间的关系。如本章后面内容所述，当M1 段较短并且朝向上方时，手术难度较高，这与动脉瘤的体积大小并无关系。

大脑中动脉 M1 段的朝向

对于大多数大脑中动脉动脉瘤而言，手术入路并不复杂。然而，如前所述，必须预先了解并掌握大脑中动脉 M1 段的形态特征才能选择正确的进入轨迹方向，这对于大脑中动脉动脉瘤手术而言是非常重要的。首先，对全脑血管造影的正位像（AP view）进行仔细观察，明确 M1 段是朝向上方型（upward type），或是水平型（horizontal type），或是朝向下方型（downward type）（图VA-2）。

大脑中动脉 M1 段的长度

其次，为了估计动脉瘤的深度，必须了解 M1 段的长度（图 VA-3）。如果 M1 段较短（short M1 type），则动脉瘤位于侧裂深处（sylvian vallecula）。而当 M1 段较长（long M1 type）时，则动脉瘤位于侧裂内浅表处。

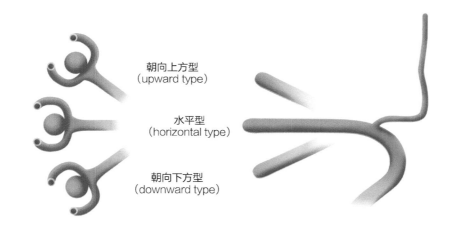

朝向上方型（upward type）

水平型（horizontal type）

朝向下方型（downward type）

图VA-2 根据大脑中动脉 M1 段的朝向对动脉瘤进行分类

短 M1 型（short M1 type）

长 M1 型（long M1 type）

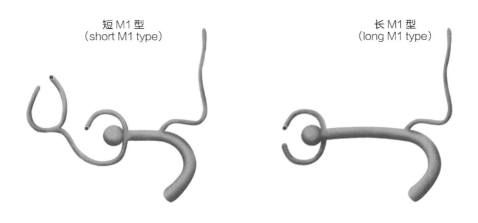

图VA-3 根据大脑中动脉 M1 段的长度对动脉瘤进行分类

根据大脑中动脉 M1 段的朝向与长度对动脉瘤进行的分类

　　对于朝向上方的长 M1 型（upward long M1 type）大脑中动脉动脉瘤而言，动脉瘤位于侧裂的浅表处，但往往需要在术野的上方才能找到 M1 段（图 VA-4）。

　　而对于朝向下方的长 M1 型（downward long M1 type）大脑中动脉动脉瘤而言，动脉瘤位于侧裂的浅表处，但往往需要在术野的下方（术者侧）才能找到 M1 段（图 VA-5）。

　　对于上述两种类型的大脑中动脉动脉瘤，必须在准确预测 M1 投影方位的基础之上，再相应地分离侧裂，

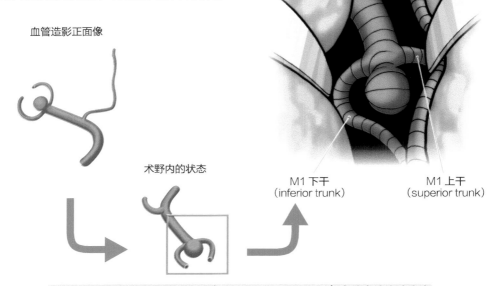

血管造影正面像

术野内的状态

M1

M1 下干
（inferior trunk）

M1 上干
（superior trunk）

图 VA-4　朝向上方的长 M1 型（upward long M1 type）大脑中动脉动脉瘤

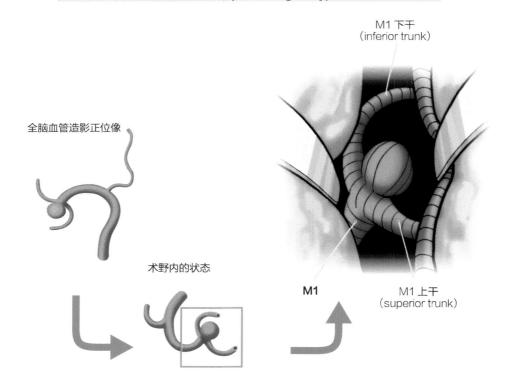

全脑血管造影正位像

术野内的状态

M1 下干
（inferior trunk）

M1

M1 上干
（superior trunk）

图 VA-5　朝向下方的长 M1 型（downward long M1 type）大脑中动脉动脉瘤

寻找动脉瘤与载瘤动脉。

　　对于朝向下方的短 M1 型（downward short M1 type）大脑中动脉动脉瘤而言，动脉瘤位于侧裂的浅表处，但往往需要在术野的外下方才能找到 M1 段（图 VA-6）。需要将侧裂分离展开至颈内动脉处。

　　而对于朝向上方的短 M1 型（upward short M1 type）大脑中动脉动脉瘤而言，动脉瘤位于侧裂的深处，往往隐藏于额叶内（图 VA-7）。并且，在动脉瘤的近心端有大脑中动脉额支或其他的穿通支动脉走行，增加了观察确认动脉瘤的难度，这种类型的大脑中动脉动脉瘤手术是最为复杂的，出现术中或术后并发症的概率也相对较

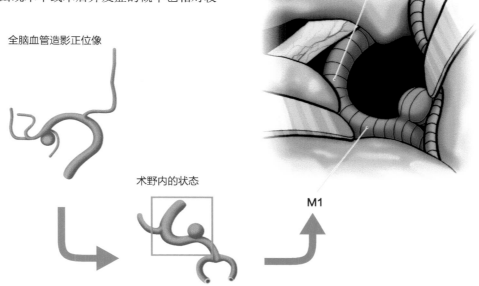

全脑血管造影正位像

术野内的状态

图VA-6　朝向下方的短 M1 型（downward short M1 type）大脑中动脉动脉瘤

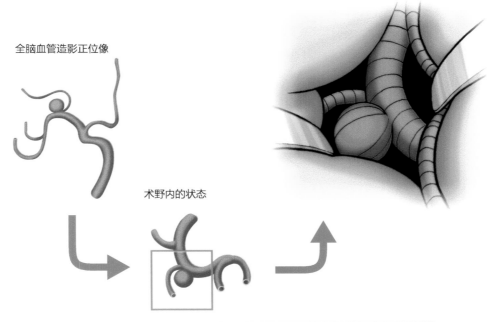

全脑血管造影正位像

术野内的状态

图VA-7　朝向上方的短 M1 型（upward short M1 type）大脑中动脉动脉瘤

高。术中需要术野上方的视野，术者必须充分掌握相关的要点。

朝向上方的长 M1型 (upward long M1 type) 大脑中动脉动脉瘤

体位

患者取仰卧位，头部保持水平位，颈部略抬高，朝向健侧旋转 30°～40°，将头部固定于高于躯干的水平从而降低颅内静脉压力。手术开始之前将经颅运动区诱发电位（trans-cranial MEP）设备连接并设定好（读者可参阅本书第 II 章 A ①额颞开颅术）。

皮切口

设计自头部中线（midline）朝向外耳道前方呈弧形的皮切口，在外耳道前方将皮切口线略微朝向前方弯曲突出可以使皮瓣易于朝向前方翻转。设计皮切口时巧妙利用发际线使切口愈合后遮掩在毛发内。使用电推刀将皮切口周围 1cm 左右的头发剃掉，根据具体情况可以选择使用剃刀备皮。

考虑到动脉瘤夹闭手术中可能需要辅助血管吻合术（assist bypass）或患者将来可能发生脑缺血需要脑血流重建术，在切开头皮时，应尽力保留颞浅动脉（STA），通常情况下，将颞浅动脉（STA）顶支（parietal branch）在分叉处切断，保留额支（frontal branch），但是如果颞浅动脉（STA）分叉处过低时，也能够实现保留顶支（parietal branch）。

如果在手术之前已经考虑到术中需要行血管吻合术时，则沿 STA 顶支（parietal branch）走行的方向呈直线形切开头皮，积极的剥离顶支（parietal branch）与顶支（parietal branch）以作为供体血管备用。在剥离 STA 操作时，在 STA 的近心端将头皮切开至真皮层，观察并确认 STA 走行的结缔组织层的深度，用组织剪刀或双击电凝切割模式（bipolar cutting）将头皮切口逐渐扩大。将颞肌（temporal muscle）与皮瓣一并翻转。翻转界限的标志为关键孔（key hole）处（颧弓前端）。

开颅

设计骨窗以关键孔为中心，并在颞上线（linea temporalis）范围之内，将额侧（frontal side）骨窗范围略微突出于颞上线（linea temporalis）之外，这样可以保证在额侧（frontal side）使用脑压板牵拉额叶时避免骨窗边缘遮挡脑压板。将蝶骨嵴（sphenoid ridge）切除至额叶

底面（frontal base）水平，深度至眶上裂（superior orbital fissure，SOF）水平即可。

游离骨窗之后，在蝶骨嵴的底部与后上方处，往往有来自硬膜内静脉、硬膜中动脉或颅骨内小血管的较为汹涌的出血，此时应该对此处进行充分细致的进行止血，以避免出血妨碍硬膜内的操作。将硬膜悬吊至骨窗边缘可以有效地达到止血的目的。

硬膜内操作（分离侧裂）

切开硬膜之后，在硬膜下放置经颅运动区诱发电位（trans-cranial MEP）。

仔细观察术野内静脉的走行方向。通常情况下，静脉与动脉不同，其负责回流的区域之间彼此并无交叉重叠的部分，因此，术者必须仔细且高效地分辨两侧静脉群之间的空隙，有时会遇见静脉走行极为复杂难以辨别的情况，此时只能选择"试误法"积极而谨慎地剥离静脉。

剥离操作应选择始于侧裂远端，在展开侧裂时，只要脑组织表面的软膜无张力，则只需要剥离至额底（frontal base）水平即可。在剥离静脉的过程中，对脑组织施加轻微张力的同时，切开蛛网膜或切断细柱状蛛网膜组织，从而不断地为进入术野深处制造操作空间。

在分离侧裂的过程中，基本操作为使用锋利的手术器械的锐性静止切割剥离。而提高术野的清晰程度对于实现锐性分离操作而言是至关重要的，同时对侧手充分利用吸引器或脑压板以辅助剥离操作顺利进行（图 V A-8）。钝性分离，或使用不锋利的器械分离，会导致在切割组织时前后左右摇动牵拉软脑膜从而造成细小血管的

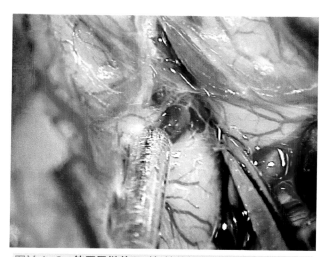

图 V A-8　使用显微剪刀对细柱状蛛网膜组织进行锐性分离

损伤, 术者需要予以充分的注意 (读者可参阅本书第 II 章 D ①)。

接近并到达动脉瘤

通常情况下, 随着对侧裂内蛛网膜、细柱状蛛网膜组织、血管等具有张力的组织进行不断的剥离, 可以在术野内逆向性到达双侧 M2 段并在大脑中动脉分叉处逐渐显露 M1 段。

对载瘤动脉进行充分的剥离, 从而保证在临时阻断动脉瘤时减少对分支动脉或穿通支动脉的损伤。显露 M1 段之后, 进一步对隐藏的动脉瘤瘤壁及动脉瘤周围紧密粘连的血管进行剥离。在此过程中, 所有的剥离操作基本上应遵守锐性分离的操作原则使用显微剪刀或显微神经剥离子进行剥离, 从而保证术野的清晰程度并且不断制作操作空间朝向术野深处前进 (图 VA-9)。在剥离软脑膜时, 有时对于紧密粘连的部位可能无法避免地选择钝性分离操作, 但对于粘连的穿通支动脉或细小动

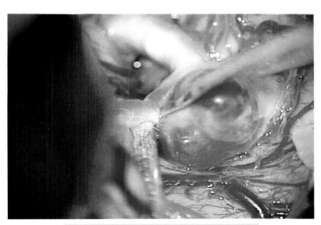

图VA-9 将动脉瘤自载瘤动脉剥离①

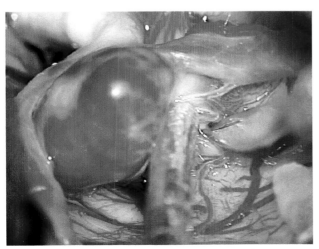

图VA-10 将动脉瘤自载瘤动脉剥离②

脉而言, 必须对动脉瘤施加适当程度的牵拉张力, 在确认二者之间间隙的基础之上, 进行谨慎而细致的剥离 (图 VA-10)。

在上述剥离操作过程中, 术者应该估计到术中动脉瘤破裂的可能性, 同时准备好相应的处理对策。动脉瘤一旦破裂, 可以对其进行临时阻断。如果此时用吸引器可以控制出血, 则在将动脉瘤内的血液吸除, 减小动脉瘤的体积, 从而可以寻找到新的剥离面。另一方面, 如果术者担心对动脉瘤瘤壁造成损伤而恐惧剥离操作, 则极易导致损伤穿通支动脉的血管壁, 即使是较为轻微的损伤也会造成自壳核至内囊范围内的小梗塞灶, 从而导致肢体偏瘫等临床症状, 需要格外注意。

夹闭动脉瘤

完成动脉瘤周围的剥离操作将动脉瘤完成游离之后, 术者需要考虑具体的夹闭方案。此时, 动脉瘤的形态、周围分支动脉的位置、载瘤动脉与动脉瘤本身的动脉硬化程度等因素均关系到夹闭操作的成败, 因此术者应该在充分考虑上述各个因素的基础之上制订最佳的夹闭方案。夹闭动脉瘤的基本方针是在维持正常血流状态

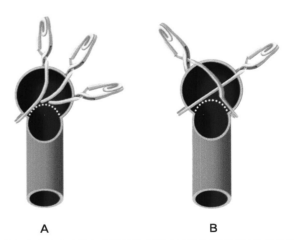

A B

大脑中动脉动脉瘤的在分叉处的穿通支动脉常常呈现较为复杂的状况, 多表现为复合型 (combined type) 瘤颈, 因此, 为了实现理想的动脉瘤夹闭线 (closure line), 需要选择多重夹闭 (A) 或使用有窗动脉瘤夹 (B) (请读者参阅本书第 I 章的相关内容)。

图VA-11 多重夹闭 (multiple clip) 的示例

的基础之上，保证动脉瘤无残存。如果动脉瘤瘤颈自大脑中动脉分叉处扩展至载瘤动脉的腹侧或背侧等 2 个平面甚至 3 个平面时，则单纯使用 1 把动脉瘤夹对动脉瘤进行夹闭必然会有动脉瘤成分残留，无法实现完全夹闭，此时就需要选择有窗动脉瘤夹对动脉瘤进行多重夹闭（multiple clip）（图 VA-11）。此病例为朝向上方型大脑中动脉动脉瘤。首先对载瘤动脉进行临时阻断，然后与 M2 呈平行的方向尝试对动脉瘤进行夹闭，然而由于动脉瘤夹呈滑脱的状态，造成分支动脉的狭窄（图 VA-12），为了避免上述动脉瘤夹的滑脱状态，改为与 M2 呈垂直方向仅仅对动脉瘤的一部分进行夹闭（图 VA-13）。

　　由于此时动脉瘤尚有残留部分（图 VA-14），追加动脉瘤夹进一步夹闭动脉瘤（图 VA-15）。

呈滑脱状态的动脉瘤夹

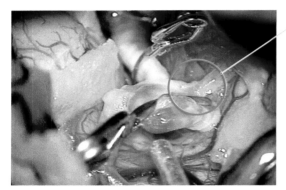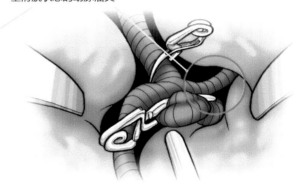

图 VA-12　最初的夹闭

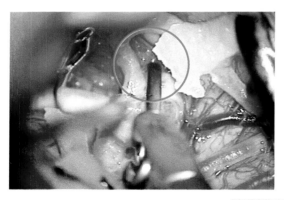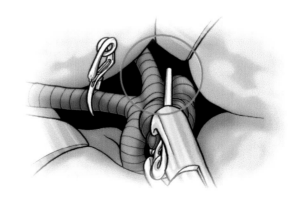

图 VA-13　更改后的夹闭

动脉瘤的残存部分

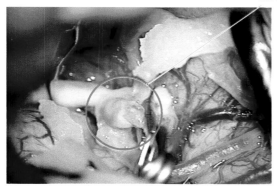
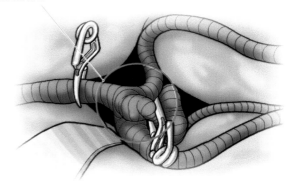

图ⅤA-14　动脉瘤的残存部分

对动脉瘤残存部分进行追加夹闭

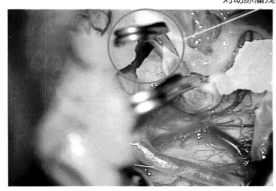
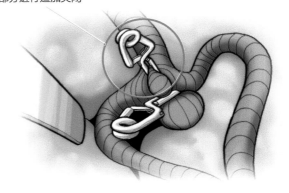

图ⅤA-15　第 2 把动脉瘤夹

对仍有残存的动脉瘤部分进一步追加夹闭（图VA-16），通过上述3把动脉瘤夹将动脉瘤瘤颈完全夹闭（图VA-17）。此病例采取多重夹闭的方案，模式图如图VA-11A所示。对于有些病例而言，可能会随着动脉硬化的进展造成动脉分叉处狭窄的情况，此时基于保证血流的考虑，应行血管成形术。通过MEP确认脑功能得以保留之后，再通过多普勒血流仪或ICG血管造影确认血流是否通畅。

关颅

完成动脉瘤夹闭操作之后，如果患者脑组织塌陷较为明显，为了预防术后硬膜下血肿发生，需要进行蛛网膜成形术（arachnoid plasty）。对术中切开的蛛网膜进行一定程度的缝合之后，使用纤维蛋白胶浸泡过的胶原制人工材料对蛛网膜间隙进行修补。

基于重视术后美容方面的考虑，使用微钛片完成颅骨成形。尤其对于女性患者而言，在骨窗前缘处头皮尤其菲薄，可以选择网眼型钛片连接骨瓣。

对仍有残留的动脉瘤部分再次进行追加夹闭

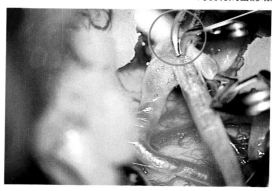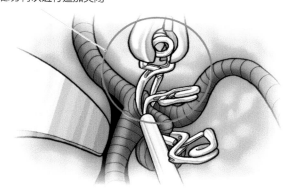

图VA-16　第3把动脉瘤夹

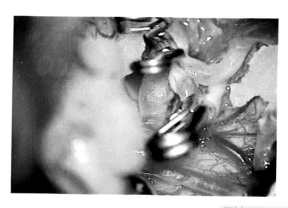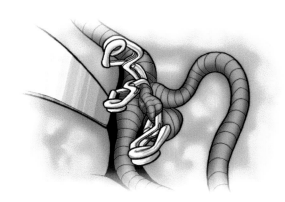

图VA-17　夹闭完成后的状态

大脑中动脉水平段（M1 segment）动脉瘤

手术的复杂之处

发生于大脑中动脉水平段（M1 segment）的朝向上方型动脉瘤与豆纹动脉（LSA）及眶额动脉（orbitofrontal artery）密切相关，有下述两方面的特征：①动脉瘤埋藏于 M1 段背侧的侧裂深处（sylvian valeculla），术中难以对其整体形态进行充分的观察确认；②动脉瘤与豆纹动脉（LSA）等细小的穿通支动脉紧密粘连，因此，这种动脉瘤手术较通常的大脑中动脉动脉瘤更为复杂，需要术者在综合考虑的基础之上制订手术策略。另外，水平段（M1 segment）长度较短的短 M1 型（short M1 type）或者由于动脉硬化使 M1 段上抬的大脑中动脉动脉瘤，即使动脉瘤发生于大脑中动脉的分叉处，由于受到岛叶（insula）的遮挡，进一步增高了手术难度。

手术要点

大脑中动脉水平段动脉瘤的手术要点在于，首先将患者头顶部降低（vertex down），将开颅骨窗范围尽量朝向颅底部扩展从而保证由下朝上的手术视野。在对颞肌（temporal muscle）进行筋膜间分离（interfascial dissection）的过程中，尽量将颞肌朝向后方牵拉，这样有助于获得更多的由下朝上的手术视野（图 VA-18）。

另外，为了保证术中更加清晰地辨认术野内的解剖结构，要求对侧裂进行广泛而充分的分离展开，从而充分显露动脉瘤及其周围的组织结构（图 VA-19）。

在剥离动脉瘤周围的穿通支动脉时，考虑到剥离操作本身会造成血管痉挛从而导致血流障碍，在剥离操作完成之后应以盐酸罂粟碱冲洗术区（图 VA-20）。

在夹闭动脉瘤操作时，必须对动脉瘤背侧术野深处进行充分的观察确认及剥离，避免选择较长的动脉瘤夹尽量使用与动脉瘤幅度吻合的动脉瘤夹夹闭动脉瘤，从而避免误将术野深处的穿通支动脉夹闭。

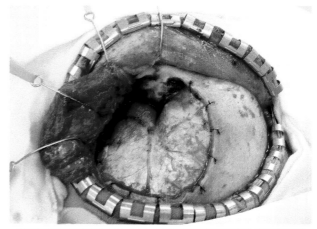

图 VA-18　开颅时必须保证充分的自下朝上的手术视野

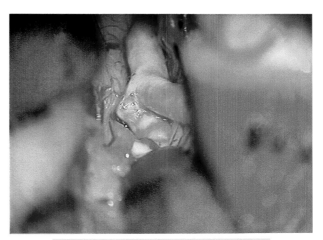

图 VA-19　显露埋藏在术野深处的动脉瘤

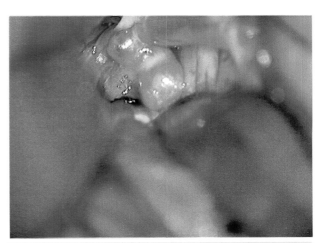

图 VA-20　使用盐酸罂粟碱浸泡过的脑棉片对动脉瘤及其周围进行涂抹

宽颈（broad neck）的大型及巨大大脑中动脉动脉瘤

手术要点

　　首先充分而广泛地分离侧裂，如前所述，对侧裂内的血管进行锐性剥离对于此手术而言是最为关键的。需要注意的是，在剥离动脉的过程中，为了避免剥离操作对动脉造成损伤，应尽量靠近动脉瘤一侧进行操作，在充分剥离动脉瘤之后再考虑夹闭的具体方案。

　　动脉瘤如纺锤状朝向 M2 侧伸展，如果在夹闭动脉瘤时造成分支动脉狭窄，则需要进行血管成形的夹闭方案。如果在未对动脉瘤进行充分剥离时即急于对其进行夹闭操作，则无法使动脉壁获得充分的可移动性，容易造成血管狭窄甚至破裂的危险情况发生（图 VA-21）。

　　在进行血管成形术时，应以分叉之后的动脉管径粗细作为参照指标。实际上，对于体积较大的动脉瘤或巨大动脉瘤而言，术中由于动脉瘤的遮挡，血管成形术常常难以实现，此时可以对动脉瘤进行试验性夹闭（tentative clip）以减轻动脉瘤的膨隆程度从而降低其对于手术操作的妨碍（图 VA-22）。当与分支动脉呈平行的方向夹闭动脉瘤时，略微保守的夹闭动脉瘤（约为分支动脉管径的 1.5 倍）可以使成形后的分支动脉获得最为适度的管径幅度。

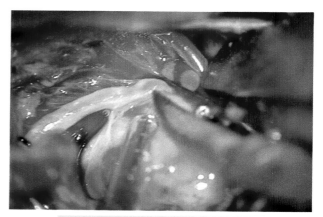

图 V A -21　将动脉瘤与周围的组织剥离

动脉硬化的处理对策——血管吻合术

　　对于动脉硬化较为严重的病例，有时会遇到载瘤动脉或分支动脉与动脉瘤一并被夹闭，或者无论选择何种夹闭角度均会造成血管狭窄的尴尬局面。上述血管内腔狭窄或闭塞的情况适于血管吻合术。

　　血管吻合术要求流量充分并且可以立即提供供血，因此，应选择动脉瘤远端的近心端 M2 段或 M3 段进行吻合。对于血管吻合操作而言，提高术野的辨识度及清晰度是至关重要的，蛛网膜下腔出血的病例通常脑组织存在一定程度的肿胀，需要充分而广泛地分离侧裂，从而尽量将术野保持在浅表的位置，同时保证充分的操作空间（working space）。另外，防止术野内的血液或脑脊液流入操作范围内也是非常重要的，可以使用持续灌洗吸引装置保持术野干净。

　　即使夹闭操作成功并且保证分支动脉的血流充分，如果术后出现血管痉挛也会发生血流障碍而导致相应的症状，而血管吻合术可以避免上述情况的发生，是预防血管痉挛症状的有效手段。

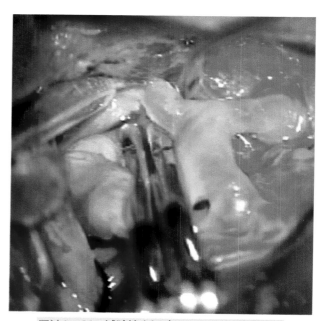

图 V A -22　试验性夹闭（tentative clip）动脉瘤

B 特殊类型的大脑中动脉动脉瘤

伴有血栓形成的巨大动脉瘤

伴有血栓形成的大脑中动脉巨大动脉瘤的特点

关于伴有血栓形成的动脉瘤的相关内容，在本书第Ⅶ章 B 中另有专门的详细叙述，本节中仅针对伴有血栓形成的大脑中动脉巨大动脉瘤的特殊性进行介绍。

对于伴有血栓形成的动脉瘤，理想的夹闭方式仍为瘤颈夹闭，然而，这样的动脉瘤常常伴有瘤颈部的动脉粥样硬化（atheroma）或较为坚硬的钙化病变，使用 1 把动脉瘤夹往往难以妥善的完成夹闭处理，因此，作为术者必须考虑进行多重夹闭或者选择使用加压动脉瘤夹（booster clip）完成夹闭操作。

另外，如果为了除去血栓而在 M1-M2 段分叉处的远心端将动脉内膜剥离，那么由于载瘤动脉管径较细极有可能造成血管闭塞。那么，术者此时应该考虑到直接夹闭动脉瘤难以实现从而进行旷置动脉的准备。此时需

要注意的是，在进行旷置动脉的操作时，应避免使该处的穿通支动脉——外侧纹状体动脉（lateral renticulostriate artery：LRA）成为近心端血流的盲端。也就是说，在进行旷置动脉的操作过程中，对近心侧血流进行夹闭阻断时，必须保留大脑中动脉 M2 段中的一支，或眶额动脉（orbito-frontal artery），或颞极动脉（temporal polar artery）的血流。

在进行旷置动脉的操作时，往往难以预测评估大脑中动脉末梢端的动态脑血流循环情况，通常情况下，应该进行血流重建以保证相应区域脑组织的供血。为了保证大脑中动脉供血区域的脑组织血流，除了供体动脉管径极为细小的情况之外，通常并不需要进行高流量血管搭桥术（high flow bypass），只需要 2 条颞浅动脉（superficial temporal artery：STA）的分支即可满足供血要求。然而，为了更为客观而精确地评价供血情况，需要使用脑血流仪或体感诱发电位（somatosensory evoked potential：SEP）、运动诱发电位（motor evoked potential：MEP）等电生理监测设备作为辅助。

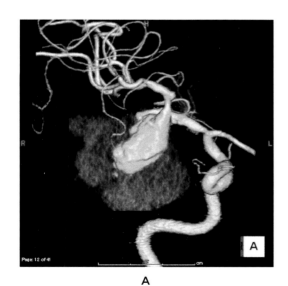

A

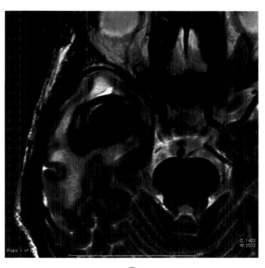

B

A: 术前 3D-CTA 检查。图中绿色部分所示为血栓形成的部位。B: 术前颅脑 MRI 的 T2 相。

图ⅤB-1 术前影像学检查

病例

63 岁患者，体检时偶然发现右侧大脑中动脉巨大动脉瘤，动脉瘤最大直径 42mm，伴有明显的血栓形成（图 VB-1）。

开颅

首先设置并连接体感诱发电位（somatosensory evoked potential：SEP）及运动诱发电位（motor evoked potential：MEP）等电生理监测设备。作为血管吻合术的准备，在切开头皮时对 STA 的 2 条分支动脉进行剥离。设计较大的额颞开颅骨窗范围，保证不妨碍血管吻合术

操作，为了处理动脉瘤的血栓形成部位，将骨窗范围在颞极处适当扩大。游离骨瓣之后将运动诱发电位（motor evoked potential：MEP）的电极插入，开始电生理监测（图 VB-2）。

分离侧裂并显露动脉瘤近心端

剥离额叶及颞叶的蛛网膜从而进入侧裂。动脉瘤隐藏于颞叶侧，自侧裂朝向 M1 段方向进入后可以逐渐显露动脉瘤的近心端。在此处操作过程中，需要注意的是，如果过度地牵拉颞叶会对动脉瘤瘤颈造成较大的张力负荷容易造成动脉瘤破裂。显露动脉瘤近心端之后，可以尝试进行临时阻断动脉瘤的近心端（图 VB-3）。

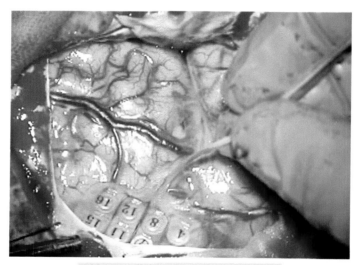

图 VB-2　游离骨瓣之后插入 MEP 电极

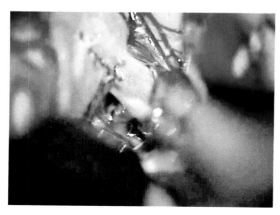
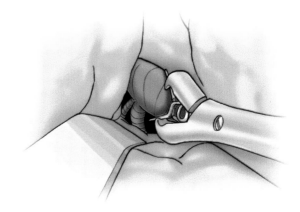

图 VB-3　对动脉瘤近心端进行临时阻断

颞浅动脉 – 大脑中动脉吻合术（STA-MCA bypass）

　　将 STA 的两条分支动脉分别与额叶和颞叶的 M4 进行吻合（图 ⅤB–4）。完成吻合之后，通过多普勒血流仪及 ICG 血管造影对血流开通情况进行确认（图 ⅤB–5）。

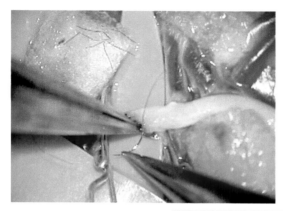
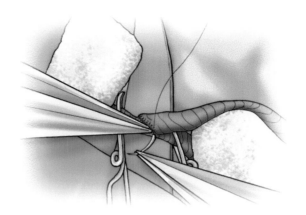

图 ⅤB-4　对大脑中动脉的末梢分支进行血管吻合

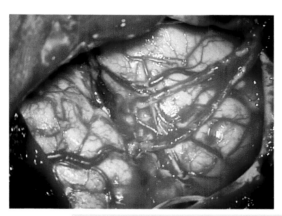
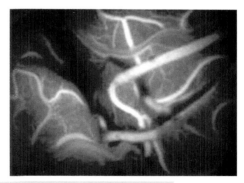

图 ⅤB-5　完成 STA-MCA 吻合术之后通过 ICG 确认吻合血管的血流开通情况

切除颞极处的脑皮质组织

　　动脉瘤位于颞极附近，此处脑组织受到动脉瘤的压迫而变得菲薄，将此处皮质充分切除，保证除去动脉瘤内部血栓有足够的操作空间（图VB-6）。

旷置（trapping）动脉瘤

　　将载瘤动脉分叉处略远端近心侧阻断（图VB-7）。将眶额动脉（orbito-frontal artery）在分叉处远端阻断。将其末梢侧在分叉之前阻断。

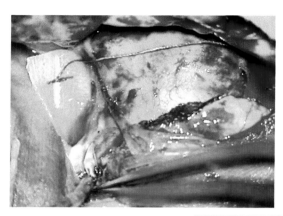

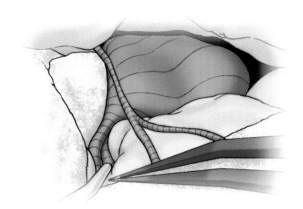

图VB-6　将颞叶部分切除后显露动脉瘤

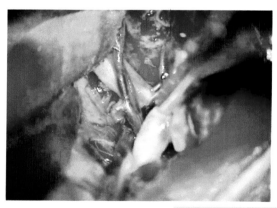

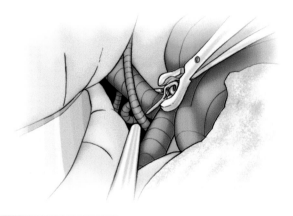

图VB-7　将动脉瘤的近心端和远心端分别阻断

切开动脉瘤

使用叶片宽大的显微剪刀将动脉瘤的瘤壁切开，如果瘤壁钙化显著，则使用单极电凝切开。在距离正常血管较远的部位，尽可能广泛地将动脉瘤的瘤壁切开（图VB-8）。

除去血栓

使用神经剥离子或刮圈将动脉瘤内部的血栓朝向术者侧剥离牵拉，然后再用病理钳将血栓取出（图VB-9）。此处的血栓位置较为表浅，因此手术器械可以较为容易伸入。当血栓较为坚硬时，可以使用 CUSA 或者超声粉碎器对其进行处理。如果对动脉瘤近心端与远心端的旷置不完全，切开动脉瘤之后会有出血，可以用吸引器控制出血，同时寻找确认旷置不完全的部位进行处理。

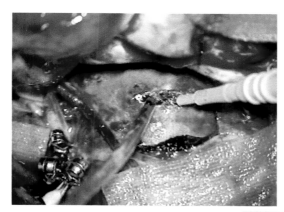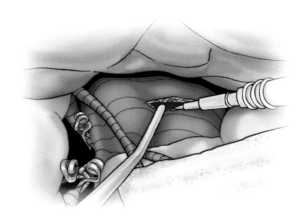

图VB-8　切开动脉瘤

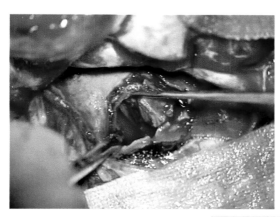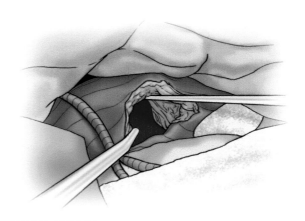

图VB-9　取出动脉瘤内部的血栓

处理动脉瘤瘤壁并进行最终确认

　　根据具体病例的不同特点，有时并不需要切除动脉瘤的瘤壁，然而，充分剥离动脉瘤瘤壁并尽可能地将其切除之后，可以在动脉瘤的内部观察确认正常血管的构造（图VB-10）。如果正常血管周围的血栓较少，也可以考虑进行瘤颈夹闭（neck clipping）的手术方式。

　　最后，通过ICG血管造影确认血管形态（图VB-11）。

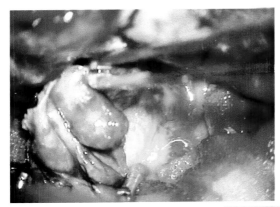
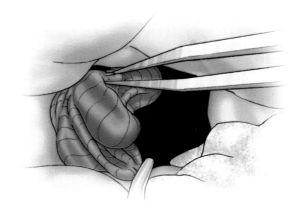

图VB-10　剥离动脉瘤瘤壁

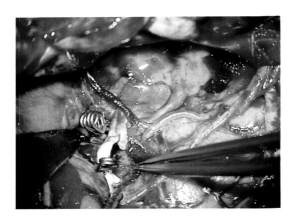
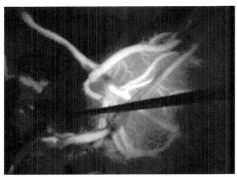
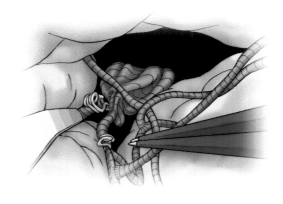

图VB-11　切除部分动脉瘤瘤壁然后确认旷置的状态

大脑中动脉远心端动脉瘤

大脑中动脉远心端动脉瘤占全体大脑中动脉动脉瘤的 2% ~ 4%，在临床上是较为罕见的动脉瘤。此部位的动脉瘤多见于感染性心内膜炎患者伴发颅内动脉瘤及黏液性肿瘤，也可见于外伤性颅内动脉瘤，常见纺锤形动脉瘤。对于大脑中动脉远心端动脉瘤，作为术者应该考虑到直接夹闭手术的困难性及复杂性，设计"在 STA-MCA 搭桥术重建动脉瘤远心端血流的基础之上对动脉瘤进行旷置"的手术方案。

病例

65 岁女性患者，伴有血栓形成的大脑中动脉 M2 段动脉瘤（图 VB-12）。

开颅

行额颞开颅翼点入路，考虑到动脉瘤的发生部位，将骨窗范围略微朝向后方延伸（图 VB-13）。

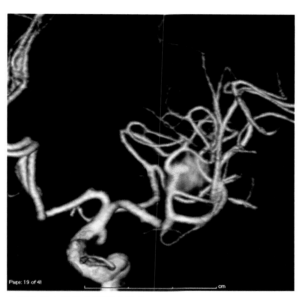

左侧大脑中动脉末梢处动脉瘤。

图 VB-12　术前 3D-CTA

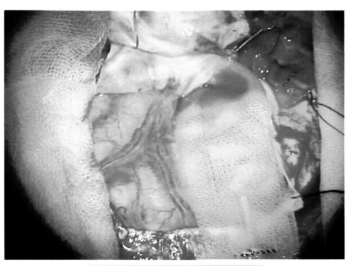

图 VB-13　游离骨瓣后的术野状态

颞浅动脉 – 大脑中动脉搭桥术（STA-MCA bypass）

　　分离侧裂显露大脑中动脉 M2 段（图 VB-14），对动脉瘤远心端进行血管吻合术（图 VB-15）。

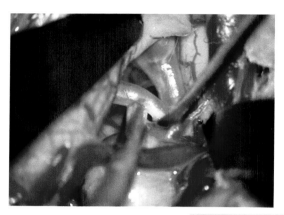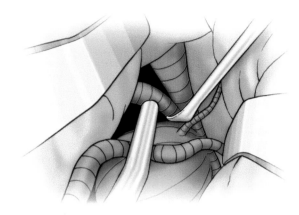

图 VB-14　确认动脉瘤近心端的载瘤动脉

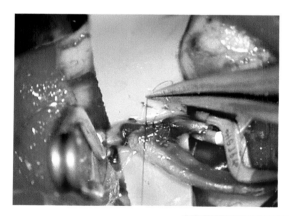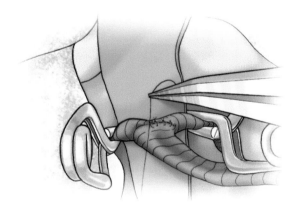

图 VB-15　将动脉瘤的远心端与颞浅动脉吻合

对动脉瘤周围的操作

　　对动脉瘤周围进行剥离（图ⅤB-16），将动脉瘤远心端（分叉血管的近心端）夹闭阻断（图ⅤB-17）。

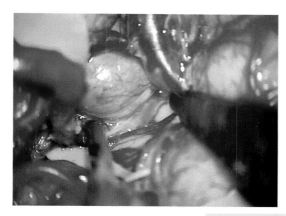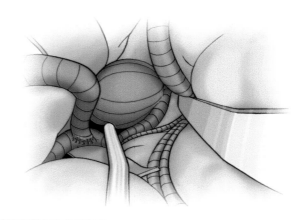

图ⅤB-16　对动脉瘤的周围进行剥离

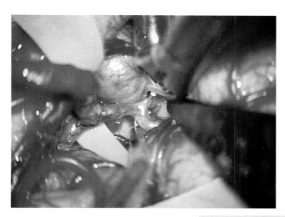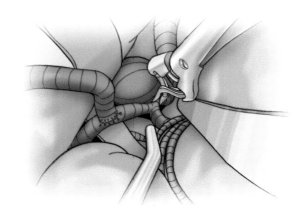

图ⅤB-17　将动脉瘤的远心端夹闭阻断

其次，使用动脉瘤夹将动脉瘤近心端分叉血管远心端夹闭阻断（图 VB-18）。

术后复查确认

术后复查 3D-CTA 如图 VB-19 所示。

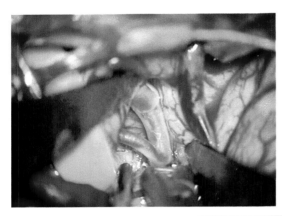
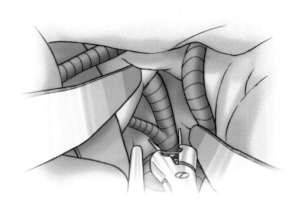

图VB-18　将动脉瘤的近心端夹闭阻断

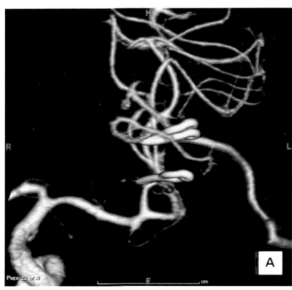

图VB-19　术后 3D-CTA

第 VI 章

基底动脉动脉瘤与椎动脉动脉瘤

§ 𝒜   基底动脉动脉瘤 —————————

§ ℬ   椎动脉动脉瘤 —————————

A

基底动脉动脉瘤

基底动脉（basilar artery：BA）尖端部动脉瘤或基底动脉 – 小脑上动脉（superior cerebellar artery：SCA）等基底动脉远端动脉瘤位于颅内深处，一般的手术入路难以到达病变部位，是手术难度极高的动脉瘤。近年来，对于绝大多数基底动脉远端动脉瘤而言，均被列为开颅夹闭手术的适应证之外，以脑血管内介入弹簧圈栓塞术作为其治疗方式的第一选择。

然而，在基底动脉远端动脉瘤中，瘤颈较宽、双侧大脑后动脉或小脑上动脉自瘤顶部发出、动脉瘤直径超过 15mm 者并不少见。对于这种类型的基底动脉远端动脉瘤，通常认为也并不适于选择脑血管内介入栓塞术进行治疗。

本节主要针对通常情况下不适于脑血管内介入栓塞术进行治疗的基底动脉囊状动脉瘤的安全切实的手术入路与夹闭方法进行详细介绍。

影像学评估（术前及术后）

57 岁男性患者，基底动脉尖端部未破裂动脉瘤。动脉瘤直径约为 10mm，左右两侧大脑后动脉 P1 段均自动脉瘤瘤顶部发出，动脉瘤基底较宽（图 VIA-1A）。

对于此病例的开颅夹闭手术而言，要求在显微镜下可以直视观察到左右两侧 P1 段发出的丘脑后穿通支动脉（posterior thalamo-perforating artery）与动脉瘤瘤颈之间位置关系的术野。因此，选择可以获得颈内动脉后方广阔术野的颞前入路（anterior temporal approach）。

术后复查 3D-CTA，可见动脉瘤瘤颈部完全闭塞，动脉瘤显影消失（图 VIA-1B）。左右两侧大脑后动脉显影良好，无狭窄或闭塞。

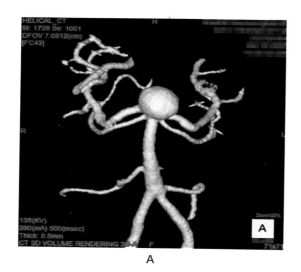
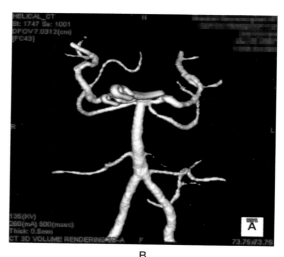

A   B

图VIA-1 示例病例的术前（A）及术后（B）3D-CTA

手术入路的选择及开颅

关于基底动脉远端动脉瘤的手术入路选择，通常情况下，采取经远端侧裂入路（distal transylvian approach）的改良法——颞前入路（anterior temporal approach）。

如果动脉瘤瘤颈的高度与床突线（clinoid line）大致位于同一水平，那么通过额颞开颅翼点入路可以获得较为满意的术野，然而，如果动脉瘤瘤颈的高度高于床突线 10mm 以上时，则需要通过并用经颧骨入路切除颧弓，同时将颞肌朝向下方翻转，从而获得自下方朝向上方观察的术野。

另外，如果动脉瘤瘤颈的高度高于床突线 15mm 以上时，通常情况下仅仅凭借将颞肌朝向下方翻转也往往无法获得足够的操作术野空间，此时，需要通过采取打磨颅骨的"蛋壳技术"，将包括自眶上壁至蝶骨小翼在内的眶后壁区域切除，从而获得更为充分而清晰的操作术野空间。

剥离动脉及静脉并将颞叶朝向后方牵拉

在距离颞极约 5cm 处将覆盖在侧裂浅静脉表面的蛛网膜自其远心端切开，通过经远端侧裂入路（distal transylvian approach）分离并展开侧裂。将侧裂浅静脉自颞叶表面剥离并朝向额叶方向牵拉移动，在静脉与颞叶之间获得术野空间（图 VIA-2）。

打开岛叶池（insular cistern），观察并确认在其内部走行的大脑中动脉 M2 段，将额叶与颞叶之间的蛛网膜完全分离。在此部位打开侧裂可以观察到颞中动脉（middle temporal artery）沿颞叶表面在岛叶池朝向上方走行。进一步朝向其近心端追踪剥离可以观察到，自大脑中动脉 M1 段发出的分支动脉——颞前动脉（anterior temporal artery）附着在颞叶内侧表面同时在岛叶池朝向上方走行。

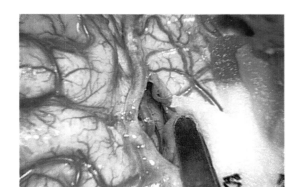
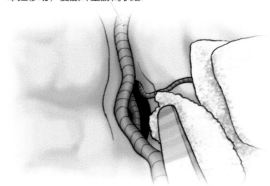

将侧裂浅静脉自颞叶表面剥离并朝向额叶方向牵拉移动，使颞叶呈游离状态

图VIA-2　剥离侧裂浅静脉

剥离颞前动脉

在术野内显露大脑中动脉 M2 段之后，进一步剥离并暴露大脑中动脉分叉处，此时可以在术野内观察并确认到自大脑中动脉 M1 段发出的分支动脉——颞前动脉（anterior temporal artery）在颞叶内侧表面发出细小的穿通支动脉的同时，朝向颞上回方向向上走行（图 VIA-3）。尽可能地将上述颞前动脉自颞叶内侧表面充分剥离，从而能够在颞叶钩回与颞叶表面之间获得足够插入脑压板的空隙，可以单纯地将颞叶脑组织朝向后方牵拉。

如果并未将颞前动脉自颞叶内侧表面充分剥离，而使用脑压板将动脉与颞叶脑组织一并朝向后方牵拉的话，则会有较高的将颞前动脉自大脑中动脉 M1 段撕裂损伤的风险，作为术者应充分理解上述操作的目的及意义。

对颞前动脉与颞叶内侧表面之间的紧密粘连充分剥离之后，在动脉与颞叶脑组织之间插入脑棉片，为放置脑压板并牵拉颞叶的操作做好准备（图 VIA-4）。

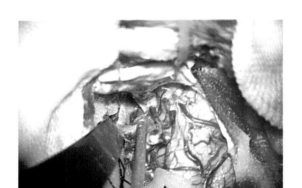
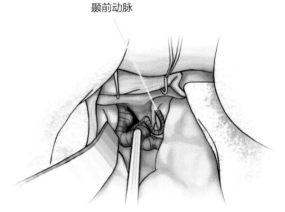

颞前动脉

图VIA-3　观察并确认颞前动脉

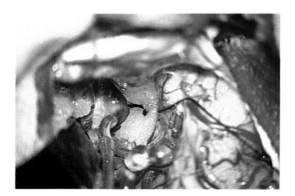
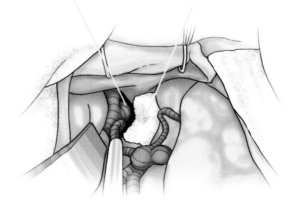

颞前动脉

将颞前动脉自颞叶表面充分剥离并将其朝向额叶侧牵拉移动，从而可以获得动脉与颞叶之间的空隙

图VIA-4　将颞前动脉自颞叶表面剥离

将脉络膜前动脉自颞叶钩回剥离

将颞叶钩回朝向后方牵拉之前，显露术野内颈内动脉 C1 段发出的分支动脉——脉络膜前动脉与颞叶钩回之间的细柱状蛛网膜组织（arachnoid trabecula），并将显微镜倍率调节至最大，在直视下将其切断，从而避免将

颞叶钩回朝向后方牵拉时脉络膜前动脉朝向外侧移动（图 ⅥA-5，6）。如果构成脉络膜前动脉的部分细小分支由大脑中动脉 M1 段发出并直接朝向颞叶内侧表面走行时，根据术中具体情况判断，可以将这些细小的分支动脉电凝烧灼后切断，从而防止其受到牵拉而出血。

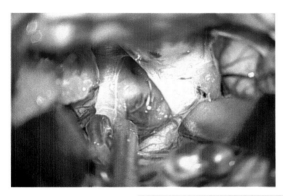
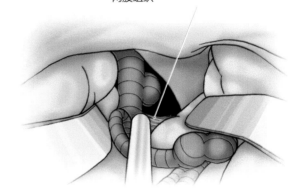

位于脉络膜前动脉与颞钩回之间的细柱状蛛网膜组织

图ⅥA-5　将脉络膜前动脉与钩回之间的细柱状蛛网膜组织切断①

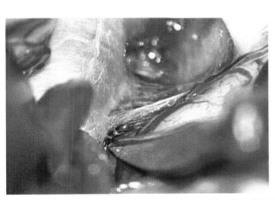
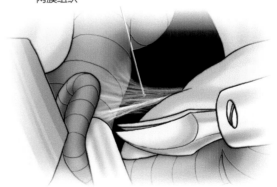

位于脉络膜前动脉与颞钩回之间的细柱状蛛网膜组织

图ⅥA-6　将脉络膜前动脉与钩回之间的细柱状蛛网膜组织切断②

　　将脉络膜前动脉与颞叶钩回之间的细柱状蛛网膜组织切断之后，可以将钩回朝向后方牵拉。然后，在术野内观察钩回与动眼神经之间的细柱状蛛网膜组织，可以确认到这些结缔组织将动眼神经朝向后外侧方向牵拉（图 VIA-7，8）。

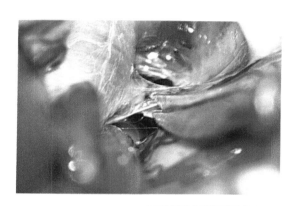
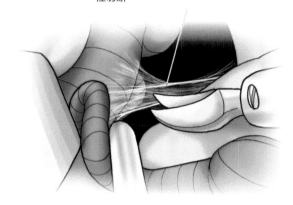

扩大显微镜倍率观察脉络膜前动脉与颞钩回之间的细柱状蛛网膜组织，在直视下将其锐性切断

图VIA-7　钩回与动眼神经之间的细柱状蛛网膜组织的状态①

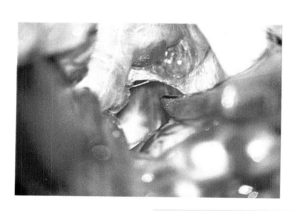
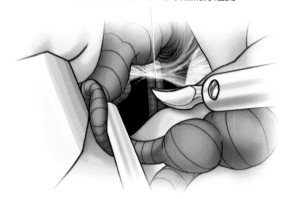

后交通动脉（Pcom）发出的穿通支

图VIA-8　钩回与动眼神经之间的细柱状蛛网膜组织的状态②

对动眼神经与钩回之间的粘连进行剥离

在钩回内侧表面与动眼神经之间，存在着坚韧的细柱状蛛网膜组织，将这些结缔组织切断，从而在一定程度上减轻术中牵拉钩回对动眼神经造成的张力（图VIA-9，10）。

如果在并未切断钩回与动眼神经之间细柱状蛛网膜组织的情况下即将钩回朝向后方牵拉，则牵拉张力容易造成在动眼神经表面走行的营养微动脉的破裂，从而导致患者在术后出现动眼神经麻痹，术者需要格外注意。

随着对颞叶钩回朝向后方牵拉，可能会导致岛静脉在自岛阈（limen insular）至前穿质附近区域会受到相应的牵拉张力而破裂，因此，在使用脑压板牵拉颞叶钩回时，必须注意避免牵拉到直接受力之外的部位。作为术者应该理解，此时将颞叶朝向后方牵拉的主要目的仅仅是为了使钩回移向后方，因此并不需要将颞叶表面朝向后方大幅牵拉。朝向后方大幅牵拉颞叶脑组织极有可能造成颞叶表面皮质挫裂伤或软脑膜血管的损伤，术者需要格外注意。

动眼神经与颞叶钩回之间通过细柱状蛛网膜组织相互粘连，动眼神经受到牵拉凸向后方

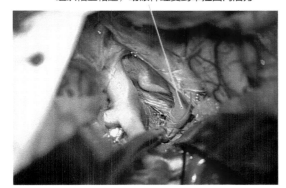
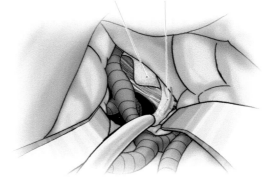

后床突　　动眼神经

图VIA-9　切断钩回与动眼神经之间的细柱状蛛网膜组织

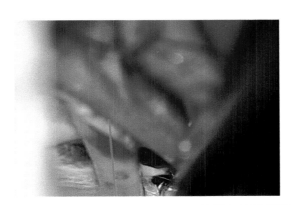
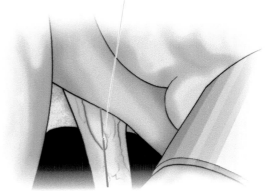

自动眼神经起始处至动眼神经孔呈直线

图VIA-10　将动眼神经自颞叶钩回剥离

暴露颈内动脉后方的空间

将钩回朝向后方牵拉，可以暴露由颈内动脉 C1 段、颞叶钩回、小脑幕切迹这 3 个解剖结构围绕而成的位于颈内动脉后方的三角形术野空间（图 VIA-11）。

切断后交通动脉

当后交通动脉较短时，可以通过将其远心端结扎后切断进而获得充分的术野空间。此时，操作的基本原则是，在后交通动脉的远心端将其切断，保证颈内动脉至后交通动脉的顺行性血流，从而确保由后交通动脉发出的穿通支动脉不受损伤（图 VIA-12）。需要注意的是，术者需要理解，只有在同侧大脑后动脉供血区域的血供不依赖于后交通动脉时，才允许将后交通动脉切断，而当同侧大脑后动脉 P1 段发育不良时，是不能够切断后交通动脉的。

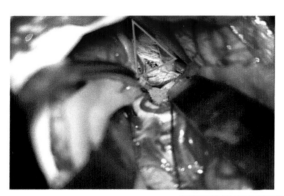

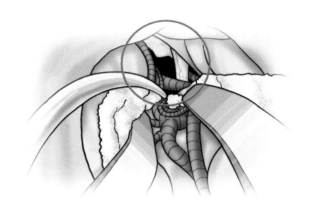

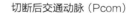

图VIA-11　牵拉颞叶钩后显露的术野操作空间

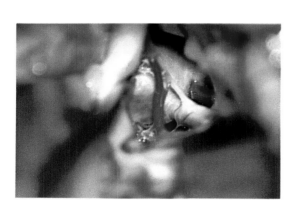

切断后交通动脉（Pcom）

图VIA-12　后交通动脉远心端

显露基底动脉

在紧邻牵拉颞叶钩回的脑压板的内侧下方可以观察确认到大脑后动脉 P2-P1 移行处。而在其正下方可见动眼神经朝向动眼神经孔走行。在动眼神经的下方可以观察到小脑上动脉。而在小脑上动脉的深处可以观察到基底动脉主干，在基底动脉主干的正上方为基底动脉分叉处（图 VIA-13）。

在紧邻小脑上动脉远心端将基底动脉阻断，从而降低动脉瘤内的压力，在动脉瘤瘤颈部左右两侧可以观察确认到与其紧密粘连的丘脑后穿通支动脉（posterior thalamo-perforating artery），对其进行剥离（图 VIA-14）。

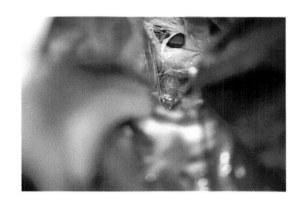
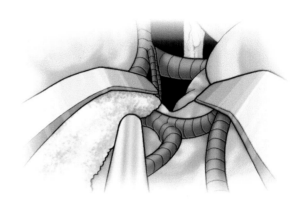

图VIA-13　观察确认基底动脉分叉处

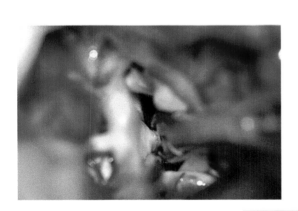
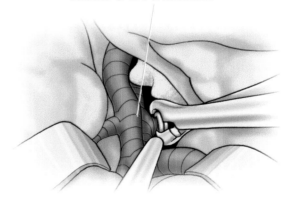

基底动脉主干（basilar trunk）紧邻大脑后动脉（PCA）分叉处正前方

图VIA-14　阻断基底动脉

剥离穿通支动脉

在术野内观察确认手术侧 P1 发出的分支动脉——丘脑后穿通支动脉，将显微镜调节至最大倍率同时调节显微镜的角度直至术者可以在术野中心附近通过最佳角度直视穿通支动脉与动脉瘤的位置关系以及彼此的粘连程度。在最大倍率下直视观察确认在动脉瘤瘤颈部与穿通支动脉之间是否有足够的空隙能够插入动脉瘤夹的叶片（clip blade），如果穿通支动脉与瘤颈或瘤顶部之间有

粘连，对其进行锐性剥离（图 VIA-15）。

在显微镜的最大倍率下直视观察确认在动脉瘤瘤颈后方基底动脉尖端处发出的穿通支动脉与动脉瘤有无紧密粘连。

在手术侧对穿通支动脉剥离完毕后，观察确认对侧 P1 发出的丘脑后穿通支动脉（图 VIA-16）。在此处操作过程中，有时动脉瘤的体积较大，必须在降低动脉瘤的压力的基础之上对其进行牵拉后才能充分地观察到穿通支动脉的情况，因此，如果必要，可以对基底动脉主干

对手术对侧动眼神经表面走行的动眼神经供血动脉及动脉瘤背侧面进行观察

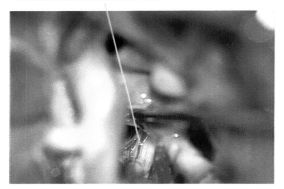

颈内动脉
（ICA）

右侧后床突
（posterior clinoid process）

右侧丘脑后穿通支动脉
（posterior thalamo-perforating artery）

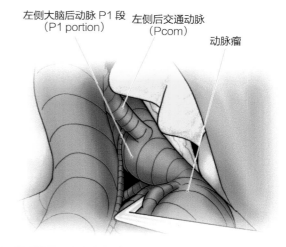

图VIA-15　剥离穿通支动脉①

左侧丘脑后穿通支动脉

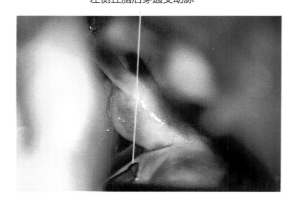

左侧大脑后动脉 P1 段
（P1 portion）

左侧后交通动脉
（Pcom）

动脉瘤

图VIA-16　对手术入路对侧进行观察确认

进行临时阻断。

　　对手术对侧的 P1 段发出的丘脑后穿通支动脉与动脉瘤之间的粘连进行剥离（图 ⅥA-17）。

　　充分剥离之后，对侧丘脑后穿通支动脉与动脉瘤瘤颈完全游离（图 ⅥA-18）。

　　对动脉瘤瘤颈的各个部分进行细致的观察，仔细确认穿通支动脉与动脉瘤瘤颈之间完全游离之后，对动脉瘤进行瘤颈夹闭（neck clipping）。

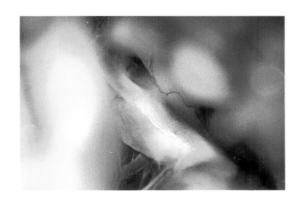

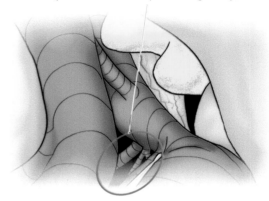

左侧丘脑后穿通支动脉
（posterior thalamo-perforating artery）

　图ⅥA-17　剥离穿通支动脉②

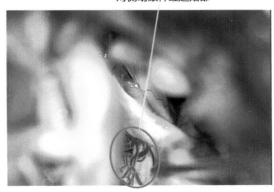

对侧动眼神经起始部

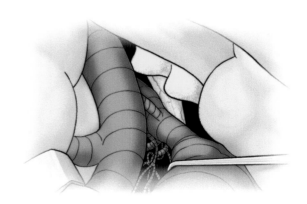

图ⅥA-18　完成对动脉瘤瘤颈的剥离

夹闭动脉瘤

在本书第Ⅱ章中曾经介绍过动脉瘤夹闭线的概念，这是由石川医生、中山医生等人提出的充分夹闭瘤颈的手术理念。通常情况下，在进行瘤颈夹闭时，术者应在头脑中模拟动脉瘤的理想夹闭线，然而，对于基底动脉动脉瘤而言，由于术中动脉瘤夹的实际插入角度受到一定程度的限制，有时无法通过理想的夹闭线夹闭动脉瘤。针对这种情况，术者必须尽力采取相应的措施尽可能避免瘤颈残留（图 VIA-19，20）。

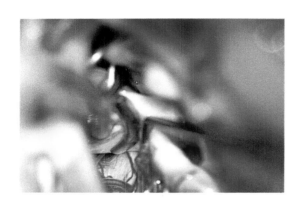
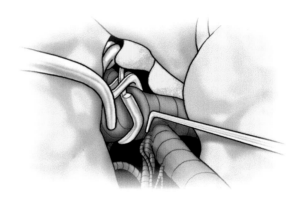

对手术入路侧的动脉瘤背侧的穿通支动脉进行观察确认。

图VIA-19　夹闭动脉瘤①

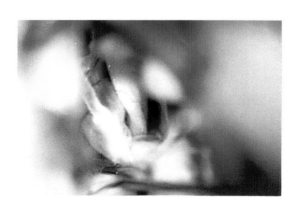
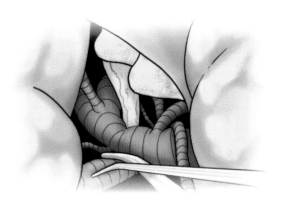

对手术入路对侧的 P1 段穿通支动脉进行观察确认。

图VIA-20　夹闭动脉瘤②

夹闭动瘤的操作过程中，需要将动脉瘤夹送至动脉瘤瘤颈处，此时降低显微镜倍率至最低，使用持夹钳夹住动脉瘤夹并将其送至动脉瘤附近。在术野中央常有侧裂深静脉遮挡操作，为了避免持夹钳进出术野的过程中损伤上述静脉，需要略微提高显微镜倍率然后仔细观察确认手术入路周围的情况。如果手术入路周围并无重要的解剖结构遮挡，再次提高显微镜倍率，仔细观察确认动脉瘤夹叶片是否会夹闭左右两侧的穿通支动脉或动脉瘤后方的穿通支动脉，同时仔细观察确认动脉瘤夹叶片

预计夹闭的部位。确认安全无误后，保持动脉瘤夹叶片在原位不动并将其闭合，然后轻轻地撤除持夹钳，再次观察确认术野内所有的穿通支动脉是否完整无损。如果观察到或者怀疑穿通支动脉被误夹闭时，必须松开动脉瘤夹然后重新夹闭动脉瘤并再次确认穿通支动脉是否被成功地保留。

此病例在夹闭第1把动脉瘤夹之后，动脉瘤的前方瘤颈部位尚有瘤颈残余，追加亚萨基尔 694T 号（Yasagil No.694T）动脉瘤夹，完成瘤颈夹闭（图 VIA-21）。

追加亚萨基尔 694T 号（Yasagil No.694T）动脉瘤夹夹闭残余的瘤颈

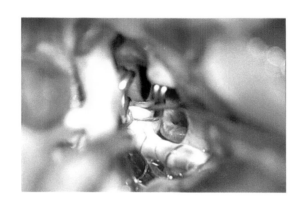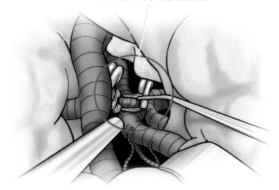

图VIA-21 对残存的动脉瘤瘤颈追加动脉瘤夹完成夹闭

椎动脉动脉瘤

椎动脉 (vertebral artery：VA) 动脉瘤主要指发生于椎动脉 (vertebral artery：VA) 与小脑下后动脉 (posterior inferior cerebellar artery：PICA) 分叉处的动脉瘤 (VA-PICA AN) 以及发生于椎动脉 V4 段的椎动脉解离性动脉瘤。上述两种动脉瘤均发生于在末组神经内侧走行的椎动脉，因此，椎动脉动脉瘤夹闭手术的主要术野范围为：下方位于枕骨大孔；上方位于第Ⅶ、Ⅷ颅神经附近。

而对于椎动脉动脉瘤夹闭手术而言，枕下乙状窦后开颅无法充分满足外侧方向的术野暴露范围，因此，必须选择经枕髁入路 (transcondylar approach) 切除术野外侧下方的枕骨。

病例摘要（伴有血栓形成的右侧椎动脉巨大动脉瘤）

经过半年的观察，右侧椎动脉动脉瘤逐渐巨大化。右侧小脑下后动脉自动脉瘤发出，术中需要在枕动脉 - 小脑下后动脉吻合术 (OA-PICA anastomosis) 的基础之上，对动脉瘤进行旷置（图 VIB-1）。

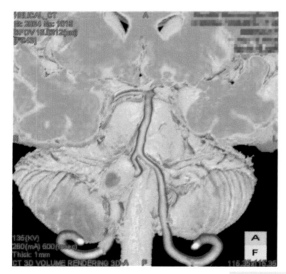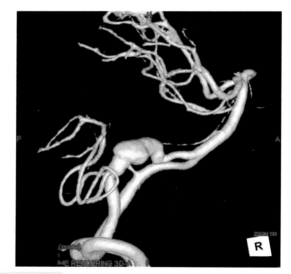

图 VIB-1　术前 3D-CTA

体位与皮切口

经枕髁入路，患者取右侧侧卧位（公园躺椅位），健侧朝下。皮切口与枕下乙状窦后开颅的皮切口相同，以乳突切迹（incisura mastoidea）作为顶点的朝向前方凸出的弧形皮切口（curved skin incision），将皮瓣朝向内侧翻转之后，可以在术野内显露足够长度范围的枕动脉（图ⅥB-2）。

考虑到术中对小脑下后动脉进行血流重建的可能性，在开颅时剥离枕动脉备用。

确定星点的位置

关于剥离枕下肌群的操作请读者自行参阅本书第Ⅱ章 A ③枕下乙状窦后开颅术中的相关内容。在上项线下方剥离枕下肌群暴露枕骨，确认星点的位置，打磨乙状窦正上方表面的枕骨（sigmoid sinus skeletonization）（图ⅥB-3）。

在上述操作过程中，作为解剖学标志物的结构有：星点、乳突切迹、乳突（mastoidea process）等。

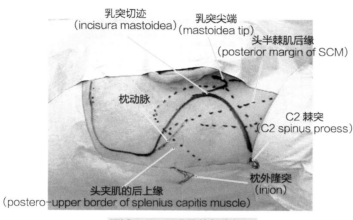

图ⅥB-2　手术体位与皮切口

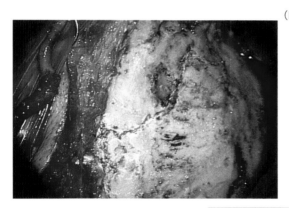

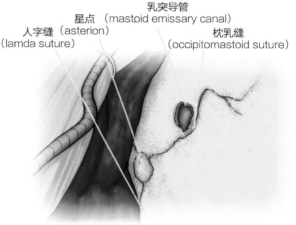

图ⅥB-3　暴露枕骨后的解剖学标志

打磨横窦（lateral sinus）与乙状窦（sigmoidsinus）表面的枕骨

使用高速磨钻（high speed drill）从星点至乳突切迹打磨乙状窦后缘上方表面的枕骨，将骨窗范围充分扩展至外侧边缘。

将乙状窦后缘上方表面的枕骨打磨至蛋壳状，暴露乙状窦后方硬膜，将其自骨瓣内表面剥离（图 VIB-4）。

开颅

遵照枕下开颅的标准步骤进行操作，游离骨瓣，对硬膜表面的出血进行充分止血。如有必要，对位于乙状窦下方与枕髁之间的枕骨进行追加切除，达到经枕髁入路所要求的骨窗范围。

在剥离枕下肌群的最终阶段，剥离头上斜肌、枕大直肌、枕小直肌并将其翻转，从而打开枕下三角，暴露被椎静脉丛包绕的椎动脉 V3 段（图 VIB-5）。打开椎静脉丛之后，可以显露椎动脉 V3 段，从而可以实现在手术早期阶段对动脉瘤进行近心端血流控制。

星点处的骨孔　打磨乙状窦上方的枕骨

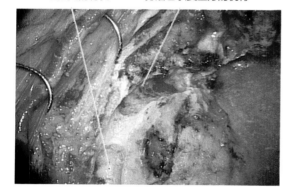

将静脉窦（sinus）正上方的枕骨打磨至菲薄的蛋壳状

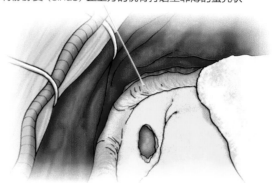

图VIB-4　打磨颅骨

打磨横窦上方枕骨

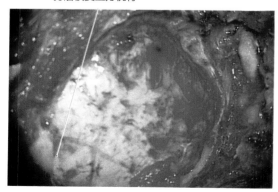

打磨乙状窦上方枕骨　暴露椎动脉 V3 段

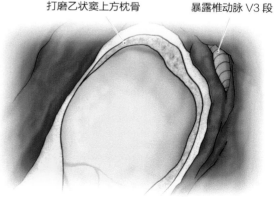

图VIB-5　暴露椎动脉 V3 段

经枕髁入路（transcondylar approach）

使用磨钻将枕髁（occipital condyle）与乙状窦之间的枕骨磨除，这样可以切除枕髁窝（condylar fossa），进而将与颈静脉结节（jugular tubercle）相延续部分的枕骨切除（图ⅥB-6）。

其次，将包绕乙状窦下 1/3 段的外侧及前方的乳突气房切除，从而将乙状窦的周围整体暴露在术野中，此时，将硬膜朝向前方翻转时，乙状窦的下 1/3 段呈朝向前外侧方展开的状态。这样就可以使光线从术野外侧射入从而获得更为明亮清晰的术野（图ⅥB-7）。

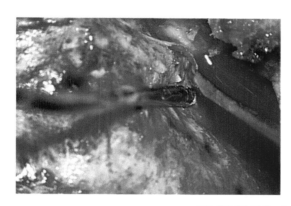
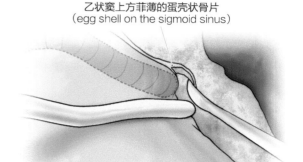

乙状窦上方菲薄的蛋壳状骨片
（egg shell on the sigmoid sinus）

图ⅥB-6　切除枕髁窝（condylar fossa）

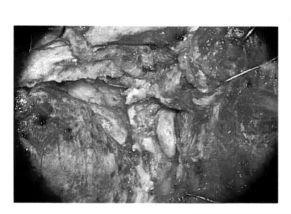
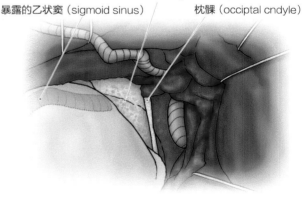

磨除的枕髁窝（condylar fossa）
暴露的乙状窦（sigmoid sinus）
枕髁（occiptal cndyle）

图ⅥB-7　将乙状窦周围整体暴露在术野中

切开硬膜

将硬膜呈朝向后方凸出的 V 字形或 X 字形切开（图 VIB-8）。在小脑半球表面上方切开硬膜之前，首先应在术野内下方将硬膜切开小口，自枕大池释放脑脊液，使小脑组织塌陷，然后再大范围切开硬膜，这样可以避免切开硬膜时损伤小脑组织。

处理动脉瘤

切开硬膜并翻转后，切开蛛网膜，可以在正面观察并确认到朝向颈静脉孔走行的末组颅神经。从舌咽神经的喙侧间隙内在术野深处内侧观察并确认展神经（图 VIB-9）。

锐性分离位于小脑与末组颅神经之间的细柱状蛛网膜组织，然后将小脑半球朝向后方牵拉，在末组颅神经的内侧可以观察到椎动脉动脉瘤。在面神经、听神经与舌咽神经之间的间隙之内可以观察到动脉瘤远心端以及与其向延续的椎动脉末梢侧（图 VIB-10）。

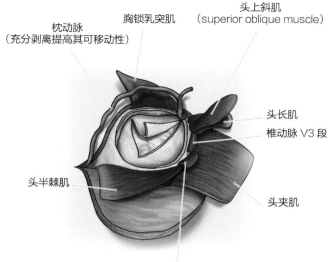

枕动脉（充分剥离提高其可移动性）　胸锁乳突肌　头上斜肌（superior oblique muscle）　头长肌　椎动脉 V3 段　头夹肌　头半棘肌　枕大直肌、枕小直肌（restus capitis posterior muscle major, minor）

图VIB-8　切开硬膜

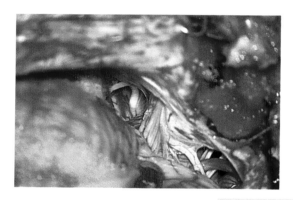

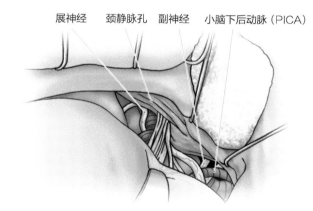

展神经　颈静脉孔　副神经　小脑下后动脉（PICA）

图VIB-9　切开硬膜之后的术野状态

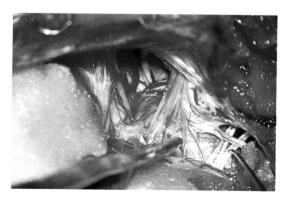

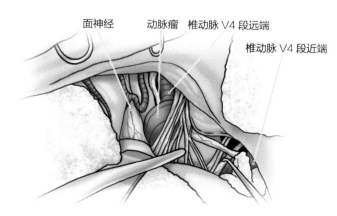

面神经　动脉瘤　椎动脉 V4 段远端　椎动脉 V4 段近端

图VIB-10　观察并确认动脉瘤

在动脉瘤近心端处副神经与迷走神经朝向颈静脉孔走行，在副神经与迷走神经的内侧，可以观察到舌下神经朝向舌下神经管走行。

在与展神经处于同一高度水平可以观察到双侧椎动脉的汇合部。而在紧邻双侧椎动脉汇合部喙侧即为基底动脉起始处（图ⅥB-11）。

枕动脉 – 小脑下后动脉吻合术（OA-PICA anastomosis）

为了对由动脉瘤发出的 PICA 进行血流重建，需要进行枕动脉 – 小脑下后动脉吻合术（OA-PICA anastomosis）（图ⅥB-12）。完成血流重建之后，将 PICA 起始处阻断，并将其切断，然后对动脉瘤进行旷置。

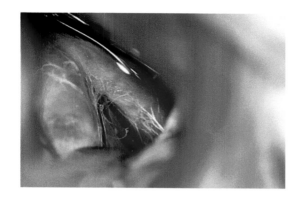

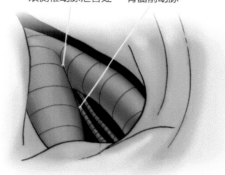

图ⅥB-11　观察确认双侧椎动脉汇合处

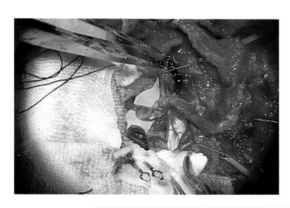

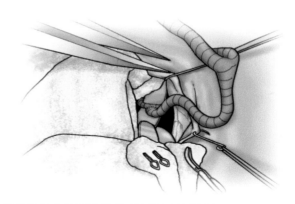

图ⅥB-12　枕动脉 – 小脑下后动脉吻合术（OA-PICA anastomosis）完成后的状态

旷置动脉瘤

将 PICA 起始部切断,将紧邻动脉瘤的椎动脉近心端永久阻断(图 ⅥB-13)。在操作过程中,注意避免对副神经、舌下神经等末组颅神经造成损伤。

其次,夹闭阻断动脉瘤远心端的椎动脉,完成对动脉瘤的旷置(图 ⅥB-14)。在此处操作过程中务必小心谨慎,避免使动脉瘤夹叶片损伤到展神经、对侧椎动脉、脊髓前动脉等重要的解剖结构造成梗塞或麻痹等严重并发症。

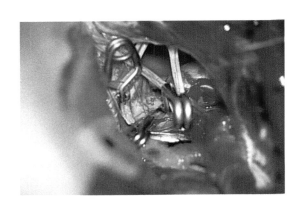
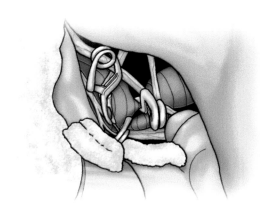

图ⅥB-13　在动脉瘤近心端阻断椎动脉

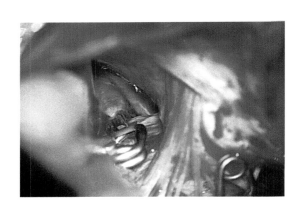
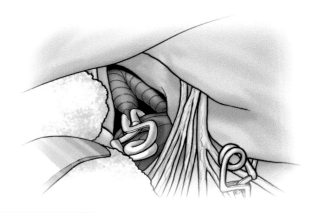

图ⅥB-14　在动脉瘤远心端阻断椎动脉

术后 3D-CTA

　　术后复查 3D-CTA 可见，右侧椎动脉动脉瘤已被旷置，右侧小脑下后动脉接受来自枕动脉的血流供血（图Ⅵ B-15）。

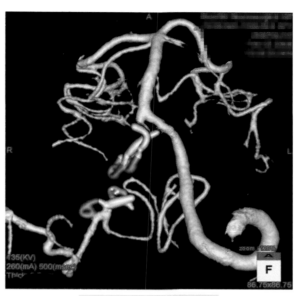

图Ⅵ B-15　术后 3D-CTA

第VII章

特殊类型的脑动脉瘤

§ *A*   巨大动脉瘤 ————————————————

§ *B*   伴有血栓形成的动脉瘤 ————————

§ *C*   解离性动脉瘤 ————————————————

§ *D*   大脑后动脉远心端动脉瘤 ——————

A 巨大动脉瘤

手术要点

手术的复杂之处

与一般的动脉瘤相比较，巨大动脉瘤具有与周围组织粘连紧密、手术术野难以展开、宽颈（broad neck）、瘤壁肥厚、发出较多的穿通支动脉、常常伴有血栓形成等特点，其手术难度较高。为了使手术操作顺利进行，必须对巨大动脉瘤进行减压，然而，并非所有的巨大动脉瘤都可以像向颈内动脉动脉瘤那样通过对动脉瘤进行吸引减压操作（suction and decompression）进而有效地降低动脉瘤的压力，因此，对于每个病例都需要根据其特点制订具体的手术方案。

血管搭桥术对于巨大动脉瘤夹闭手术的重要性

对于巨大动脉瘤而言，如果可以安全切实地进行瘤颈夹闭（neck clipping），当然是最佳的手术方案。然而，术中的剥离或夹闭等操作往往对视神经等动脉瘤周围的重要解剖结构造成较大程度的损伤，或者，有些极为巨大的动脉瘤甚至无瘤颈结构，因此，如果选择瘤颈夹闭之外的手术方案的话，必须解决由此带来的脑缺血问题。当然如果选择瘤颈夹闭（neck clipping）之外的手术方案，肯定需要选择某种血管吻合手术来处理动脉瘤，但是，即使选择夹闭动脉瘤的方法，对于巨大动脉瘤而言，常常需要对动脉瘤近心端血流进行长时间的阻断才能使动脉瘤形成可以被夹闭的状态，此时为了避免相应区域脑组织缺血也必须要进行血管搭桥术。综上所述，对于巨大动脉瘤夹闭手术而言，通过血管搭桥术进行血流重建是前提和基础，因此，作为术者必须要熟练掌握这种手术技巧。关于手术的具体术式，应该在术前根据

每个病例的影像学特点具体的评估判断，但在实际临床中，根据术中具体情况临时制订详细的手术方案也是较为常见的。

选择高流量血管搭桥术（high flow bypass）可以保证脑组织皮质区域的供血，然而，重要的是如何维持穿通支动脉的血流。对于伴有重度动脉硬化的瘤颈部附近发出的穿通支动脉，在夹闭瘤颈时，应该留有充足的空间从而避免穿通支动脉发生血流障碍。而对于夹闭瘤颈较为困难的动脉瘤，往往难以避免使发出穿通支动脉的载瘤动脉变为盲端。对于颈内动脉发出的穿通支动脉——脉络膜前动脉（anterior choroidal artery：AChA），可以选择颞浅动脉（superficial temporal artery：STA）作为供体血管对其进行血流重建。

而对于大脑中动脉发出的穿通支动脉——豆纹动脉（lenticulostriate artery：LSA），当旷置动脉瘤时无法切实安全地保证其正常血流，所以必须重建顺行性血流。由于动脉瘤的瘤壁的组织结构与正常动脉瘤壁之间有所差异，如果选择动脉瘤瘤壁进行血管成形术则容易造成血管闭塞，因此，最好将动脉瘤与载瘤动脉一并切除然后进行 M1-M2 搭桥术（也可以根据具体情况采取短移植血管 /short graft 的方式）。

预防术后脑缺血

虽然在术中通过运动区诱发电位（motor evoked potential：MEP）监测对脑组织供血状态进行确认，但是电生理监测无法预测术后发生的脑组织缺血。所以，这就要求术者在手术操作过程中使用多种技巧实现最理想的夹闭以及完美的血流重建。另一方面，根据具体病例也可以考虑选择在术后给予抗血小板药或抗凝药物进而预防术后脑组织缺血。

颈内动脉前床突段巨大动脉瘤①

手术概要

对于巨大动脉瘤手术而言，术者在术前必须判断是否可以夹闭动脉瘤，或者是否可以进行旷置载瘤动脉以及血管搭桥术。经判断，此病例可以进行瘤颈夹闭。然而，术中处理动脉瘤需要花费较长的时间，为了防止在处理动脉瘤的过程中发生缺血性障碍，需要进行临时高流量血管搭桥术。

在此病例手术中，首先剥离桡动脉（radial artery：RA），然后将前臂移动至头部术野附近，在进行 RA-M2 临时搭桥术，阻断并夹闭动脉瘤之后，将 RA 的位置复原，手术操作完毕。

病例概要及血管搭桥术的过程

颈内动脉前床突段巨大动脉瘤（giant paraclinoid ICA AN）病例（图ⅦA-1）。术前判断可以实现瘤颈夹闭，但术中对载瘤动脉的阻断可能需要较长时间，因此采取前臂上举 RA 临时搭桥术的手术方案（图ⅦA-2）。

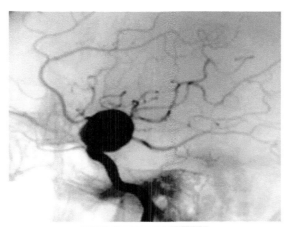

图ⅦA-1 术前血管造影

前臂

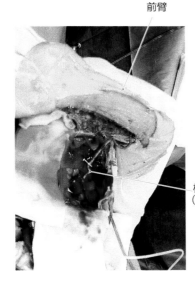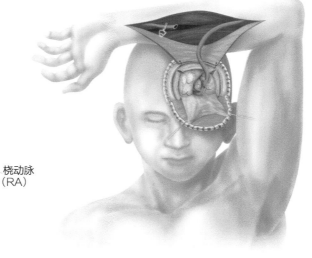

桡动脉
（RA）

图ⅦA-2 RA-M2 吻合

临时血管搭桥术

完成单支颞浅动脉 – 大脑中动脉（single STA–MCA）搭桥术之后，将 RA 远心端切断，采取通常的 RA 血管移植（RA graft）方式，将 RA 与 M2 进行逆行性吻合（图 VIIA-3）。由于上述血管吻合为临时性操作，因此可以采取连续缝合的方式快速完成手术操作。

显露动脉瘤

通过 Dolenc 入路切除前床突。动脉瘤远心端的颈内动脉（internal carotid artery：ICA）发出后交通动脉（posterior communicating artery：Pcom）（图 VIIA-4）。

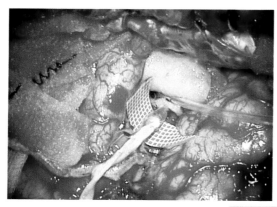

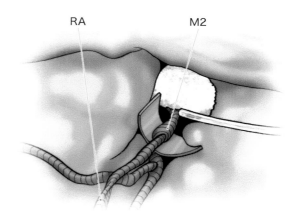

图VIIA-3　RA-M2 吻合

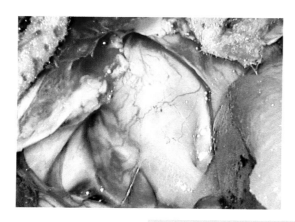

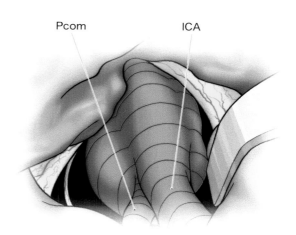

图VIIA-4　术野内动脉瘤、后交通动脉、颈内动脉的位置关系

旷置动脉瘤

分别阻断颈部颈动脉（carotid artery）、远心端颈内动脉、眼动脉（ophthalmic artery），从而旷置动脉瘤（图Ⅶ A-5）。

剥离动脉瘤①

将导管插入甲状腺上动脉管腔内，通过反向吸引减压法（retrograde suction and decompression）抽吸动脉瘤内的血液，使动脉瘤塌陷，如图 Ⅶ A-6 所示，对动脉瘤与视神经等周围解剖结构之间的粘连进行剥离。在此处剥离操作过程中，如果过度剥离则会对视神经等重要结构造成损伤，因此，应该将剥离范围控制在充分且必要的程度。

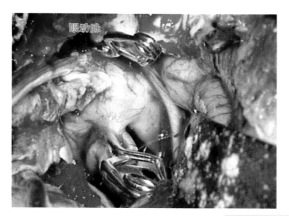

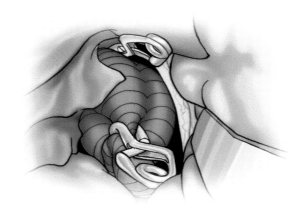

图ⅦA-5　阻断动脉瘤的血流

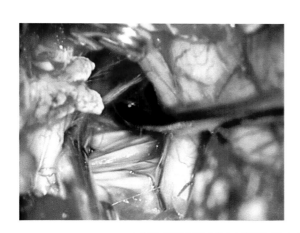

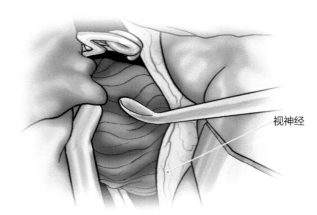

图ⅦA-6　抽吸动脉瘤内血液使其塌陷后对动脉瘤与其周围结构进行剥离

剥离动脉瘤②

如图 VIIA-7 所示，在动脉瘤内侧深处，自垂体柄处对动脉瘤进行剥离。为了尽量避免对周围结构造成损伤，在剥离操作过程中，应始终对动脉瘤塌陷的一侧进行牵拉，同时剥离。

夹闭动脉瘤

剥离动脉瘤操作完成之后，在动脉瘤塌陷的状态下，使用 3 把有窗动脉瘤夹对动脉瘤进行夹闭（图 VIIA-8）。

在动脉瘤被旷置的状态下，自导管注入生理盐水，如果动脉瘤没有恢复至膨隆状态，则可以确定动脉瘤被完全夹闭，然后，为了防止动脉瘤内血栓成分流出，对旷置的动脉瘤内部进行数次的冲洗，然后解除旷置。

塌陷（collapse）的动脉瘤　　垂体柄

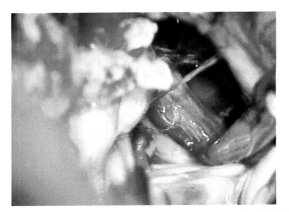
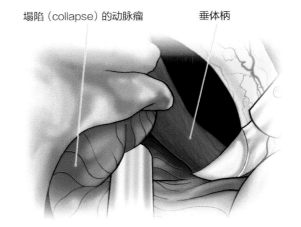

图VIIA-7　在垂体柄处对动脉瘤进行剥离

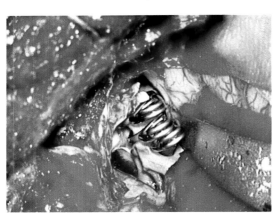
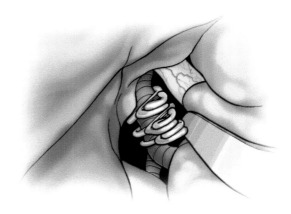

图VIIA-8　夹闭动脉瘤完成后的状态

切断 RA

在RA-M2吻合处夹闭阻断RA，然后将RA切断（图
ⅦA-9），移回至前臂。

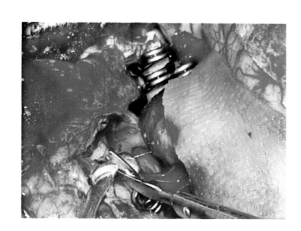

切断桡动脉（RA）并将其还纳至前臂

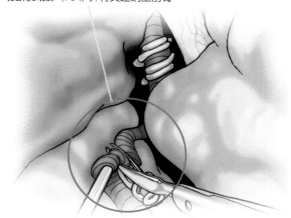

图ⅦA-9　切断 RA

颈内动脉前床突段巨大动脉瘤②

手术概要

对于巨大动脉瘤手术而言，术者有时在术前无法完全掌握瘤颈的硬度、与周围解剖结构的粘连程度以及与穿通支动脉之间的位置关系。另一方面，在夹闭瘤颈（neck clipping）之后，其周围相关的动脉会发生较大的位置变化，有时会发生扭转或狭窄。

对于此病例，在术前曾经计划尝试瘤颈夹闭，然而由于动脉瘤瘤颈较宽（broad neck），因此，放弃夹闭的手术方案，在术中临时将术式变更为高流量血管搭桥术，然后在眼动脉与后交通动脉之间将动脉瘤旷置。

病例概要

此病例与上一个病例一样，为颈内动脉前床突段巨大动脉瘤（giant paraclinoid ICA AN）（图 VIIA-10）。不同的是，此病例后交通动脉较为粗大，对于这种情况的动脉瘤，无法将颈内动脉 C1 段变为盲端，所以，从维持脉络膜前动脉血流的角度来考虑，可以进行安全的动脉瘤旷置术。

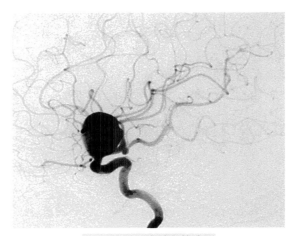

图VIIA-10　术前血管造影

暴露并剥离动脉瘤

通过 Dolenc 入路切除前床突（图 ⅦA-11）。

分别阻断颈部颈动脉（carotid artery）、远心端颈内动脉、眼动脉（ophthalmic artery），从而封闭动脉瘤。通过反向吸引减压法（retrograde suction and decompression）抽吸动脉瘤内的血液，使动脉瘤塌陷，对动脉瘤与周围解剖结构之间的粘连进行剥离（图 ⅦA-12）。

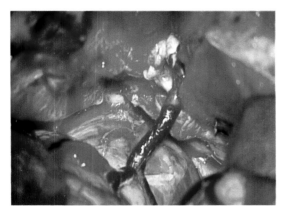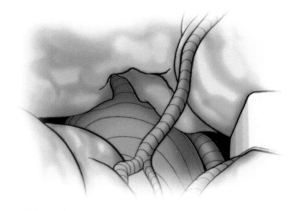

图ⅦA-11　暴露动脉瘤

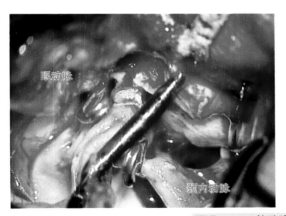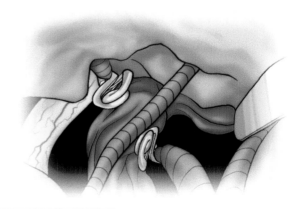

图ⅦA-12　使动脉瘤塌陷并对其进行剥离

夹闭动脉瘤

选择弱弯动脉瘤夹对动脉瘤的内侧部进行试验性夹闭，由于此病例为宽颈（broad neck）动脉瘤，夹闭后颈内动脉远心端出现扭曲从而造成血流障碍（图 ⅦA-13），因此放弃夹闭动脉瘤的术式。

旷置动脉瘤

采取 RA 移植血管（graft）进行高流量血管搭桥术（high-flow bypass），然后在眼动脉与后交通动脉之间将旷置动脉瘤（图 ⅦA-14）。通过多普勒血流仪及 MEP 监测检查确认脉络膜前动脉的血流状态。

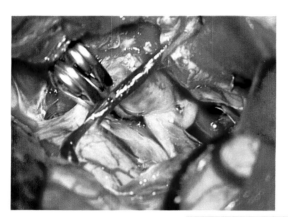

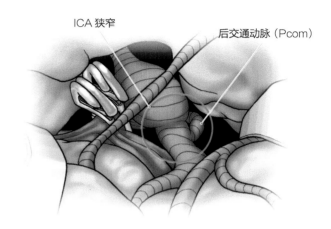

图ⅦA-13　夹闭动脉瘤后颈内动脉发生扭转

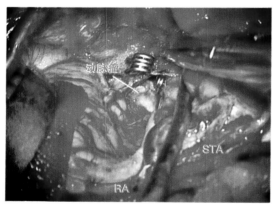

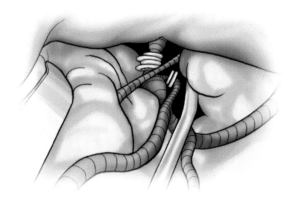

图ⅦA-14　完成血管搭桥术后对动脉瘤进行旷置

颈内动脉巨大动脉瘤（动脉瘤涉及主干动脉）

手术概要

在巨大动脉瘤中，常可见到颅内主干动脉成为动脉瘤自身的一部分的情况。另外，尚有穿通支动脉自动脉瘤发出的情况。在上述复杂情况下，为了保留穿通支动脉的血流，需要部分残留动脉瘤。而电生理监测是保证避免穿通支动脉发生血流障碍的重要手段。

病例概要

此病例为颈内动脉巨大动脉瘤（giant ICA AN），但是，由于术前在影像学上无法确认后交通动脉及脉络膜前动脉，因此，只有根据术中的具体情况决定术式（图ⅦA-15）。

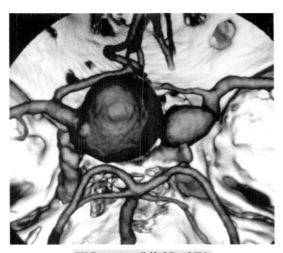

图ⅦA-15　术前 3D-CTA

暴露动脉瘤

由于术中发现脉络膜前动脉自动脉瘤发出，所以只能选择在夹闭时残留部分动脉瘤成分（图 ⅦA-16）。

夹闭动脉瘤

使用有窗动脉瘤夹夹闭动脉瘤近心端部分，然后用强弯动脉瘤夹将动脉瘤远心端部分夹闭，在夹闭时保留发出脉络膜前动脉的部分动脉瘤成分（图 ⅦA-17）。术中发现动脉瘤瘤壁存在较为严重的动脉硬化，夹闭动脉瘤后，通过多普勒血流仪及 MEP 监测确认穿通支动脉的供血情况。

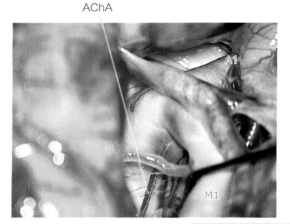
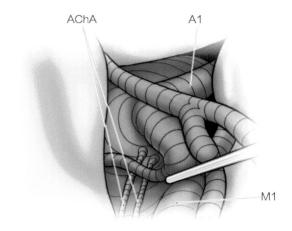

图ⅦA-16　动脉瘤与脉络膜前动脉之间的关系

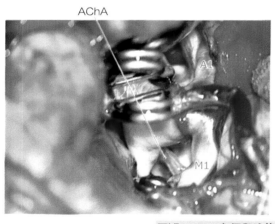
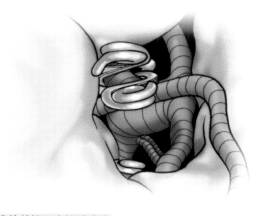

图ⅦA-17　在保留脉络膜前动脉的前提下夹闭动脉瘤

颈内动脉巨大动脉瘤（无法确认穿通支动脉的病例）

手术概要

此例巨大动脉瘤的手术极为复杂。由于动脉瘤体积极为巨大，因此，通过吸引减压法（suction and decompression）抽吸使动脉瘤塌陷的方法难以奏效，并且此病例无法确认脉络膜前动脉的走行。即使选择先以 RA 移植血管高流量血管搭桥术再阻断颈内动脉的方式，由于动脉瘤体积过于巨大，在术野内显露动脉瘤也是非常困难的。

因此，在实际手术中，选择首先切开动脉瘤并在吸引血液的同时，阻断颅内颈内动脉、大脑前动脉、大脑中动脉，然后再在动脉瘤内部寻找确认脉络膜前动脉，结果并未发现脉络膜前动脉，最后对动脉瘤进行旷置。

病例概要

此病例为以颈内动脉 C1 为中心的巨大动脉瘤，A1 及 M1 等颅内主干动脉均自动脉瘤发出（图 VIIA-18）。术前判断无法实现瘤颈夹闭，并且术中如何保留脉络膜前动脉是手术的难点。

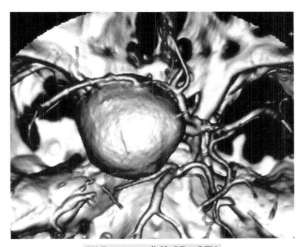

图VIIA-18　术前 3D-CTA

高流量血管搭桥术（high flow bypass）

通过行 RA 移植血管（graft）高流量血管搭桥术之后，在术野内显露动脉瘤（图 VIIA-19）。

显露 M1

在动脉瘤远心端剥离并显露 M1，由于动脉瘤体积过于巨大，因此，并未在术野内观察到载瘤动脉（图 VIIA-20）。

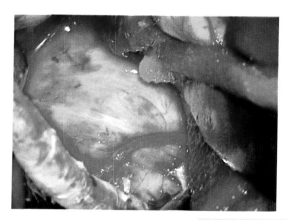

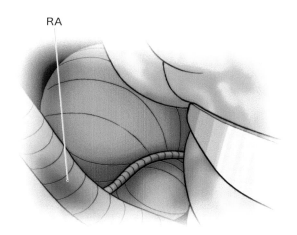

图VIIA-19　完成血管搭桥并显露动脉瘤

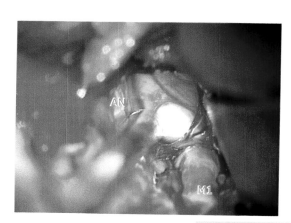

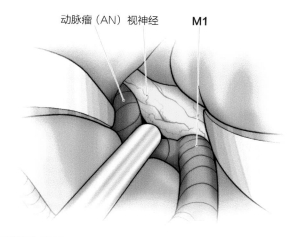

图VIIA-20　动脉瘤及显露在术野内的 M1

切开动脉瘤

在颈部通过反向吸引减压法（retrograde suction and decompression）抽吸使动脉瘤塌陷的方法对于此例动脉瘤是无效的，因此，只能选择直接切开动脉瘤对其进行减压。在颈部阻断颈内动脉后，在远离瘤颈的部位切开动脉瘤瘤壁，迅速吸引动脉瘤内的血液（图ⅦA-21）。

直接穿刺减压法（direct puncture and decompression）

由于此病例前交通动脉较为发达，因此来自对侧的血流较为丰富。令助手持续吸引动脉瘤切开部位的出血（图ⅦA-22），同时，术者迅速地在动脉瘤内侧朝向远心端剥离以暴露A1，从而阻断通过前交通动脉来自对侧的血流。

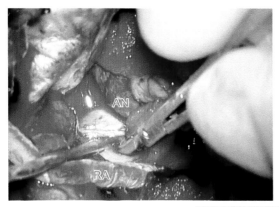
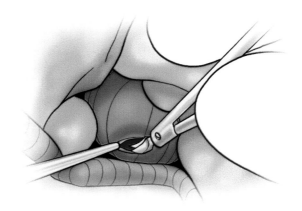

图ⅦA-21　切开动脉瘤瘤壁并吸引出血

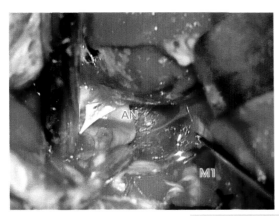
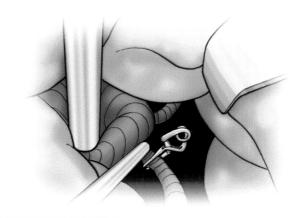

图ⅦA-22　使动脉瘤塌陷后对其进行剥离

显露 A1

在术野内显露 A1 后，将其阻断（图 VIIA-23）。通过阻断 A1 可以在一定程度上控制出血的势头，有利于其后的手术操作。对于前交通动脉并不发达的病例，虽然此时通过前交通动脉来自对侧的出血相对较少，但另一方面容易造成大脑前动脉供血区域的缺血，需要制订相应的对策预防缺血。

阻断颈内动脉

其次，对动脉瘤近心端进行剥离，阻断近心端的颈内动脉（图 VIIA-24），这样就阻断了来自眼动脉及颈内动脉海绵窦段分支动脉的逆行性血流，基本上控制了出血。

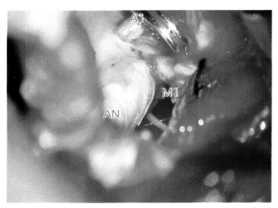
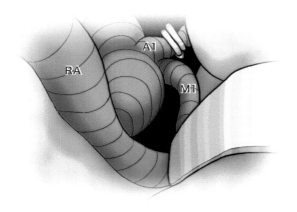

图VIIA-23   阻断 A1

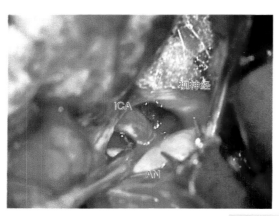
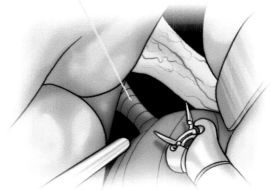

图VIIA-24   阻断颈内动脉

动脉瘤周围进行剥离

对动脉瘤外侧进行剥离，在术野内观察确认到发育不良的后交通动脉，但并未观察到脉络膜前动脉（图ⅦA-25）。

观察动脉瘤内腔

扩大动脉瘤瘤壁切口，在动脉瘤内腔寻找脉络膜前动脉的开口处，但并未发现（图ⅦA-26）。

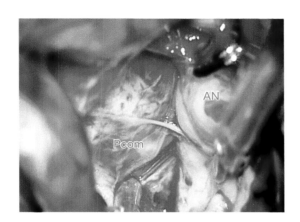

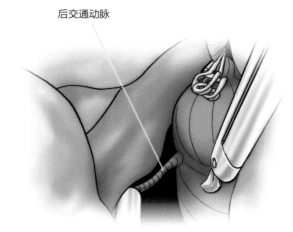

图ⅦA-25 观察确认后交通动脉

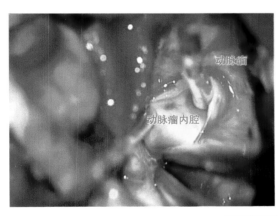

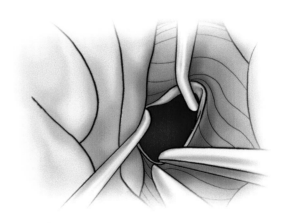

图ⅦA-26 观察动脉瘤内腔

旷置（trapping）动脉瘤内腔

放弃继续寻找脉络膜前动脉，确认 MEP 监测波形无变化之后，使用之前操作过程中夹闭的动脉瘤夹对动脉瘤进行旷置（图 VIIA-27）。在巨大动脉瘤的病例中，

许多病例也像此病例这样，在术中并未确认到本应该由动脉瘤附近发出的穿通支动脉，但术后并未出现脑梗死，这种现象的具体原因并不明确，可能是由于原本已经形成了侧副循环。

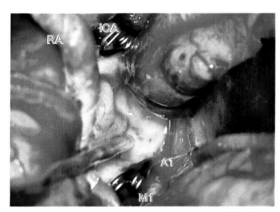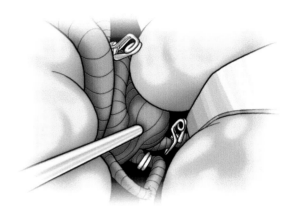

图VIIA-27　对动脉瘤进行旷置

大脑中动脉巨大动脉瘤（破裂动脉瘤）

手术概要

大脑中动脉巨大动脉瘤，动脉瘤与穿通支动脉并无直接关系，手术的唯一问题是术中阻断时间较长。因此，采取颞浅动脉－大脑中动脉双分支搭桥术（STA–MCA double bypass）。

病例概要

左侧大脑中动脉破裂巨大动脉瘤。虽然是宽颈动脉瘤，但术前判断可以进行瘤颈夹闭（图ⅦA–28）。由于剥离动脉瘤需要较长的时间，因此，预先对两条 M2 分支分别进行血流重建。

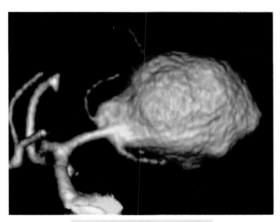

图ⅦA-28 术前 3D-MRA

颞浅动脉－大脑中动脉搭桥术

在破裂动脉瘤手术中，在术中哪个阶段进行血流重建是非常重要的问题。由于此病例破裂点距离动脉瘤表面较近，术中在略微分离侧裂后，即首先对两条 M2 发出的皮质动脉分支分别进行 STA-MCA 搭桥术（图 VIIA-29，A：后支，B：前支）。

显露 M1 近心端

谨慎细致地对动脉瘤周围进行一定程度的剥离操作之后，在额叶下方进入术野深处显露颈内动脉，并逐渐的朝向其远心端追踪，直至显露 M1 近心端（图 VIIA-30）。对 M1 近心端进行临时阻断，然后再继续对动脉瘤的周围进行剥离。

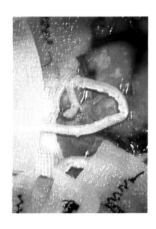
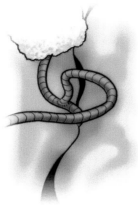
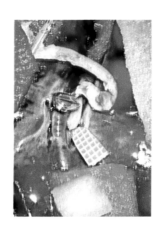
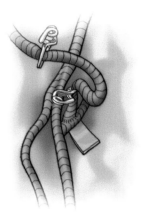

A　　　　　　　　　　　　　　　　　　　　B

图VIIA-29　STA-MCA 搭桥术（双分支搭桥术，double bypass）

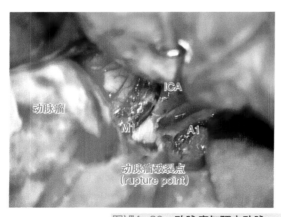
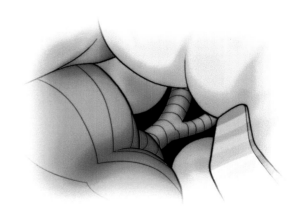

图VIIA-30　动脉瘤与颈内动脉、大脑中动脉、大脑前动脉之间的位置关系

剥离动脉瘤

　　阻断 M1 近心端、剥离动脉瘤、撤除阻断，反复重复上述操作过程，保持破裂点止血血栓附着的状态下对动脉瘤周围进行剥离（图 ⅦA-31）。

旷置（trapping）动脉瘤

　　将夹闭 M1 的动脉瘤夹朝向远心端移动，从而避免穿通支动脉进入阻断部位，然后将 M2 的后支（图 ⅦA-32A）与前支（图 ⅦA-32B）分别阻断，完成对动脉瘤的旷置。在这种状态下，不会发生脑组织缺血，术者有充裕的阻断时间。

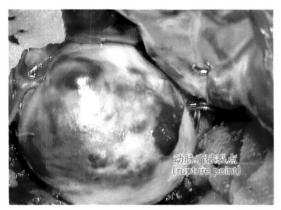

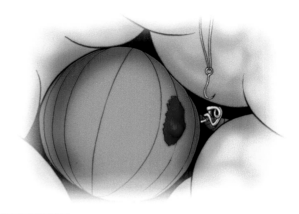

图ⅦA-31　剥离动脉瘤

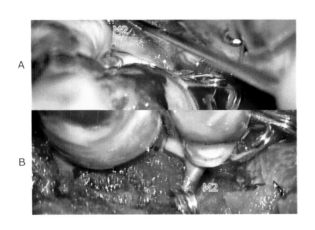

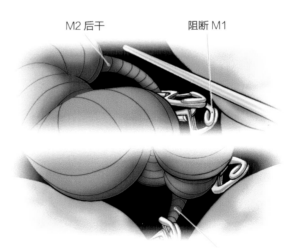

图ⅦA-32　阻断 M2 的前支和后支

处理动脉瘤

　　试验性夹闭动脉瘤并穿刺瘤壁，吸引动脉瘤内的血液降低压力，进一步对动脉瘤的周围进行充分的剥离（图 VIIA-33）。只有将动脉瘤完全游离才能实现理想的夹闭。

夹闭动脉瘤

　　动脉瘤瘤颈部周围有较为明显的动脉硬化性改变，使用 3 把动脉瘤夹夹闭动脉瘤，略微残留瘤颈附近动脉硬化明显的部分（图 VIIA-34）。

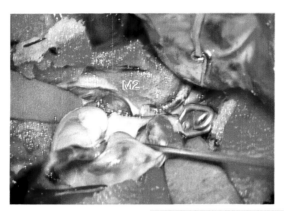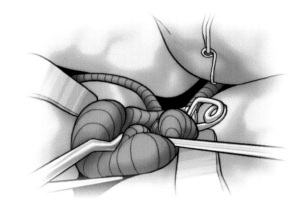

图VIIA-33　试验性夹闭动脉瘤并穿刺瘤壁吸引内部的血液

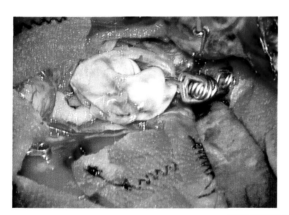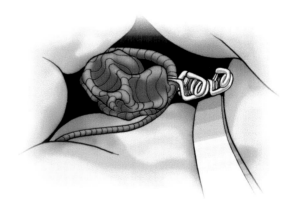

图VIIA-34　完成动脉瘤夹闭

大脑中动脉巨大动脉瘤（无法夹闭的动脉瘤）

手术概要

对于无法夹闭的大脑中动脉巨大动脉瘤而言，只能选择切除动脉瘤并对所有的分支动脉及穿通支动脉进行血流重建。为了实现对 M2 远心端的分支动脉进行的血流重建，可以采取颞浅动脉 – 大脑中动脉搭桥术（STA-MCA bypass）或者 M2-M2 侧侧搭桥术（side to side anastomosis）。需要注意的是，将 M1 变为盲端可能会造成穿通支动脉闭塞，此时可以对其进行端端搭桥术（end to end anastomosis）。

病例概要

右侧大脑中动脉未破裂巨大动脉瘤（图 VIIA-35）。术前判断无法实现瘤颈夹闭，问题是，如果单纯行颞浅动脉 – 大脑中动脉搭桥术（STA-MCA bypass）及旷置（trapping）动脉瘤的术式，会使大脑中动脉发出的穿通支动脉自血管盲端发出，有可能造成其血流障碍，所以，必须采取相应的措施避免上述情况发生。

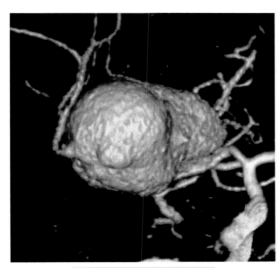

图VIIA-35 术前 3D-MRA

剥离动脉瘤

首先选取额叶较粗的 MCA 皮质动脉分支，并将 STA 与其进行吻合，然后，对动脉瘤进行一定程度的剥离（图 VIIA-36）。其次，如图 VIIA-35-41 所示，依次进行切开动脉瘤、切除动脉瘤、血流重建等手术步骤。

切开动脉瘤

经额下（subfrontal）首先阻断颈内动脉，对动脉瘤进行一定程度的减压后继续剥离动脉瘤，显露 M1 段并将其阻断。然而，上述减压效果并不显著，切开动脉瘤瘤壁并吸引出血从而达到减压目的（图 VIIA-37）。

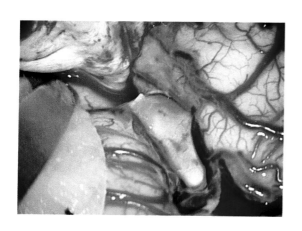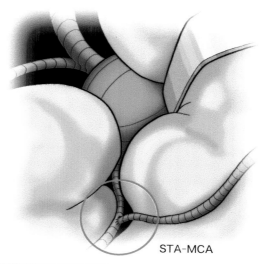

图VIIA-36　剥离动脉瘤并进行 STA-MCA 吻合

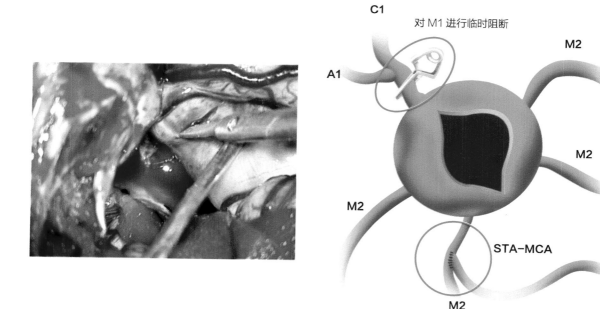

图VIIA-37　切开动脉瘤瘤壁并对其进行临时阻断以及吻合血管

切除动脉瘤

在吸引动脉瘤内出血对其进行减压的同时，迅速地对动脉瘤周围进行剥离，切断流入与流出动脉瘤的所有动脉，切除动脉瘤（图ⅦA-38）。

血流重建

通过颞浅动脉 – 大脑中动脉搭桥术（STA-MCA bypass）及大脑中动脉易位（MCA transposition）对术野内的所有动脉进行血流重建。由于将M1或M2变为盲端后，可能会造成自M1或M2发出的穿通支动脉闭塞，所以，通过M1-M2搭桥术形成顺行性血流（图ⅦA-39，40，41）。

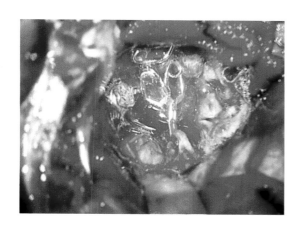

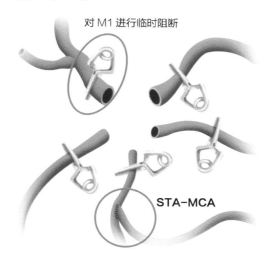

对M1进行临时阻断

STA-MCA

图ⅦA-38　切除动脉瘤及切断后的动脉

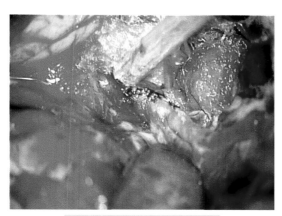

图ⅦA-39　M1-M2 端端吻合

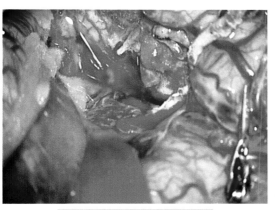

图ⅦA-40　M2-M2 侧侧吻合

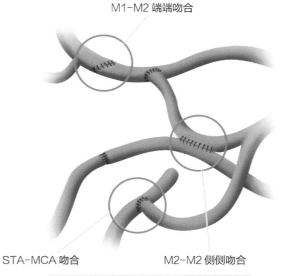

M1-M2 端端吻合

STA-MCA 吻合　　　　　　M2-M2 侧侧吻合

图ⅦA-41　完成对所有动脉的血流重建

B | 伴有血栓形成的动脉瘤

伴有血栓形成的动脉瘤的特点及处理方法

在伴有血栓形成的动脉瘤中，往往巨大动脉瘤所占比率较高，大多数病例无法实现瘤颈夹闭。虽然根据动脉瘤的位置、体积大小、血栓形成的状态等因素，对于伴有血栓形成的动脉瘤的具体处理方法也有所不同，但基本的思路大致如下：

①如果判断无法保留载瘤动脉或者在处理动脉瘤的过程中需要对载瘤动脉进行长时间的临时阻断，必须在处理动脉瘤之前预先对载瘤动脉进行血流重建。

②虽然在保留载瘤动脉的基础之上对动脉瘤进行瘤颈夹闭是最为理想的选择，但为了实现上述结果，往往必须取出动脉瘤内的血栓。确认动脉瘤近心端的载瘤动脉，如果可以对载瘤动脉进行控制当然最好，但有时由于动脉瘤体积过于巨大，导致术中在处理动脉瘤之前无法控制其近心端的载瘤动脉。在这种情况下，如果切开动脉瘤内部的血栓则会造成出血。而对于术者而言，应该掌握通过对血栓性状的观察进而在一定程度上预判出血时机的能力。

③术中最终处理动脉瘤的方法是通过动脉瘤颈部的性状来判断的。具体的方法有：瘤颈夹闭法、缝合形成法、旷置法、近心端阻断法等。

④对于自动脉瘤附近发出穿通支动脉的病例而言，如何在术中保留这些穿通支动脉是至关重要的。然而，目前为止，尚无可以实现完全保留穿通支动脉的安全而切实的术式。

病例概要

患者因轻微脑卒中（minor stroke）入院，在影像学检查时发现左侧颈内动脉伴有血栓形成的巨大动脉瘤，行手术治疗。在伴有血栓形成的动脉瘤患者中，有时会因为瘤内血栓脱落造成脑缺血症状（图 ⅦB-1）。

此病例动脉瘤瘤颈位于颈内动脉 C2-C1 段（图 ⅦB-2），因此，对于手术治疗而言，如何在术中成功保留脉络膜前动脉（anterior choroidal artery：AChA）是至关重要的。

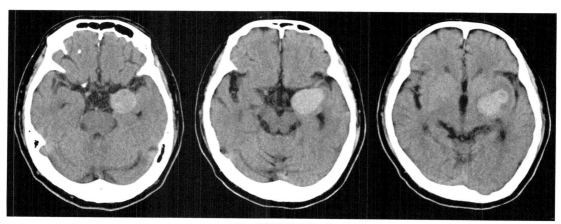

图ⅦB-1　术前CT

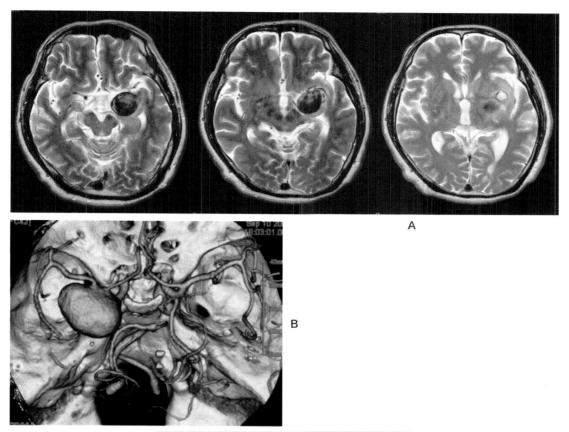

图ⅦB-2 术前 MRI (T2WI, A) 及 3D-CTA (B)

此病例的手术策略要点（术前判断）

　　如前所述，对于伴有血栓形成的动脉瘤的手术治疗而言，应该在基本手术策略的基础之上，根据病例的具体特点进行适当的调整。此病例在术前判断保留载瘤动脉较为困难，所以首先进行桡动脉移植（RA graft）。在进行桡动脉移植（RA graft）时，通常情况下，首先处理供体移植血管，然后再进行颞浅动脉-大脑中动脉搭桥术（STA-MCA bypass），这样设置手术步骤顺序是为了进行辅助搭桥术（assist bypass）以及监测脑表压力，在此例

手术中，预计对大脑前动脉（anterior cerebral artery: ACA）或脉络膜前动脉进行血流重建，因此，在开颅操作过程中应保留颞浅动脉（STA）。

　　对于此例手术而言，保留脉络膜前动脉是手术的关键点，而在实际手术操作中，颈内动脉夹闭成形术，或颈内动脉缝合成形术、对脉络膜前动脉行直接搭桥术（direct bypass）等术式的具体操作，都需要根据术中具体情况调整改变（图 ⅦB-3）。而在术前对上述这些手术术式的具体操作进行预先计划有利于应对手术的顺利进行。

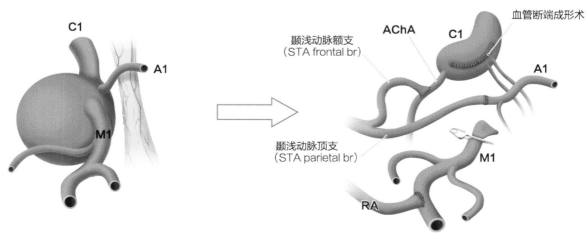

图ⅦB-3 此病例的血流重建模式图

观察确认载瘤动脉周围的状况

为了准备血流重建，在开颅操作过程中剥离并保留颞浅动脉（STA）。另一方面，剥离桡动脉（RA）的准备操作也由另一组手术团队同时进行。

如图ⅦB-4所示，通过经远心端侧裂入路（distal transsylvian approach）广泛而充分地分离展开侧裂，对动脉瘤周围的术野状况进行观察确认。在术野内可以观察到近心端颈内动脉、A1与M1的起始段，但并未观察到后交通动脉与脉络膜前动脉。

观察载瘤动脉，并未发现明显的动脉硬化等病变。

准备桡动脉移植血管（RA graft）

观察载瘤动脉的状态，判断可以对其进行瘤颈成形术的处理，但处理操作需要耗费较长的时间，所以，首先进行桡动脉移植血管（RA graft）搭桥术的准备（图ⅦB-5）。

由于此病例术中采取最后处理动脉瘤的术式，因此，在准备脉移植血管（RA graft）的操作过程中，尽量避免对手术入路造成遮挡障碍，移植血管的长度应较通常情况下稍长。

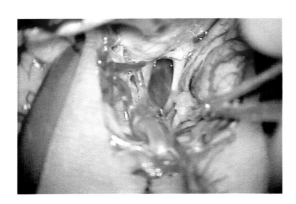
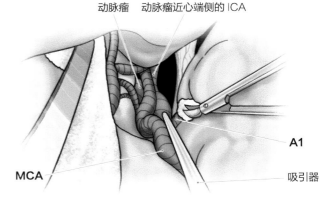

广泛充分地分离展开侧裂，显露载瘤动脉周围的空间。

图ⅦB-4　分离展开侧裂并观察载瘤动脉

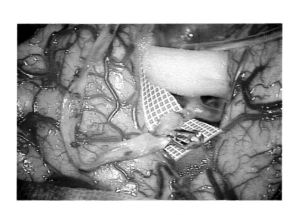
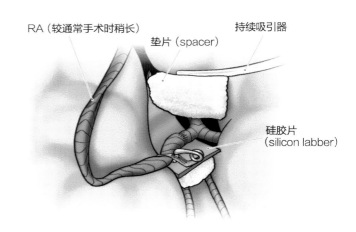

为了实现在没有辅助吻合（assist bypass）的前提下安全切实地实现血管搭桥术，准备移植血管（graft）是非常重要的，充分利用持续吸引器、垫片（spacer）、硅胶片（silicon labber）等器械及材料的辅助，控制血液的流入，保持半干燥（semi-wet）术野。

图ⅦB-5　准备桡动脉移植血管（RA graft）

准备进入动脉瘤

对动脉瘤近心端侧的 ICA（C2）、A1、M1 进行临时阻断从而旷置动脉瘤（图 ⅦB-6）。在上述的临时阻断过程中，由于后交通动脉、脉络膜前动脉的血流也同时被阻断，因此，在临时阻断后的操作必须迅速完成。

取出动脉瘤内的血栓①

切开动脉瘤瘤壁，开始取出瘤内的血栓（图 ⅦB-7）。如果动脉瘤瘤壁坚硬，可以使用单极电凝（monopolar）切开瘤壁。

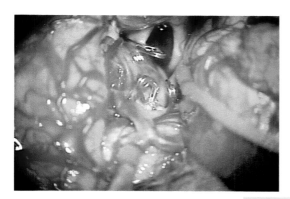

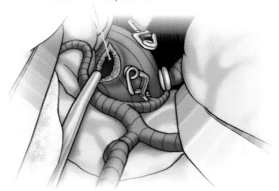

阻断 ICA　　阻断 MCA　　阻断 ACA

图ⅦB-6　旷置动脉瘤

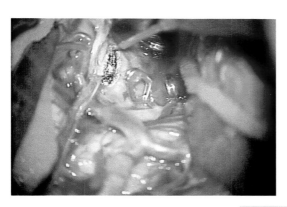

切开动脉瘤瘤壁取出瘤内的血栓

图ⅦB-7　取出血栓①

取出动脉瘤内的血栓②

使用超声吸引器（CUSA）可以高效地去除血栓（图 VIIB-8）。图中所示的黄色成分是已经机化的坚硬血栓，即使并未对动脉瘤的近心端进行阻断，术中在处理这部分血栓的操作过程中往往也不会造成出血。

切除动脉瘤，保留后交通动脉

取出血栓后，对动脉瘤的周围进行充分细致的剥离，为了获得充分的操作视野，将动脉瘤部分切断（图 VIIB-9）。翻转动脉瘤瘤壁后，可以观察并确认到后交通动脉和脉络膜前动脉。确认上述动脉无误后，将夹闭在颈内动脉的临时阻断夹撤除并夹闭至后交通动脉分叉处的远心端，从而开放后交通动脉的血流。

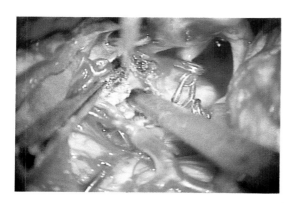
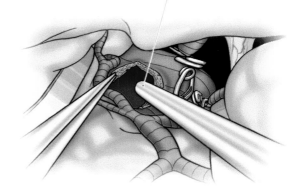

使用超声吸引器（CUSA）取除血栓

图VIIB-8　取出血栓②

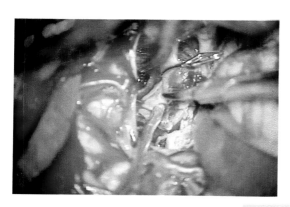
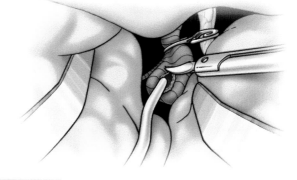

图VIIB-9　切断动脉瘤

保留脉络膜前动脉①

为了保留脉络膜前动脉的血流，对动脉瘤瘤颈部的断端进行多重夹闭进而将其闭锁，同时实现对颈内动脉远心端的成形术。术中曾经尝试了多重夹闭术式，但最终并未确认到流向脉络膜前动脉的血流（图 ⅦB-10）。

动脉瘤瘤颈部的瘤壁较厚，判断通过动脉瘤夹的夹闭无法保证充分的内腔空间。

保留脉络膜前动脉②

撤除动脉瘤夹，使用 8.0 号尼龙缝合线将断端缝合从而完成血管成形（图 ⅦB-11）。在撤除临时阻断之后，立即通过多普勒血流仪检测脉络膜前动脉的血流，检测结果显示确认到了血流，然而，经过数分钟之后，血流消失。再次进行缝合，同样的现象反复数次出现。考虑这种现象可能是由于内皮损伤形成血栓导致的血管闭塞。

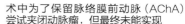

术中为了保留脉络膜前动脉（AChA）尝试夹闭动脉瘤，但最终未能实现

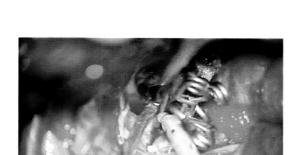

图ⅦB-10　夹闭动脉瘤

撤除动脉瘤夹，切断 ICA 并缝合断端完成血管成形

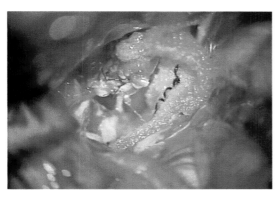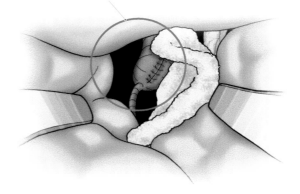

图ⅦB-11　缝合断端完成血流重建

保留脉络膜前动脉③

术中判断通过颈内动脉末端成形术保留脉络膜前动脉的计划难以实现，改为使用 9.0 号尼龙缝合线对颞浅动脉额支与脉络膜前动脉进行端侧搭桥术，从而实现对脉络膜前动脉的血流重建（图 ⅦB-12）。对脉络膜前动脉进行血管搭桥术并非在所有的病例中均可以实现，由于切除了体积巨大的动脉瘤之后，术野内的操作空间较通常情况下更为广阔，因此，只要选择合适的搭桥术器械进行操作是可以实现的。

夹闭大脑中动脉近心端

在之前的手术操作中，已经通过桡动脉移植血管（RA graft）搭桥术重建了对大脑中动脉供血区域的血流，此时，使用动脉瘤夹将切断的大脑中动脉近心端夹闭（图 ⅦB-13）。

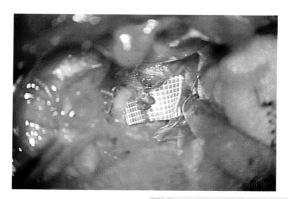
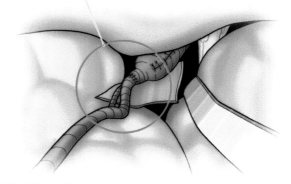

对颞浅动脉（STA）额支与脉络膜前动脉（AChA）进行端侧吻合

图ⅦB-12　通过颞浅动脉额支对脉络膜前动脉进行血流重建

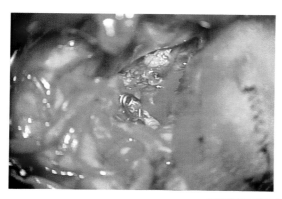
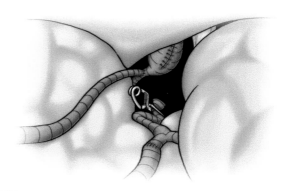

图ⅦB-13　夹闭大脑中动脉近心端

对大脑前动脉进行血流重建

使用 9.0 号尼龙缝合线对颞浅动脉顶支与切断的大脑前动脉断端之间进行端端搭桥术，从而实现对大脑前动脉的血流重建（图 VⅡB-14）。

最终状态

图 VⅡB-15 所示为完成对动脉瘤处理的所有操作之后术野内的最终状态。最终，包括脉络膜前动脉在内的所有动脉均实现了血流重建，动脉瘤被切除。

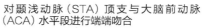
对颞浅动脉（STA）顶支与大脑前动脉（ACA）水平段进行端端吻合

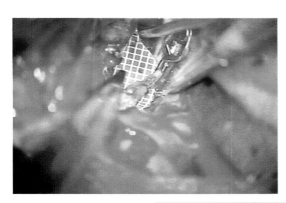
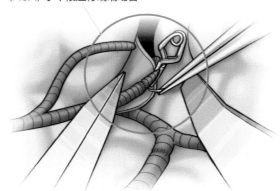

图ⅦB-14 通过颞浅动脉顶支对大脑前动脉进行血流重建

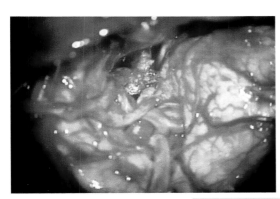
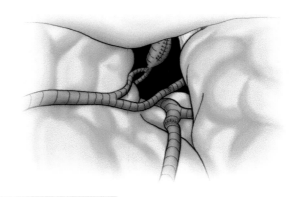

图ⅦB-15 完成对动脉瘤处理的所有操作

术后复查

术后影像学复查如图 VIIB-16 所示。术后，患者出现轻度失语，但并无肢体活动障碍，在脉络膜前动脉的供血区域也并未发现梗塞灶。最后，患者并未遗留神经系统症状，回到工作岗位。

并非所有的病例都可以像此例手术这样成功的保留穿通支动脉的血流，然而，如果术者自身选择放弃则是非常遗憾的。对于复杂而特殊的动脉瘤手术而言，即使在术中遇到极为复杂困难的状况，也不轻言放弃，沉着冷静地应对，最终达到手术目标的决心是手术成功的关键。

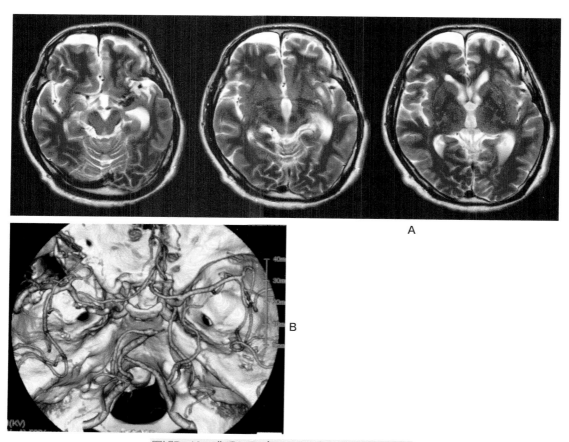

图VIIB-16　术后MRI（T2WI，A）及3D-CTA（B）

C | 解离性动脉瘤

手术解离性动脉瘤的特点及处理方法

大多数的解离性动脉瘤发生于椎 – 基底动脉瘤系统，也可发生于其他各种部位。解离性动脉瘤的患者常常以蛛网膜下腔出血（解离性动脉瘤导致的蛛网膜下腔出血约占所有动脉瘤造成的蛛网膜下腔出血的 3%）或脑梗死发病，而近年来，以头痛为契机经检查发现解离性动脉瘤的患者的比例逐渐增加。外科手术治疗通常适用于发生蛛网膜下腔出血的患者，然而，关于解离性动脉瘤的手术适应证以及治疗方法的选择，目前在学术界尚无一致的观点。由于蛛网膜下腔出血的患者在急性期（发病后 24h 内）内动脉瘤再次破裂的可能性较高，这就强调了在急性期内进行手术处理的必要性。由于解离性动脉瘤多见于椎 – 基底动脉瘤系统，因此，行血管内介入治疗的比率较高，但如果治疗要求血流重建则只能选择开颅手术。

对于解离性动脉瘤而言，根据动脉瘤发生的具体部位、发病形态等因素，手术治疗的策略当然也有所不同，但基本的手术理念如下所述：

①对包括动脉瘤入口（entry）在内的解离部分进行旷置是解离性动脉瘤最为理想的根治术式。

②如果解离部发出粗大的分支动脉（比如由椎动脉 / vertebral artery: VA 发出的小脑下后动脉 /posterior inferior cerebllar artery: PICA），则必须进行血流重建（枕动脉 – 小脑下后动脉搭桥术 /OA–PICA bypass）。

③如果解离部发出细小的穿通支动脉等无法实现血流重建的分支动脉，则应优先保留分支动脉（尤其是在未破裂动脉瘤的手术中）。有时在不得已的情况下只能选择临近阻断闭塞法或包裹法等妥协的术式。

④如果解离部分的闭塞影响到其远心端的血流时（优势供血侧的椎动脉），则选择对载瘤动脉自身进行血流重建（椎动脉 V3 段 – 桡动脉 – 大脑后动脉搭桥术 / V3–RA–PCA bypass）。

病例概要

左侧椎动脉解离性动脉瘤（未破裂动脉瘤）的手术病例。患者以头痛为主诉入院检查发现动脉瘤（图 VⅡC-1A），入院第 3 日复查发现动脉瘤明显增大（图 VⅡC-1B）。未破裂解离性动脉瘤的手术指征并无一定的标准可循，有研究曾指出，解离性动脉瘤在发生后 3 周之内约有 90% 会发生形状改变，此病例由于动脉瘤迅

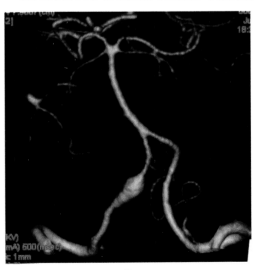

A   B

图Ⅶ C-1　术前 3D–CTA（A: 出现头痛症状入院当日；B: 入院第 3 日）

速增大，因此，在入院第 3 日行手术治疗。

保留枕动脉

在术前 3D-CTA 中并未观察到小脑下后动脉（PICA），考虑可以在术中对 PICA 进行血流重建，因此，在开颅时剥离并保留枕动脉（occipital artery：OA）（图ⅦC-2）。

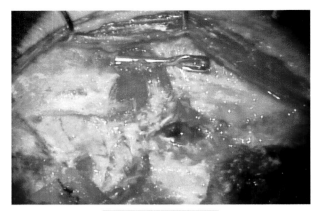

图ⅦC-2　显露枕动脉

切开硬膜

切开后颅窝硬膜时，首先在尾侧（caudal）的外侧部将硬膜切开小口并切开蛛网膜，自延髓外侧池（lateral medullary cistern）释放脑脊液（图ⅦC-3）。这种方法可以获得与术前留置腰大池引流（spinal drainage）同样的效果，使小脑塌陷后有利于切开硬膜操作的顺利进行。

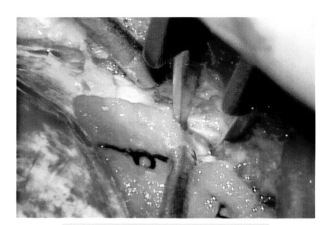

图ⅦC-3　将硬膜切开小口并切开蛛网膜

切开硬膜后

图ⅦC-4 所示为切开硬膜后的术野状态。通过经枕髁入路（transcondylar approach）的充分的骨窗游离范围，可以获得外侧直线状视野，在术野的尾侧（caudal）可以在几乎不牵拉小脑的前提下在术野内轻松地观察到副神经脊髓根（spinal root）。

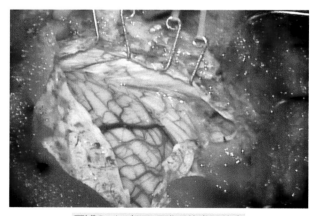

图ⅦC-4　切开硬膜后的术野状态

观察确认椎动脉近心端及解离起始部

　　避免过度牵拉舌咽神经、舌下神经，在其间隙处观察确认椎动脉近心端，并沿动脉走行朝向其近心端逐渐追踪。由于解离动脉瘤常有附壁血肿，可以通过其外壁颜色变化在术野内较为轻松地确认动脉瘤（图ⅦC-5）。

观察确认动脉瘤解离部及解离部远心端

　　通过观察确认动脉瘤解离部及解离部终端进而判断是否可以对动脉瘤进行旷置。对椎动脉近心端进行临时阻断，从而降低动脉瘤的压力，避免在剥离动脉瘤的过程中造成其破裂。

　　在动脉瘤解离部的终端及其远心端观察并确认正常的椎动脉（图ⅦC-6）。在术野内并未发现自动脉瘤解离部发出PICA分支动脉，但观察到了解离部发出穿通支动脉。

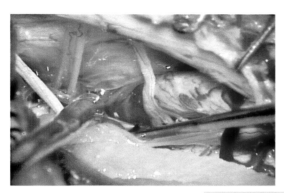
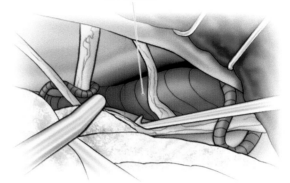

解离起始部

图ⅦC-5　观察确认动脉瘤解离起始部

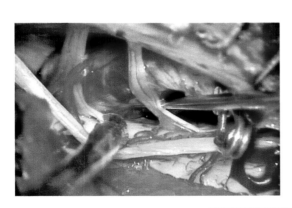
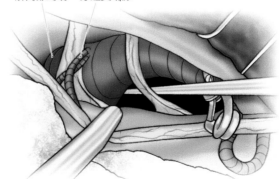

解离部终端　穿通支动脉

图ⅦC-6　观察确认动脉瘤解离部终端

夹闭阻断解离部近心端

使用动脉瘤夹将动脉瘤解离部近心端夹闭阻断，从而达到封闭动脉瘤入口（entry）的目的（图ⅦC-7）。

夹闭阻断解离部远心端

使用动脉瘤夹将动脉瘤解离部端远夹闭阻断，完成对动脉瘤的旷置（trapping）（图ⅦC-8）。如果将解离部完全旷置则从解离部发出的穿通支动脉的血流也同时被阻断，为了保留穿通支动脉的血流，在夹闭时应对解离部远心端进行一部分保留。

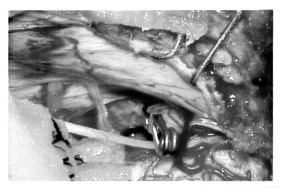
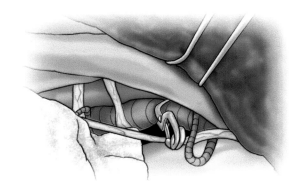

图ⅦC-7　将动脉瘤解离部近心端阻断

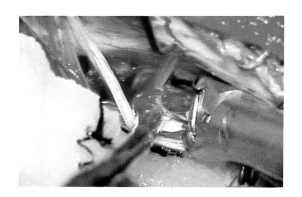
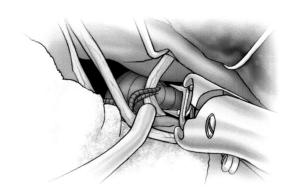

图ⅦC-8　将动脉瘤解离部远心端阻断

最终状态

图 VIIC-9 所示为完成旷置之后术野内的最终状态。由于动脉瘤夹从末组颅神经之间的间隙内插入，因此，应选择最为合适的插入方向避免动脉瘤夹压迫颅神经。术后复查的影像学检查如图 VIIC-10 所示。

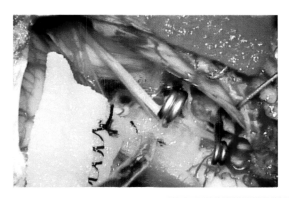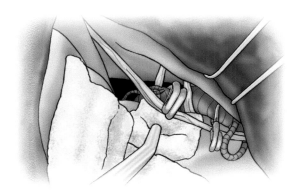

图VIIC-9 完成旷置（trapping）后术野内的最终状态

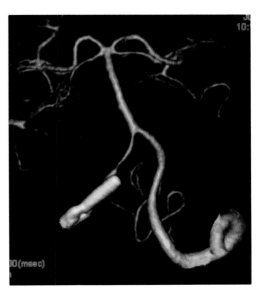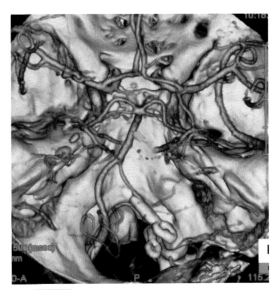

图VIIC-10 术后 3D-CTA

D 大脑后动脉远心端动脉瘤

病例概要

对于大脑后动脉（posterior cerebral artery：PCA）远心端动脉瘤（P2 段后半部、P3 段、P4 段），通常情况下，采取松果体区肿瘤手术的"枕部半球间经小脑幕入路（occipital interhemispheric transtentorial approach）（也称为 Poppen 入路——译者注）"进行开颅夹闭术。本节示例病例为侧大脑后动脉 P3 段动脉瘤（图 VIID-1）。

手术入路

患侧朝下，半侧腹卧位，颈部轻度背屈，将手术台调至 20° 头高位。术者位于患者背外侧，设计皮切口为朝向横窦的"？"形，大小范围约为：中线朝向患侧 4 横指、朝向对侧 1.5 横指、枕外隆突上方 5 横指（图 VIID-2）。

沿皮切口边缘设计跨越中线的骨窗，骨窗下缘至暴露部分横窦（transverse sinus）为止。设计较大范围的骨窗可以避免术中过度牵拉枕叶表面造成的损伤。

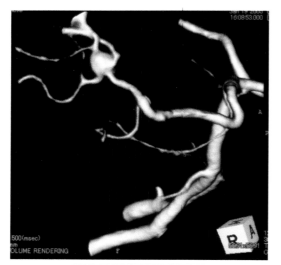

图VIID-1　术前 3D-CTA

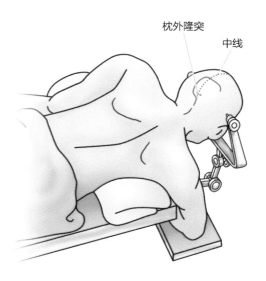

枕外隆突

中线

图VIID-2　体位与皮切口

切开硬膜

将硬膜呈 X 状切开，切口基底部分别位于上矢状窦和横窦，朝向外侧充分展开。将枕叶缓慢地朝向外侧牵拉。在牵拉时要注意，距状回区域（calcarine region）紧邻枕叶内侧面，避免过度牵拉造成其损伤。在术野内观察确认直窦（straight sinus），找到小脑幕的游离缘（图ⅦD-3）。

首先将距状裂（calcarine fissue）前端切开，逐渐吸引脑脊液使脑组织慢慢塌陷，使术野逐渐变得开阔（图ⅦD-4）。术者需要注意，内枕静脉自枕叶的下内侧面朝向松果体方向走行并汇入 Galen 静脉群，在此处需要小心操作避免损伤。

直窦

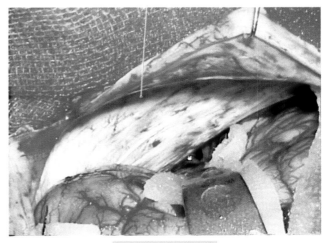

图ⅦD-3　观察直窦

切开小脑幕

朝向直窦呈斜向将小脑幕切开直至到达小脑幕游离缘为止，从而将术野进一步扩大（图ⅦD-5）。

自术者侧朝向前方切入有利于顺利切开小脑幕。此手术与肿瘤切除术不同，无须将术野扩展至病变对侧，对小脑幕切开的长度约为 1cm 即可。这样可以降低损伤小脑幕内静脉窦的可能性。

距状裂
（calcarine fissure）　内枕静脉

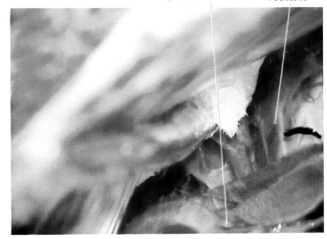

图ⅦD-4　切开距状裂（calcarine fissure）释放脑脊液

直窦

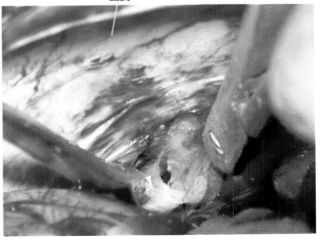

图ⅦD-5　切开小脑幕

观察确认基底静脉

将切开的小脑幕内侧缘悬吊固定，在术野内观察确认自脚间池（ambient cistern）朝向 Galen 静脉走行的同侧基底静脉（图 VIID-6）。

充分暴露术野

将基底静脉周围肥厚的蛛网膜切开，从而保证在牵拉枕叶的过程中不会对 Galen 静脉群造成的过度牵拉张力（图 VIID-7）。

将显微镜朝向下方移动，充分打开四叠体池，释放脑脊液，从而将术野范围进一步扩大（图 VIID-8）。

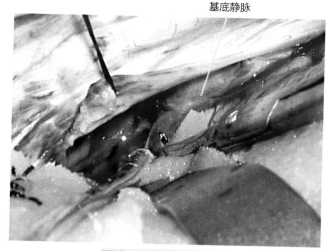

基底静脉

图VIID-6　观察基底静脉

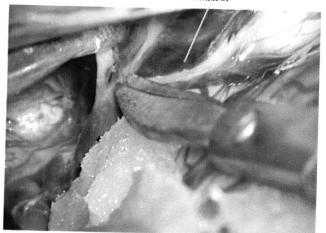

基底静脉

图VIID-7　切开蛛网膜

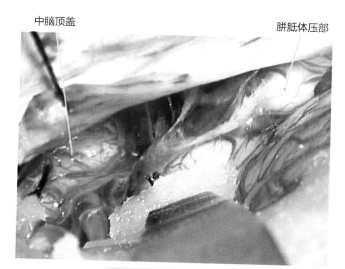

中脑顶盖　　　胼胝体压部

图VIID-8　打开四叠体池

剥离动脉瘤

对动脉瘤周围进行剥离，剥离至脚间池（ambient cistern）从而充分显露载瘤动脉（P2 段后半部）（图 ⅦD-9）。

夹闭动脉瘤

在此例手术中，选择与 P3 段呈平行的方向夹闭动脉瘤（图 ⅦD-10）。

图 ⅦD-11 所示为夹闭动脉瘤后术野内的状态。穿刺抽吸动脉瘤使其塌陷。仔细观察术野内中脑顶盖、胼胝体压部、基底静脉、内枕静脉等解剖结构。

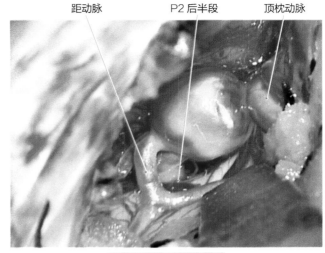

图ⅦD-9　暴露动脉瘤

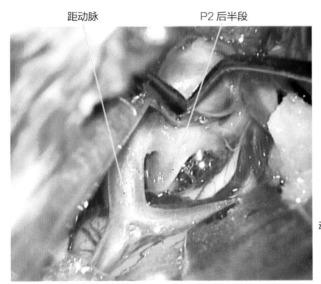

图ⅦD-10　夹闭动脉瘤

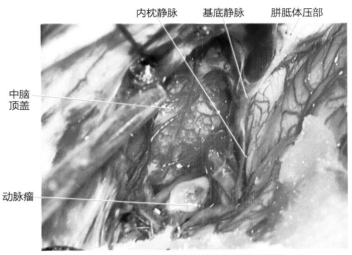

图ⅦD-11　夹闭动脉瘤后的术野

第 VIII 章

手术准备及手术器械

§ A   手术准备 ————————————————————

§ B   手术器械 ————————————————————

A

手术准备

对于动脉瘤手术而言，根据手术的特点、术中使用的器械设备等情况，对①患者体位摆放；②器械台摆放；③术者、助手、器械护士的站位等进行合理灵活的设置是极为重要的。

体位摆放

在摆放体位时最重要的考虑因素是控制颅内静脉压力。在额颞开颅时，具体方法为将手术台背板朝上调高25°～30°，然后再将颈部进一步抬高（图 VIIIA-1A）。

旋转头部时，注意避免压迫对侧的颈静脉（图 VIIIA-1B）。固定颈部时，操作者将手臂伸入对侧颈部下方（图 VIIIA-1C，D），避免压迫颈静脉。

对于 Dolenc 入路等手术入路而言，摆放体位时是否成功地控制颈静脉压力对于手术能够顺利进行是极为重要的影响因素。

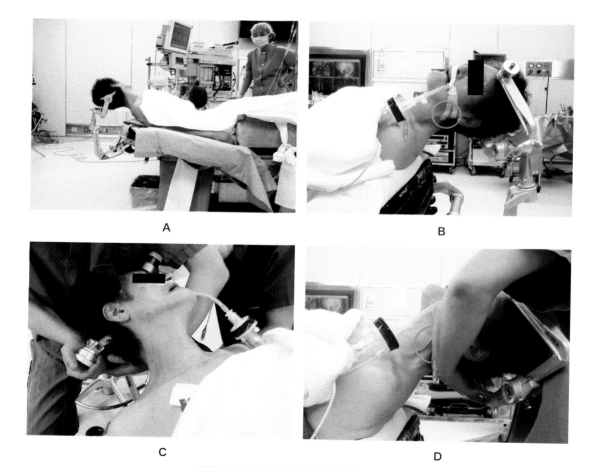

A   B

C   D

图VIII A-1　摆放体位的示例（额颞开颅）

手术器械台（托盘台）的摆放

在手术操作过程中，术者常常需要调节手术入路方向，通常情况下是通过将手术床上下调节及旋转调节进而改变患者的位置角度来实现的，这就需要将手术器械台通过单足托盘架固定在手术床上。这样就使单足托盘架与手术床一体化，从而避免了无菌单等对手术床移动的限制。

而另一方面，托盘台还有保护气管插管等管线的作用，所以在摆放托盘台时一定从自手术侧的对侧固定。

为了保证充分的术野操作空间，将托盘台设置成与患者眦耳线（O-M line）呈平行。如果手术中需要显露颈部术野，则将托盘台进一步朝向尾侧端摆放（图ⅧA-2A）。单纯地将托盘台与手术床呈平行方向摆放的做法是错误的（图ⅧA-2B）。

显微镜与手术椅的设置

通常情况下，在神经外科显微手术操作过程中，术者以左足通过脚踏板调节显微镜的焦距及倍率；以左足通过脚踏板开关控制双极电凝、超声吸引器、高速磨钻等设备。术中经常需要同时对左右脚踏板进行操作，而站立位难以实现双脚同时操作脚踏板，所以通常情况下术者保持坐位（图ⅧA-3）。因此，神经外科手术中，手术床应尽量保持在较低的水平。

神经外科显微手术要求术者在手术操作过程中需要改变自身位置时必须在保持坐位的状态下迅速调整位置，这样就对手术椅有一定的要求，最好选择底部安装有脚轮、无靠背、在坐位时可以自己通过油压升降杆调节升降的座椅。

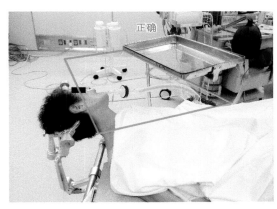 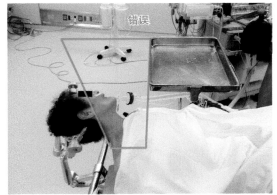

图Ⅷ A-2　托盘台摆放的示例

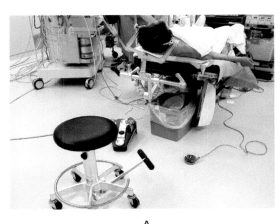 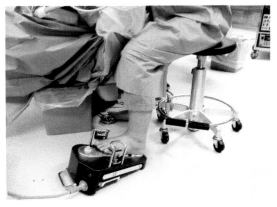

图Ⅷ A-3　脚踏板操作与手术椅

脑压板的安装固定

在神经外科外科显微操作中，脑压板是必备的器械。尤其是在经纵裂入路前交通动脉动脉瘤夹闭手术中，可以说脑压板的正确使用是成功到达动脉瘤完成手术的关键。

脑压板固定系统的种类较多，术者可以根据自身的习惯喜好以及科室设备配置情况进行具体的选择，首先将主架固定在手术床上，然后再将脑压板固定器固定于主架之上（图 ⅧA-4A）。另外，还有固定在手术床扶手上的环状固定器，但这种固定器会遮挡妨碍术野较深（尤其是血管吻合术等手术）的手术操作。

将脑压板的蛇腹状弯臂调整至适当的松紧程度，保证移动改变脑压板位置时无须重新调整松紧度。在需要

改变脑压板位置时，不要直接用手抓持脑压板，而是抓持蛇腹状弯臂（flexible arm）连接固定脑压板的部位（图 ⅧA-4A，O 所示的部位），将脑压板移动至新的位置，这样可以在牵拉新的部位时避免脑压板发生移位。如果术中操作要求强力牵拉，应该预先将蛇腹状弯臂旋拧至较为紧张的状态，在改变脑压板位置时先将蛇腹状弯臂松开然后再拧紧固定（此操作常由助手完成）。

使用脑压板牵拉脑组织时，应该使脑压板触碰至骨窗边缘（图 ⅧA-4B），这样就可以在术中不经意间触碰到脑压板时防止脑压板朝向术野更深处移动从而保证手术安全。如果固定时使脑压板悬浮于骨窗边缘之上（图 ⅧA-4C），则在术中会有发生预期之外事故的危险。

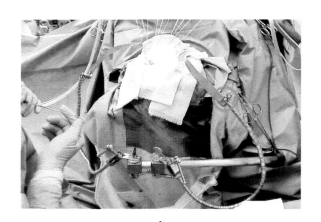

A

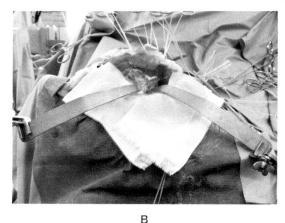

B

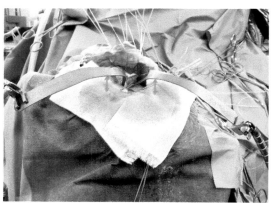

C

图Ⅷ A-4　安装固定脑压板的示例

术者、助手、器械护士的位置

在上山式神经外科手术中，显微操作基本上均由术者亲自完成。对于绝大多数的右利手术者而言，基本上以左手持吸引器，右手持双极电凝或显微剪刀等器械进行手术操作。为了实现迅速将手术器械传递至术者，术中器械护士应该位于紧邻术者右侧的位置（图 ⅧA-5A）。

在进行显微手术操作的过程中，器械护士的作用甚至超过助手，因此，应该将显微镜外部连接显示器设置在最利于器械护士观察的位置（图 ⅧA-5B），这样可以使器械护士随时了解手术进行至哪个具体步骤，术者需要什么手术器械，有利于器械护士迅速应对准备。

在神经外科显微操作中，术者常常需要将左手的吸引器当作脑压板进行牵拉操作，这时需要助手辅助术者展开右手侧的术野操作空间。因此，通常情况下，将显微镜的助手镜安装在显微镜的右侧，而助手则站立于术者的右侧（图 ⅧA-5B）。

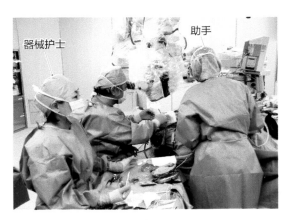
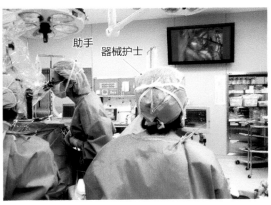

A　　　　　　　　　　　　　　　　　B

图Ⅷ A-5　神经外科手术操作中术者、助手、器械护士的位置

B | 手术器械

基本事项

好的手术器械对于手术成功而言是必不可少的。根据手术特点、手术内容的不同，术者使用的手术器械当然也有所不同，作为术者必须充分了解掌握现有手术器械的种类与特点，严格选择手术中必要的器械，同时对于目前并无商业销售的手术器械通过自己的考察研究努力研制并争取实用化。上山博康医生通过自己的努力成功研制了多种神经外科手术器械，其中许多已经成为上山式动脉瘤手术中必备的器械。

本节针对上山式动脉瘤手术中必要的手术器械，包括开颅关颅时等肉眼操作时使用的手术器械，以及显微镜下操作时使用的显微手术器械，进行分类详述。上山医生关于手术器械的基本理念为，手术器械应尽量追求简单实用，而数量应控制在满足手术操作所必需的最小限度。

对于术者而言，熟练掌握手术器械的使用方法与提高手术技巧之间是相辅相成的，因此，充分了解手术器械的特点是非常重要的。

开颅器械

旭川红十字医院的开颅器械

旭川红十字医院的开颅器械数量较少，可以用 1 个器械盒完成收纳（表 VIIIB-1，图 VIIIB-1）。将尖端锐利的器械收纳在另外的四方盒中避免尖端损伤（表 VIIIB-2，图 VIIIB-2）。

将上述器械与高速磨钻及必要的手术材料一并摆放在手术器械台上即可以立即开始开颅操作。

表ⅦB-1　开颅器械一览表（旭川红十字医院）

俗称（正式名称）	数量
消毒钳（无齿止血钳）	2
巾钳	5
M 型巾钳	10
有齿止血钳（弯）（有齿弯血管钳）	10
有齿止血钳（直）（有齿直血管钳）	3
蚊式钳（弯）（蚊式无齿弯血管钳）	5
蚊式钳（直）（蚊式无齿直血管钳）	2
Hegar 持针器（Hegar 持针器 镶金刚石防滑加工）	3
头皮夹持夹钳	3
rasp（Langenbeck 氏骨膜剥离子）	1
木头柄 rasp(骨膜剥离子 6mm)	1
剥离子（上颌窦黏膜剥离子）	2
骨刮匙（Schede 氏骨刮匙）	各 1
可弯曲剥离子（细、粗）	各 1
脑压板（直）	2
脑压板（显微操作用）2、4、6mm	各 2
蛇腹（亚萨基尔可弯曲型脑压板固定臂）	2
蛇腹固定器（移动式可弯曲型脑压板固定臂钥匙）	2
吸引器 2、3、4mm（圆孔式吸引器）	各 2
狗头式两关节侧弯咬骨钳（俗称大咬骨钳）	1
直式两关节咬骨钳（俗称小咬骨钳）	1
无齿镊	1
电凝式细镊子	1
剥离剪（细组织剪刀）	1
粗组织剪刀	1
线剪（外科手术剪刀）	1
眼科剪（直）（眼科直剪刀）	1
手术刀柄 No.3、4（SWANN MORTON 手术刀柄 No.3、4）	各 1

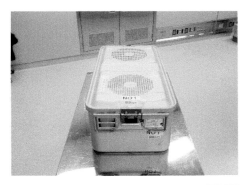
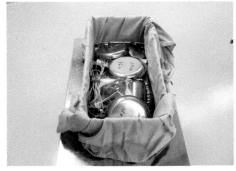
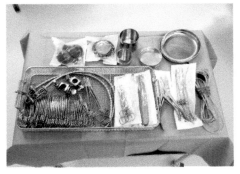
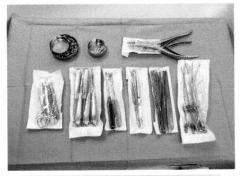

图ⅦB-1　开颅器械（旭川红十字医院）

表ⅦB-2　另装入四方盒中的开颅器械

俗称（正式名称）	数量
双极电凝（双极电凝）	1
福岛式吸引器（压力调节式显微吸引器 NO.6-S）	1
灌洗吸引器（Ver 1，Ver 3）（上山式灌洗吸引器（Ver 1，Ver 3））	各 1
ADSON 镊（有，无）（尖镊 ADSON 型有齿，无齿）	各 2
电刀头（COLORADO NEEDLE）	1

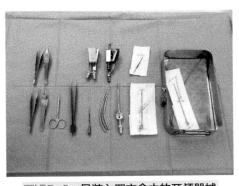

图ⅦB-2　另装入四方盒中的开颅器械

镊子、持针钳、剪刀

肉眼手术操作时仅适用 1 种镊子、持针钳、剪刀（图 ⅧB-3）。肉眼操作仅仅到达硬膜为止，术野较为表浅，无须使用较长的手术器械，使用骨科的相应手术器械即可。需要注意的是，左右手使用的器械型号应大致相同，这样有利于手术操作顺利进行。

开颅器械

在开颅操作过程中，最重要的是避免损伤硬膜。使用铣刀开颅之前，应该对颅骨与硬膜之间的粘连进行适当的剥离，需要较大的锐性骨匙、黏膜剥离子、可弯曲剥离子等器械（图 ⅧB-4）。

为了获得到达动脉瘤所必要的操作术野，在游离骨瓣之后需要追加切除蝶骨嵴，此时需要使用咬骨钳。咬骨钳有多种类型，咬除蝶骨嵴时使用弱弯的咬骨钳较为便利。

上山式灌洗吸引装置（irrigation suction）

在上山式动脉瘤手术中，必须使用灌洗吸引装置。在上山式手术器械中，上山式灌洗吸引装置极为重要，其必要性甚至高于上山式显微剪刀（图 ⅧB-5）。在神经外科手术器械中，也有类似功能的吸引器，但上山式灌洗吸引装置使用同一根吸引管同时完成吸引和排液的操作，排出的冲洗液具有较高的压力。通过排出高压冲洗液，可以清洗蛛网膜下腔内的血肿并且辅助剥离蛛网膜下腔。上山式灌洗吸引装置最重要的特点是能够实现从吸引（负压）到排液（正压）的自主调节转换（正压吸引器），即使在操作过程中误将血管等组织结构吸引时，也可以通过排液动作将误吸入的组织吐出，从而避免损伤血管或神经等重要结构。

以装在加压袋中的生理盐水作为冲洗液。近年来，已经有商业销售的人工脑脊液，使用人工脑脊液作为术中冲洗液当然更为理想。如果术中冲洗液中断供给会中断手术操作，所以至少应该准备 2 个加压袋，通过简单的更换输液器交换冲洗液，保证冲洗操作顺利进行（图 ⅧB-6）。

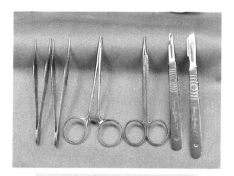

图ⅧB-3　镊子、持针钳、剪刀

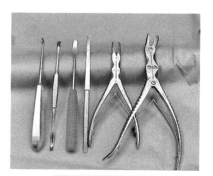

图ⅧB-4　开颅器械

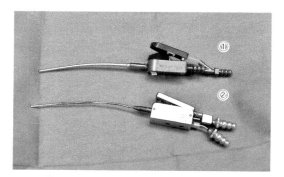

（①：Ver.3：SUCTION PLUS；②：Ver.1）
图ⅧB-5　灌洗吸引器（irrigation suction）

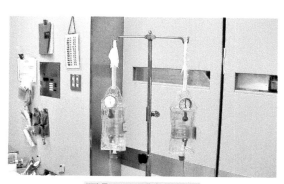

图ⅧB-6　准备冲洗液

双极电凝（bipolar）与单极电凝（monopolar）

双极电凝与单极电凝是开颅操作中重要的手术器械（图 VⅢB-7）。

将双极电凝（bipolar）调至电凝模式可以在短时间内完成剥离颞浅动脉等操作。双极电凝止血性能不仅仅由镊子尖端部决定，还在很大程度上受到电凝器本身性能的影响。

单极电凝尖端刀头也有许多种类，使用尖端较细的单极电凝可以实现较为细微的止血操作。对电凝器的功率进行适当的调节后，甚至可以不使用手术刀而实现近乎无血的切皮操作。

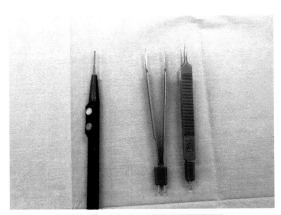

图VⅢB-7　双极电凝、单极电凝

显微手术器械

旭川红十字医院的显微手术器械

旭川红十字医院使用的显微手术器械如表Ⅶ B-3 及图 VⅢB-8 所示。

上山式显微剪刀

在动脉瘤手术中使用上山式显微剪刀进行锐性分离（sharp dissection）是最为基本的操作。

大部分的显微操作可以单纯使用 16cm 直型上山式显微剪刀（图 VⅢB-9 ②）完成，而在深部术野操作时则需要 BIONET 型上山式显微剪刀（图 VⅢB-9 ①，需要另外消毒）。

在切开硬膜或硬膜环等坚韧组织时，应使用 KIZABA（音译）型上山式显微剪刀（图 VⅢB-9 ③，需要另外消毒）。KIZABA（音译）型上山式显微剪刀也可以

表Ⅶ B-3　显微手术器械一览表（旭川红十字医院）

俗称（正式名称）	数量
上山式剪刀（上山式显微剪刀村上直型）	1
0 号镊子（0 号镊子）	2
黑色双极电凝（亚萨基尔双极电凝显微镊子）	1
上山式剥离子（大号、中号、小号、超小号）（PLUM 单刃型显微剥离子，3mm、2mm、1.5mm、1mm）	各 1
上山式剥离棒（PLUM 上山式显微探子）	1

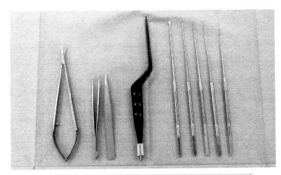

图VⅢB-8　显微手术器械（旭川红十字医院）

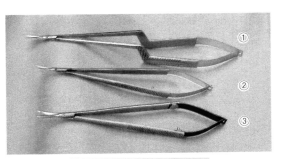

图VⅢB-9　上山式显微剪刀

在介入栓塞术后复发动脉瘤开颅夹闭手术中用于切断弹簧圈（coil）。

上山式显微剥离子

上山式显微剥离子的特点是剥离子刃部尖端单侧设计成手术刀刀刃样的锐利结构，剥离子两侧可以分别进行锐性剥离和钝性剥离操作（图ⅧB-10）。在动脉瘤手术中，使用上山式显微剥离子可以对与动脉瘤紧密粘连的穿通支动脉等无缝隙的组织结构间进行安全的剥离操作。

动脉瘤夹

旭川红十字医院习惯使用钛合金制的动脉瘤夹。将全套动脉瘤夹收纳在专用的按照型号分类的收纳盒内备用，这样可以实现动脉瘤手术中夹闭动脉瘤操作时对于各种型号动脉瘤夹的需求，无论对于临时阻断还是多重夹闭均可以满足要求，并且可以在术后按照使用的数量进行补充（图ⅧB-11）。

动脉瘤夹持夹钳需要准备标准型、迷你型、可旋转型等几种。此外，尚有撤除动脉瘤夹时的专用钳子，但极少使用。

上山式深部显微镊子及显微持针器

在动脉瘤手术中，可能会发生损伤载瘤动脉或动脉瘤瘤颈部等预期之外的紧急情况，这种紧急情况往往需要深部缝合处理，所以，深部缝合专用显微手术手术器械是不可或缺的。上山式深部显微镊子和显微持针器（分为7cm和9cm两种型号系列，图ⅧB-12所示为7cm型号系列）的抓持力量很强，有利于颅内深部缝合操作的顺利进行。

在动脉瘤手术中并非经常使用深部缝合专用显微手术手术器械，所以将这类器械归类后专门收纳并另外消毒备用，在手术需要时可以随时取出使用（图ⅧB-13）。上述这种关于深部缝合专用手术器械管理的理念也适用于其他种类的手术器械，按照这种理念对手术器械进行细致的管理可以在一定程度上简化开颅器械和显微手术器械的内容。

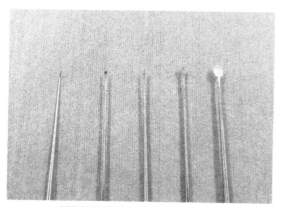

图ⅧB-10　上山式显微剥离子

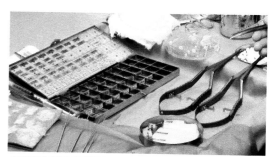

图ⅧB-11　在专用收纳盒内保存的全套动脉瘤夹

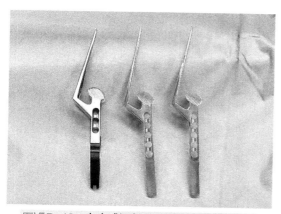

图ⅧB-12　上山式深部显微镊子和显微持针器

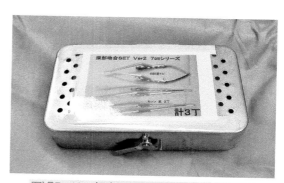

图ⅧB-13　颅内深部缝合专用显微手术器械